2015—2020

中国卫生健康人力发展报告

国家卫生健康委统计信息中心　编著

主　任　吴士勇

编　委　张耀光　王晓旭　蔡　玥　武瑞仙　王　帅
　　　　张光鹏　刘晓云　李晓燕　陈声宇　闫丽娜
　　　　贾瑶瑶　武　宁　任　静　魏添添　蔡　敏
　　　　缪之文　郝　刚　李思翰　欧银洲

中国协和医科大学出版社

北　京

图书在版编目（CIP）数据

2015—2020中国卫生健康人力发展报告 / 国家卫生健康委统计信息中心编著. —北京: 中国协和医科大学出版社, 2022.1

ISBN 978-7-5679-1906-8

Ⅰ.①2… Ⅱ.①国… Ⅲ.①卫生服务－卫生管理－人力资源管理－研究报告－中国－2015—2020 Ⅳ.①R197.1

中国版本图书馆CIP数据核字（2022）第008761号

2015—2020中国卫生健康人力发展报告

编　　著：国家卫生健康委统计信息中心
策　　划：杨　帆
责任编辑：顾良军
封面设计：许晓晨
责任校对：张　麓
责任印制：张　岱

出版发行：**中国协和医科大学出版社**
　　　　　（北京市东城区东单三条9号　邮编100730　电话010－65260431）
网　　址：www.pumcp.com
经　　销：新华书店总店北京发行所
印　　刷：北京联兴盛业印刷股份有限公司

开　　本：889mm×1194mm　　　1/16
印　　张：16
字　　数：430千字
版　　次：2022年1月第1版
印　　次：2022年1月第1次印刷
定　　价：149.00元

ISBN 978-7-5679-1906-8

前　言

医疗人才资源是第一资源，是最重要的战略资源。党中央高度重视人才工作，2021年9月，习近平总书记出席中央人才工作会议并发表重要讲话。习近平总书记指出，人才是实现民族振兴、赢得国际竞争主动的战略资源，强调人才培养和使用要坚持面向世界科技前沿、面向经济主战场、面向国家重大需求、面向人民生命健康。

卫生健康服务直接关系到人民的生命健康，没有全民健康就没有全面小康。党的十八大以来，卫生健康工作重点从以治病为中心向以人民健康为中心转变，确定了以基层为重点、以改革创新为动力、预防为主、中西医并重、将健康融入所有政策、人民共建共享的卫生健康工作方针。居民健康状况持续改善，卫生服务可及性、可得性和可负担性提高，医疗服务质量和效率不断提升，居民获得感显著增强。

卫生健康人才队伍的不断壮大、人才效能的持续增强是确保卫生健康各项工作顺利实施、有效满足居民卫生服务需要、保障居民健康权益的基础支撑，是推进健康中国建设、实施积极应对人口老龄化国家战略的基本保障，也是实施科教兴国、人才强国战略的根本要求。国家卫生健康委印发的《"十三五"全国卫生计生人才发展规划》（以下简称《规划》），对人才规模、结构等作出了明确的要求，《"健康中国2030"规划纲要》专门对人才培养培训、使用评价激励机制做出了明确的规定。

"十三五"期间，各地认真落实《规划》要求，符合行业特点的人才培养机制基本建立、人才使用评价机制不断完善、人才配置及流动机制逐步合理、人才激励保障机制日趋完备，形成了规模不断扩大、人才分布趋于合理、人才结构形成较好梯队、执业环境不断改善的新局面。截至2020年底，我国卫生人员总量已达1347.5万人，较2010年增长了64.2%，其中卫生技术人员1067.8万人；执业（助理）医师408.6万人，每千人口拥有执业（助理）医师2.90人；注册护士470.9万人，每千人口拥有注册护士3.34人；每万人口拥有全科医生2.90人；以上均完成"十三五"期间规划指标。与此同时，我国卫生健康人才队伍依然存在发展不平衡、不充分的问题，医护比以及整体学历水平与发达国家仍有明显差距。

为更好地监测我国卫生健康人才的数量、结构及其变化，国家卫生健康委统计信息中心自2003年起建立并逐步完善了全国卫生人力数据库，本报告以此数据库提供的信息为基础，开展"十三五"期间卫生健康人才队伍的分析与研究，旨在为推动健康中国建设、实施积极应对人口老龄化国家战略、深化医药卫生体制改革以及制定卫生人才规划、教育、培养、考核等政策提供有力的决策依据，同时为社会各界卫生人才研究者提供参考资料。

　　本报告的撰写得到有关单位和专家的大力支持与帮助，特此感谢！

国家卫生健康委统计信息中心

2021年11月

目　录

总　报　告

分报告一　卫生健康政策回顾

分报告二　重点人才队伍建设

附　　录

概　　述

一、研究背景

国以才立，业以才兴。在中国共产党的带领下，经历了一百年艰苦卓绝的奋斗，我国在各个领域都取得了举世瞩目的成绩，中华民族伟大复兴进入新的历史进程。我国从中华人民共和国成立初期就非常注重卫生健康事业发展，并依据居民健康实际情况，及时调整防治重点。从开展爱国卫生运动，推动全民医保，到"健康中国2030"规划纲要，我国卫生健康事业发展与社会经济发展并行。这些政策和行动的成功实施得益于党中央始终把人才培养放在重中之重的位置。我国创新建设的卫生健康人才队伍也获得国际社会的高度称赞，如赤脚医生队伍在中华人民共和国成立初期撑起基层初级保健和公共卫生的有力保障网络，在新时代，如何打造满足人民需求的卫生健康人才队伍是亟须回答的问题。

"健康入万策"的"大卫生，大健康"理念与我国迈入高质量发展阶段深度契合，全面建设社会主义现代化国家的新征程需要更健康、更有活力的力量，需要卫生健康人才队伍承担起对人民群众全生命周期健康管理的职责。另外，随着我国深化医药卫生体制改革的顺利推进，互联网医院、医联体等新型医疗模式的普及，卫生健康人才队伍也需要不断更新工作理念、完善工作方法、适应工作环境。同时，我国老龄化已进入快速发展阶段，面临慢性病和传染病双重疾病负担，随着未来"三孩政策"的逐步推广，以及妇女和儿童发展纲要的落地，我们急需一支均衡分布在全国城乡各地、专业结构适应人口金字塔规律及疾病谱变化情况、能实现医防结合、能承载分级诊疗模式的高素质卫生健康人才队伍。

"十三五"期间，卫生健康人才队伍经历了重大考验。2020年新型冠状病毒肺炎（以下简称"新冠肺炎"）疫情期间，各级医疗卫生机构的医护人员和公共卫生人员不畏艰险、不辞辛劳，为人民健康坚守阵地。疫情为我们见证了一支素质过硬、品质优良的队伍。同时，我国卫生健康人才队伍发展"不平衡，不充分"、医护人员和公共卫生人员总量不足、专科人才不足、地区间医务人员差异明显、应急应对能力仍需提升等问题依然存在。

"十三五"期间，我国对卫生健康人才队伍建设提出了一系列举措。国务院办公厅《关于印发全国医疗卫生服务体系规划纲要（2015—2020）的通知》以及国务院《关于印发"十三五"卫生与健康规划的通知》中对完善人才培养体系、加大人才培养力度以及创新人才使用、管理和评价机制等方面提出了具体要求，明确了要切实加强医教协同、建立住院医师和专科医师规范化培训制度、完善毕业后医学教育等卫生健康人才培养策略，强调了加强以全科医生为重点的基层医疗卫生队伍建设的目标。2017年，国务院办公厅出台《关于深化医教协同进一步推进医学教学改革与发展的意见》；2018年，国务院办公厅发布《关于改革完善全科医生培养与使用激励机制的意见》。"十三五"期间关于城市和县级公立医院综合改革试点工作以及对推进分级诊疗制度建设的指导意见等文件也强调了建立符合行业特点的人事薪酬制度、加强基层医疗卫生人才队伍建设等任务。

本报告立足时代大背景，关注"十三五"重点任务和举措，基于各级医疗机构报送的卫生健康人力数据，研究卫生健康人力发展现状及变化趋势，明确卫生健康人力发展的特点，分析成效与问题，旨在为进一步培养适宜的卫生健康人才队伍、制定相关政策和规划以及开展专题深入研究提供数据依据及参考。

二、资料来源及研究方法

采用定量和定性相结合的研究方法，定量数据来源如下。

1. 卫生健康人力总量及变化，城乡、地区及机构分布数据来源于2016—2017年《中国卫生和计划生育统计年鉴》，2018—2021年《中国卫生健康统计年鉴》，2015—2020年全国医疗卫生机构基本情况数据库、全国医疗卫生机构年报数据库。数据覆盖全国100多万个医疗卫生机构，数据完整性较强，连续性较好，准确性较高。卫生健康人员总数系全年调查，调查范围包括各级各类医疗卫生机构，但不含军队医疗卫生机构。

2. 卫生人力性别、年龄、学历、技术职称、专业结构等数据来源于2015—2020年卫生人力基本信息数据库和村卫生室人员基本信息数据库，汇集了全国1300多万卫生人员的个案信息，调查范围包括全国各级各类医疗卫生机构在岗职工。医务人员工作环境等数据来源于全国第六次卫生服务统计调查。

3. 本报告以描述性分析为主，所列统计数据由国家卫生统计网络直报系统采集汇总。定性研究以政策研究为主，并借鉴国内外卫生健康人力有关研究成果。

4. 本报告所有数据均不包括香港特别行政区、澳门特别行政区和台湾省。

三、主要研究内容

本报告主要描述2015—2020年卫生健康人力发展变化情况，关注卫生健康人力发展现状及特点，分析成效及问题，并提出相关政策建议。全书分为总报告、分报告一、分报告二以及附录四个部分。

总报告：整体分析描述了卫生健康人力总量、结构、地区分布、机构分布、服务利用情况、工作情况、流动情况、教育与培养情况，并归纳总结了"十三五"期间卫生健康人力发展的主要成效和问题，提出相关政策建议。

分报告一：从卫生健康人力准入、评价与使用、编制制度、薪酬激励和人员流动等角度开展全面的政策回顾和梳理。

分报告二：对公共卫生人力队伍、中医药人力队伍、全科人力队伍以及部分急需紧缺人才队伍，从基本情况、成效和问题等方面开展专题分析。

附录：全国及分省的卫生健康人力统计表。

四、主要结果及政策建议

（一）"十三五"期间我国卫生人力发展的成效

1. 卫生健康人力总量稳步增长

截至2020年底，我国卫生人员总量达1347.5万人，较2015年增长278.1万人，年均增长率4.7%，卫生技术人员1067.8万人，较2015年增长267.0万人，年均增长率5.9%，其他技术人员、管理人员以及工勤人员的数量均在"十三五"期间稳步增长。卫生技术人员中，执业（助理）医师达408.6万人，较2015年增长104.7万人，年均增速6.1%；注册护士达470.9万人，较2015年增长146.8万人，年均增速7.8%；全科医生达40.9万人，较2015年增长22.0万人，年均增长率为16.7%。医学专业在全国普通高等学校的占比也在逐年升高，医学人才储备量增大。

2. 卫生健康人力专业化水平和素质能力有所提高

截至2020年底，全国卫生人员中，卫生技术人员占79.2%，较2015年提高了4.3个百分点，医院的卫生技术人员占比高达83.5%，基层医疗卫生机构的卫生技术人员占比由2015年的62.7%上升到72.0%。执业（助理）医师中，执业医师的占比由2015年的82.5%提高到83.3%。村卫生室人员（含卫生院在村卫生室工作的人员）中，执业（助理）医师的占比较2015年提高10.8个百分点，注册护士占比较2015年提高5.5个百分点。因退休或考取了执业（助理）医师资格证等原因，乡村医生和卫生员的数量连年下降，"十三五"期间村卫生室人员数基本保持稳定，乡村医生和卫生员在村卫生室人员数下降了24万人，占比下降了16.4%。

"十三五"期间，我国卫生技术人员学历层次有所提高，第一学历为本科及以上学历占比由2015年的30.6%提高到2020年的35.5%，2020年最高学历为本科及以上的占42.1%。2020年底，最高学历为本科及以上学历的执业（助理）医师占59.5%，注册护士占28.9%，药师（士）占41.3%，技师（士）占44.0%，较2015年均有显著提高，且各类医疗机构中本科及以上学历的卫生技术人员占比均有所提高。"十三五"期间，医疗卫生机构高级职称卫生技术人员占比由7.6%提高到8.9%。

3. 卫生健康人力配置趋于充分和平衡

"十三五"期间，每千人口执业（助理）医师数由2015年的2.22提高到2020年的2.90，完成了"十三五"规划的目标2.50。每千人口注册护士数由2015年的2.37提高到2020年的3.34，完成了"十三五"规划的目标3.14。每万人口全科医生数由2015年的1.37提高到2020年的2.90，完成了"十三五"规划的目标2.0。

"十三五"期间，卫生人员、卫生技术人员、其他技术人员、管理人员总量的东、中、西部地区分布保持阶梯型下降特点，但东、中、西部地区的每千人口卫生技术人员数、每千人口执业（助理）医师数和每千人口注册护士数均平稳增长，区域间配置差距明显缩小。东、中、西部地区的高级职称占比均有所提升，尤其是西部地区，反超了中部地区。

随着我国城镇化的加速，城市卫生人员总量反超农村卫生人员总量，城乡卫生技术人员总量差异逐渐加剧，城市卫生人员增速（37.1%）是农村卫生人员（15.8%）增速的2倍以上。但城市和农村地区的每千人口卫生人力配置均显著提升，城市和农村发展速度差异不大，城乡差距虽没有明显进一步扩大，城乡卫生技术人员素质差异也有所缩小。

4. 卫生健康人力制度机制逐步优化

"十三五"期间，我国基本建立了住院医师规范化培训制度，在全国范围推动住院医师和专科医师规范化培训制度。2019年12月，中华人民共和国全国人民代表大会（以下简称"全国人大"）通过了《中华人民共和国基本医疗卫生与健康促进法》，以法律的形式规定了住院医师规范化培训（以下简称"住培"）制度、专科医师规范化培训（以下简称"专培"）制度，致力于建立规模适宜、结构合理、分布均衡的医疗卫生队伍。2020年国务院办公厅印发《国务院办公厅关于加快医学教育创新发展的指导意见》，专门对住培工作做出了明确的指示。

2015年12月，国家卫生计生委等八部门联合印发《关于开展专科医师规范化培训制度试点的指导意见》（国卫科教发〔2015〕97号），标志着专培制度试点工作正式启动。2016年，遴选有条件的专科启动试点工作，总结经验，完善政策，在总结评估的基础上逐步推开。2019年7月，印发《专科医师规范化培训内容与标准（2019年版）》和《专科医师规范化培训基地标准（2019年版）》，指导各培训基地开展工作。2020年7月，印发《专科医师规范化培训试点项目管理工作要求（试行）》，加强专培培训过程管理。

5. 行医环境有所改善

"十三五"期间，我国开展了全国第六次卫生服务统计调查，对医务人员的工作环境和工作感受进行了抽样调查。结果显示，过去5年中，48.4%的医院医务人员、37.5%的社区卫生服务中心医务人员、38.6%的乡镇卫生院医务人员职称得到了晋升。大部分被调查的医务人员认为他们的社会认可度为中等，与第五次卫生服务调查比较，多数医务人员认为他们的社会认可度有所提升，多数医务人员认为医患关系有所改善。新冠肺炎疫情期间，我国医务人员的优秀表现也提升了社会对医务人员工作的理解和尊敬。

（二）"十三五"期间卫生健康人力发展存在的主要问题

1. 卫生健康人力总量仍需继续补充

"十三五"期间，我国卫生技术人员总量显著提升，每千人口执业（助理）医师数、注册护士数以及全科医生数均达到规划目标，尤其是注册护士的数量在"十三五"期间的增速突出。然而，我国医师和护士的每千人口配置水平、医护比与高收入国家仍有较大差距，医护比从2015年的1∶1.07提高到2020年的1∶1.15，但未达到"十三五"规划的1∶1.25的目标，公立医院未达到医护比1∶2的目标。需要说明的是，我国有部分同时承担管理工作和临床工作的医务人员，在统计口径中为避免重复统计，统一计入管理人员，这可能导致我们所掌握的医护人员少于实际数量，这一情况已经在《2021年卫生健康统计调查》中修订。

2020年底，每千人口专业公共卫生人员数为0.66，未达到"十三五"规划的0.83。然而需要注意的是，基层医疗机构中有大量医护人员在实际承担公共卫生工作却未计入专业公共卫生人员中，但新冠肺炎疫情也提醒了我们要进一步加强公共卫生队伍建设，注重实现医防结合，公共卫生人员的定义也需要进一步探索。

此外，康复师、心理咨询师、老年护工、社工、营养师等归属于大健康范畴的专业人才，也存在培养不够规范、执业资格管理覆盖不全面、总量无法满足实际需求等情况。

2. 基层卫生健康人力仍是实现分级诊疗的主要短板

"十三五"期间，我国基层医疗卫生机构诊疗量占比保持在55%以下，分级诊疗格局尚未形成。基层卫生技术人员占全国卫生技术人员的29.3%，仅比2015年占比提高1.4个百分点，说明我国卫生人才主体仍在医院，难以留在基层。基层的人员结构也有待进一步的优化，基层医护比倒置的问题仍然存在，社区卫生服务中心（站）医护比为1∶0.94，乡镇卫生院为1∶0.79，村卫生室为1∶0.14。基层卫生健康人力的整体素质也有待提高，2020年医院本科及以上学历的执业（助理）医师占比为74.5%，社区卫生服务中心为56.4%，乡镇卫生院仅为29.0%。医院具有高级职称的卫生技术人员占比为10.6%，社区卫生服务中心为6.2%，乡镇卫生院为3.2%。

3. 卫生健康人力素质仍需进一步提高

"十三五"期间，尽管我国卫生技术人员的学历得到了进一步的提升，但本科及以上学历的卫生技术人员占比仍不到50%，执业医师中本科及以上学历的占比也仅为67.9%，注册护士以大专学历为主，本科及以上学历注册护士仅为28.9%，本科及以上学历的药师（士）占41.3%，技师（士）占44.0%。作为知识密集型行业，我国卫生技术人员的学历构成亟待进一步提高，建设一支令人民群众信任的人才队伍。

世界银行推荐的高、中、低职称比例为1∶3∶1的橄榄型结构，而我国比例约为1∶3∶7的金字塔形状，我国具有高级职称的卫生技术人员8.9%，执业（助理）医师为18.0%，高级职称注册护士、药师（士）、技师（士）占比分别为3.2%、5.5%、6.8%。

4. 城乡、区域和机构间发展不平衡的问题仍然凸显

"十三五"期间，我国卫生人力资源配备不均衡的矛盾，更主要集中体现在人才质量上，卫生健康人才的素质、结构等亟待优化提升。自2018年起，城市卫生人员总量开始超过农村卫生人员总量。到2020年底，城市卫生人员总量比农村多59.5万人。"十三五"期间，城市卫生人员增速（37.1%）是农村卫生人员（15.8%）增速的2倍以上。城乡千人口卫生技术人员配置差距已缩小，但城乡千人口执业（助理）医师和注册护士的差值仍在扩大。同时，在素质结构上，城市卫生技术人员学历以大学本科和大专为主，农村卫生技术人员学历则以大专和中专为主，城市大学本科及以上学历的卫生技术人员比农村高21.4个百分点，城市具有高级职称的卫生技术人员比农村高4.4个百分点。

"十三五"期间，中部地区人才问题仍然突出。中部地区执业（助理）医师、药师（士）和技师（士）年均增速最低，分别为5.8%、2.0%和4.6%。到2020年，中部地区千人口卫生技术人员数（7.26）低于全国平均水平（7.57），与东部地区（7.67）和西部地区（7.74）差距较大。

机构间、不同类别间卫生健康人才发展呈现不均衡现象。全国卫生人员增量中，基层和专业公共卫生机构占增量比重仅有26.5%和1.7%，两类机构对卫生人才资源的增长贡献度较小。民营医院高学历高职称人才相对缺乏。2020年底，公立医院卫生技术人员以本科及以上学历为主，而民营医院构成主体则以大专学历为主，公立医院本科及以上学历的卫生技术人员比民营医院高20.4个百分点。公立医院技术职务为高级职称的占比比民营医院高4.1个百分点。

5. 卫生健康人才管理制度和就业环境仍需进一步优化

随着医药卫生事业的改革深化，分级诊疗格局的推动，医联体、医共体、互联网医疗等多新型医疗形式的出现，现行的人事管理制度不足以灵活应对新形势，一定程度限定了跨层级、跨机构、跨专业的团队组合和协作。此外，编制管理与卫生健康事业发展需求间的矛盾突出。目前，多数医疗卫生机构编制数量核定不足，编外用人现象普遍，编内外人员在干部选拔、职称聘任、薪酬水平、社会保障等方面存在较大的差距，不利于队伍稳定。此外，对空编的管理使用非常严格，在一些地区尤其是县级及以下医疗卫生机构在招聘编内人员时缺乏自主权，空编不用的现象也比较突出。另外，卫生健康人才发展环境需要进一步优化。"十三五"期间，尤其是新冠肺炎疫情发生以来，医务人员的社会地位、社会认可度得到较大提升，全社会尊医重卫的良好氛围逐渐形成，人才发展环境有所改善。但良好氛围的形成并非一蹴而就，仍有诸多需要进一步优化的地方，需要从多角度多方面共同努力，从源头上解决医患矛盾。

（三）政策建议

1. 依据人口结构及疾病谱构成变化，规划培养满足实际需求的卫生健康人力队伍

"十三五"期间，我国快速进入老龄化社会，"十四五"是我国开新局的关键时期，需要卫生健康领域尽快为"全面推进健康中国建设"和"实施积极应对人口老龄化国家战略"储备满足实际需求的卫生健康人力队伍，应科学分析评估当下人口结构及疾病谱构成，并对未来人民需求进行综合评估，培养适应新阶段、新理念、新格局的复合型人才。从专业上，注重护士、公共卫生、儿科、精神科、心理卫生、麻醉、老年科等紧急短缺的人才队伍培养。从管理上，着重考虑医联体、互联网医院等新型服务模式，同步创新适合多元化人才培养发展的制度机制。应做好远期布局，使人民群众全生命周期的各类卫生健康需求均有卫生健康人力充分支撑。

2. 加大对基层卫生健康人力培养扶植，逐步构建符合分级诊疗格局的人力队伍结构

基层卫生健康人力素质能力不足，始终是制约我国分级诊疗格局形成的关键问题。一是要大力支持由全科医生牵头的家庭医生团队积极开展对居民一对一的全生命周期健康管理工作，并以此构建传染病检测与预防网络，实现医防融合基本模式的同时，使基层卫生健康队伍有稳定的业务和收

入。二是要提高对基层医疗卫生机构的教育经费扶持，加强毕业后教育和继续教育，使基层卫生健康人力熟练掌握基层诊疗防治常用的知识及手段，进行如老年人护理和传染病上报等基础技能培训。三是加强通过信息化手段加强上级医院对基层医院的帮扶，通过远程诊疗、远程教学等实现小病在基层解决，通过双向转诊优先通道实现大病及时救治，提高基层人力队伍救治能力，加强基层人才的成就感。四是提高基层卫生健康人员薪酬晋升待遇，制定符合基层职责特点的人才管理评价体系。

3. 应对双重疾病负担，大力加强公共卫生人才队伍建设

当前我国面临慢性病和传染病双重疾病负担，为贯彻预防为主的"大健康"理念，需要总量充足、素质过硬、结构合理的公共卫生人才队伍。需要具备与新型传染病防控相适应的公共卫生能力，才能保证经济社会持续稳定发展。我国执业（助理）医师中有一部分是公共卫生类别，但占比逐年下降，需要扩大这部分专业人才的培养，同时要加强基层卫生健康人员的公共卫生防治能力，以尽快补充专业公共卫生人才总量不足的问题。为防治慢性病，需尽快加强多种类的公共卫生人才，针对环境和职业卫生健康、心理健康、营养和健康素养培养等方面提供专业支持。

4. 统筹推进各类卫生健康人力队伍在城乡及区域均衡发展，完善人力流动配置机制

适应卫生健康事业高质量发展需要，进一步缩小城乡、区域、专业之间人才配置差距，实现各类卫生健康人才高质量均衡发展。统筹城乡、区域、专业之间的均衡性，稳步扩大卫生技术人员规模，注重中、西部地区的人才培养和队伍稳固。加快提升卫生技术人员服务能力和专业水平，推动医药护技各支队伍协同发展。合理制定并落实公立医疗卫生机构人员编制标准并建立动态调整机制。综合考虑公立医院床位数、诊疗服务量以及承担的教学、援助、公共卫生任务等因素，合理确定公立医院人员编制总量。服务公立医院事业发展，建立动态核增机制，妥善解决编外用人问题。创新人员编制管理方式，探索按区域核定医疗卫生人员编制总量，明确区域内各类医疗卫生机构的人员编制标准。顺畅城乡之间、地区之间、不同所有制医疗卫生机构之间的人才流动，加强医院、基层医疗卫生机构、专业公共卫生机构之间的人才协作，研究整合型卫生健康服务体系构建需要的人才管理模式，探索人才一体化管理、县管乡用、城乡联动等人才管理方式。

5. 拓宽卫生健康人才范畴，加强对卫生健康人力队伍的管理

考虑到卫生健康领域的专业特殊性，为保障人民群众健康安全，各类卫生健康人才应在国家的规范和监管下提供卫生健康服务。卫生健康人才的科学配置与培养，也需要更为有力的综合监管和统计。一是要全面拓宽卫生健康机构范畴，使提供卫生健康服务的所有机构（尤其是民营机构）在有关部门的监督下承担诊治防控工作。二是及时更新卫生健康人才范畴，对如护工、按摩师、理疗师、体育指导员、营养师等职业进行统一的技能培训和执业监管。三是加强对各类人才队伍的分布、结构、素质的现状及变化进行规律的统计、监测和评估，并在培养计划中进行适时地调整，进一步实现卫生健康服务的供需平衡。

五、主要指标解释

（一）卫生人员

1. **卫生人员** 指在医疗服务、公共卫生、医学科研和在职教育等医疗卫生机构工作的在岗职工，包括卫生技术人员、乡村医生和卫生员、其他技术人员、管理人员和工勤技能人员。卫生人员数一律按支付年底工资的在岗职工统计，包括在编人员、聘任人员（含合同制）、返聘及临聘半年以上人员，不包括离退休人员、退职人员、离开本单位仍保留劳动关系人员、本单位返聘和临聘不足半年人员。

2. **卫生技术人员**　包括执业（助理）医师、注册护士、药师（士）、技师（士）、其他卫生技术人员。不包括药剂员、检验员、护理员等，也不包括从事管理工作的卫生技术人员（计入管理人员），本报告中卫生技术人员均包含获得"卫生监督员"证书的公务员1万人。

3. **执业（助理）医师**　是指通过医师资格考试、取得医师执业证书（"级别"为"执业医师"或"执业助理医师"）且实际从事医疗服务工作的人员。不包括取得医师执业证书但实际从事管理工作的人员，也不包括见习医师（士）。

4. **全科医生**　包括取得执业（助理）医师证书且执业范围为"全科医学专业"的人数，基层医疗卫生机构取得全科医生转岗培训、骨干培训、岗位培训和住院医师规范化培训（全科医生）培训合格证的执业（助理）医师。全科医师培训合格人数不再包括已注册为全科医学专业的人数。

5. **注册护士**　指具有护士执业证书且实际从事护理工作的人员，包括在编及合同制护士（含临聘半年以上护士），不包括从事管理工作的护士，不包括见习护士、护理员（护工）。

6. **药师（士）**　指医疗卫生机构药师（士），包括主任药师、副主任药师、主管药师、药师和药士；不包括见习药师（士）和药剂员。除特别注明外，不包括药品零售企业执业药师。

7. **技师（士）**　主要在医疗卫生机构医学影像科、检验科等医技科室工作，包括主任技师、副主任技师、主管技师、技师和技士，不包括见习技师（士）和检验员。

8. **专业公共卫生机构人员**　指在专业公共卫生机构工作的在岗人员。

9. **乡村医生和卫生员**　《乡村医生从业管理条例》规定，乡村医生是指取得乡村医生执业证书且在村医疗卫生机构从事预防、保健和一般医疗服务的人员。卫生员指村医疗卫生机构中未取得乡村医生执业证书的人员。

10. **其他技术人员**　指医疗卫生机构中从事医疗器械修配、卫生宣传、信息技术、科研与教学等技术工作的非卫生专业人员。

11. **管理人员**　指医疗卫生机构负责人和从事管理工作的人员，包括从事医疗服务、公共卫生、医学科研与教学等业务管理工作的人员；主要从事党政、人事、财务、信息、安全保卫等行政管理工作的人员。

12. **工勤技能人员**　指医疗卫生机构中承担技能操作和维护、后勤保障、服务等职责的工作人员。工勤技能人员分为技术工和普通工。技术工包括护理员（工）、药剂员（工）、检验、收费员、挂号员等，但不包括实验员、技术员、研究实习员（计入其他技术人员），也不包括经济员、会计员和统计员等（计入管理人员）。

（二）医疗卫生机构

1. **医疗卫生机构**　包括医院、基层医疗卫生机构、专业公共卫生机构、其他机构。按照行业管理原则，医疗卫生机构数不包括以下机构：食品药品检验机构、高中等医学院校（附属医院计入医院）、计划生育部门主管的计划生育指导中心、医学会及医学期刊杂志、卫生行政部门、军队医疗卫生机构。

2. **医院**　包括各级各类综合医院、中医医院、中西医结合医院、民族医院、专科医院及护理院（含高中等院校附属医院）。

3. **基层医疗卫生机构**　包括社区卫生服务中心（站）、街道卫生院、乡镇卫生院、村卫生室、门诊部、诊所（医务室、卫生所）。

4. **专业公共卫生机构**　包括疾病预防控制机构、健康教育机构、妇幼保健机构、急救中心（站）、采供血机构、卫生监督机构、卫生部门所属计划生育技术服务机构。疾病预防控制机构包括疾病预防控制中心、专科疾病防治机构（含精神病防治所、站）。

5. **其他机构**   包括疗养院、临床医学检查中心、医学科研机构、医学在职教育机构、医学考试中心、农村改水中心、人才交流中心、统计信息中心等卫生事业单位。

（三）统计分组

1. **按城乡分**   指城市与农村分布。城市包括直辖市、地级市辖区；农村包括县及县级市（农村乡镇卫生院和村卫生室机构及人员全部计入农村）。

2. **按东中西部地区分**   东部地区包括北京、天津、辽宁、上海、江苏、浙江、福建、山东、广东、海南、河北11个省（市）；中部地区包括山西、吉林、黑龙江、安徽、江西、河南、湖北、湖南8个省；西部地区包括内蒙古、广西、四川、贵州、云南、西藏、陕西、甘肃、青海、宁夏、新疆、重庆12个省（区、市）。

3. **按主办单位分**   将医疗卫生机构分为政府办、社会办和个人办。政府办医疗卫生机构包括卫生、教育、民政、公安、司法、兵团等行政部门举办的医疗卫生机构。社会办医疗卫生机构包括企业、事业单位、社会团体和其他社会组织（含台港澳投资和国外投资）举办的医疗卫生机构。

4. **按经济类型划分**

（1）将医疗机构分为公立、非公医疗机构

公立医疗机构指经济类型为国有和集体的医疗机构，包括政府办、国有企事业单位举办和集体所有制的医疗机构。政府办医疗机构是指卫生、教育、民政、公安、司法、兵团等行政部门举办的医疗机构。

非公医疗机构指除国有和集体之外的其他医疗机构，包括联营、股份合作、私营、台港澳独资、大陆与台湾合资、内地与港澳合资、中外合资等医疗机构。

（2）将医院分为公立医院、民营医院

公立医院指经济类型为国有和集体举办的医院，包括政府办医院（卫生、教育、民政、公安、司法、兵团等行政部门举办）、企业和事业单位等利用国有资产举办的医院。

民营医院指公立医院以外的其他医院，包括联营、股份合作、私营、台港澳独资、大陆与台湾合作、内地与港澳合作、中外合作等医院。

总 报 告

第一章　卫生健康人力总量

本章节主要描述我国"十三五"期间卫生健康人力总量及其变化趋势，数据来源于历年卫生统计年报。"十三五"期间，我国卫生人员得到了快速发展，2020年底，卫生技术人员较2015年增长267.0万。随着护士数量的快速增长，医护比倒置的问题得到了进一步改善，药师、技师、管理人员和工勤人员均随卫生健康事业发展平稳增长。

1.1　卫生人员概述

卫生人员是指在医疗服务、公共卫生、医学科研和在职教育等医疗卫生机构工作的在岗职工，包括卫生技术人员、乡村医生和卫生员、其他技术人员、管理人员和工勤技能人员。卫生人员数一律按支付年底工资的在岗职工统计，包括在编人员、聘任人员（含合同制）、返聘及临聘半年以上人员，不包括离退休人员、退职人员、离开本单位仍保留劳动关系人员、本单位返聘和临聘不足半年人员。

2020年底，我国有卫生人员1347.5万人，包含卫生技术人员有1067.8万人、乡村医生和卫生员79.6万人、其他技术人员53.0万人、管理人员56.1万人以及工勤技能人员91.1万人。2020年卫生人员总量较2015年增长了26.0%，卫生人员队伍十年间加速增长。

"十三五"期间，卫生技术人员占卫生人员总数的占比不断提升，从2015年的74.9%提升到2020年的79.2%。乡村医生与卫生员总量和占比均有所下降，提示正规培训的卫生人员比例增多。其他技术人员、管理人员和工勤技能人员均随医疗卫生事业发展稳步增长（表1-1，图1-1）。

表1-1　卫生人员数（万人）

	2015年	2016年	2017年	2018年	2019年	2020年
卫生人员总数	**1069.4**	**1117.3**	**1174.9**	**1230.0**	**1292.8**	**1347.5**
卫生技术人员	800.8	845.4	898.8	952.9	1015.4	1067.8
乡村医生和卫生员	103.2	100.0	96.9	90.7	84.2	79.6
其他技术人员	40.0	42.6	45.1	47.7	50.4	53.0
管理人员	47.3	48.3	50.9	52.9	54.4	56.1
工勤技能人员	78.2	80.9	83.2	85.8	88.4	91.1

注：卫生技术人员中含公务员中1万名卫生监督员，表1-2同。

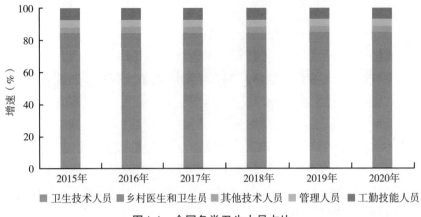

图1-1 全国各类卫生人员占比

1.2 卫生技术人员

卫生技术人员包括执业（助理）医师、注册护士、药师（士）、技师（士）、其他卫生技术人员。不包括药剂员、检验员、护理员等，也不包括从事管理工作的卫生技术人员（计入管理人员）。

其他卫生技术人员包括卫生监督员、见习医（药、护、技）师（士）等卫生专业人员。见习医（药、护、技）师（士）指医疗卫生机构中毕业于高中等院校医学专业且尚未取得医师执业证书、护士注册证书、卫生类技术职称的人员。

2020年底，我国卫生技术人员共1067.8万人，其中执业（助理）医师408.6万人、注册护士470.9万人、药师（士）49.7万人、技师（士）56.1万人。2015—2020年，各类卫生技术人员均有所增长，增速整体成波动性下降趋势，药师增速最慢，护士增速最快。在"十三五"期间医护比倒置的问题得到了进一步的改善，2015年医护比为1∶1.06，2020年医护比为1∶1.15（表1-2，图1-2）。

表1-2 卫生技术人员数（万人）

	2015年	2016年	2017年	2018年	2019年	2020年
卫生技术人员数	800.8	845.4	890.8	952.9	1015.4	1067.8
#执业（助理）医师	303.9	319.1	339.0	360.7	386.7	408.6
注册护士	324.1	350.7	380.4	409.9	444.5	470.9
药师（士）	42.3	43.9	45.3	46.8	48.3	49.7
技师（士）	42.9	45.3	48.1	50.6	53.6	56.1
增长速度（%）						
卫生技术人员	5.5	5.6	5.4	7.0	6.6	5.2
#执业（助理）医师	5.0	5.0	6.2	6.4	7.2	5.7
注册护士	7.9	8.2	8.5	7.8	8.4	5.9
药师（士）	3.2	3.8	3.2	3.3	3.2	2.9
技师（士）	5.4	5.6	6.2	5.2	5.9	4.7

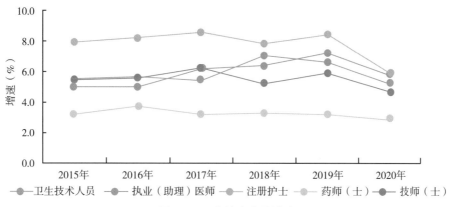

图1-2 卫生技术人员增速

1.2.1 执业（助理）医师

执业（助理）医师是指通过执业（助理）医师资格考试、取得执业（助理）医师执业证书（"级别"为"执业医师"或"执业助理医师"）且实际从事医疗服务工作的人员，不包括取得医师执业证书但实际从事管理工作的人员，也不包括见习医师（士）。

2020年底，我国执业（助理）医师数达408.6万人，其中执业医师340.2万人（83.3%），执业助理医师68.4万人（16.7%），执业（助理）医师占卫生技术人员总量的38.3%。与2015年比较，执业（助理）医师增多104.7万人，增长34.4%，执业医师增多89.3万人，增长35.6%，执业助理医师增多15.3万人，增长28.8%。2016—2020年执业（助理）医师增量占卫生技术人员增量的40.2%，占卫生人员增量的38.9%。

执业（助理）医师中，注册为全科执业（助理）医师的人数为25.6万人，是2015年总量的3.8倍，多点执业的医师数为7.2万人，是2015年总量的5.5倍（表1-3）。

表1-3 执业（助理）医师数（万人）

	2015年	2016年	2017年	2018年	2019年	2020年
执业（助理）医师数	**303.9**	**319.1**	**339.0**	**360.7**	**386.7**	**408.6**
执业医师数	250.8	265.1	282.9	301.0	321.1	340.2
执业助理医师数	53.1	54.0	56.1	59.7	64.5	68.4
其中：						
注册全科执业（助理）医师数	6.8	7.8	9.6	15.7	21.1	25.6
多点执业医师数	1.3	1.9	3.0	4.7	5.9	7.2

1.2.2 注册护士

注册护士指具有护士执业证书且实际从事护理工作的人员，包括在编及合同制护士（含临聘半年以上护士），包括助产士，不包括从事管理工作的护士，也不包括见习护师（士）、护理员（护工）。

2020年底，我国注册护士共计470.9万人，较2015年增长了146.7万人。2015—2020年注册护士增量占卫生技术人员增量的55.0%，占卫生人员增量的52.2%，是"十三五"期间增量最大的卫生技术人员队伍（图1-3）。

在老龄化的人口结构变化，高质量的护理服务是我国卫生健康人才建设要解决的重要问题，2018年国家卫生健康委联合发改委、教育部、民政部、财政部等相关部门发布了《关于促进护理服务业改革与发展的指导意见》，强调了建立优质高效的护理服务体系，加强护理从业人员培养和队伍建设，创新护理模式，加强学科建设，合理调整护理服务价格，完善护理员培训与就业等。

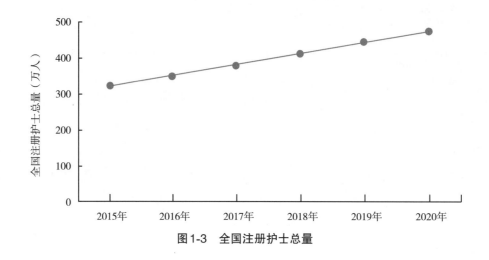

图1-3 全国注册护士总量

1.2.3 药师（士）

我国药剂人员由医疗卫生机构药师（士）、药品零售企业药剂人员两部分组成。医疗卫生机构药师（士）包括主任药师、副主任药师、主管药师、药师和药士；不包括见习药师（士）和药剂员。

2020年底，我国药师（士）数达49.7万人，较2015年增加了7.3万人，增长了17.4%。药师（士）主要分为中药师（士）和西药师（士），西药师（士）占比远高于中药师（士），且占比逐年提高（图1-4）。

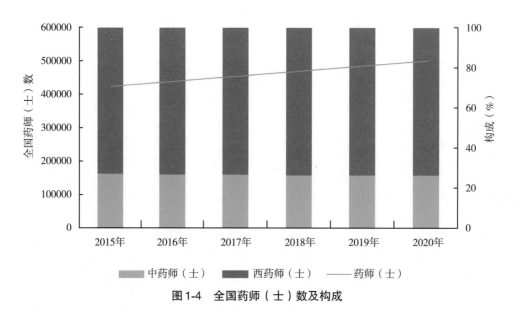

中药师（士）   西药师（士）   ——药师（士）

图1-4 全国药师（士）数及构成

1.2.4 技师（士）

技师（士）主要在医疗卫生机构医学影像科、检验科等医技科室工作，包括主任技师、副主任技师、主管技师、技师和技士，不包括见习技师（士）和检验员。

2020年底，我国技师（士）共计56.1万人，较2015年增加13.2万人，增长30.7%。

1.3　乡村医生和卫生员

《乡村医生从业管理条例》规定，乡村医生是指取得乡村医生执业证书且在村医疗卫生机构从事预防、保健和一般医疗服务的人员。卫生员指村医疗卫生机构中未取得乡村医生执业证书的人员。

2020年底，我国乡村医生共计74.6万人，卫生员4.5万人。乡村医生总量从2011年起呈持续下降趋势，2020年乡村医生总量较2015年减少21.6万人。卫生员总量从2014年起呈持续下降趋势，2020年卫生员总量较2015年减少2.4万人（表1-4）。另外，村卫生室卫生技术人员中的执业（助理）医师占比显著提升，详见后文表4-11。

表1-4　乡村医生和卫生员数（人）

	2015年	2016年	2017年	2018年	2019年	2020年
合计	**1031525**	**1000324**	**968611**	**907098**	**842302**	**791927**
乡村医生	962514	932936	900995	845436	792074	746715
卫生员	69011	67388	67616	61662	50228	45212

1.4　其他技术人员

其他技术人员指医疗卫生机构中从事医疗器械修配、卫生宣传、信息技术、科研与教学等技术工作的非卫生专业人员。2020年底，我国其他技术人员53.0万人，占卫生人员总数的3.9%，在卫生人员中占比最低，比2015年增加13.0万人，增长32.5%。其他技术人员在"十三五"期间的增速略低于卫生技术人员。

1.5　管理人员

管理人员指医疗卫生机构负责人和从事管理工作的人员，包括从事医疗服务、公共卫生、医学科研与教学等业务管理工作的人员；主要从事党政、人事、财务、信息、安全保卫等行政管理工作的人员。

2020年底，我国医疗卫生机构管理人员达56.1万人，占卫生人员总数的4.2%，比2015年增加8.9万人，增长18.7%，增速低于其他技术人员。

1.6　工勤技能人员

工勤技能人员指医疗卫生机构中承担技能操作和维护、后勤保障、服务等职责的工作人员。工勤技能人员分为技术工和普通工。技术工包括护理员（工）、药剂员（工）、检验员、收费员、挂号员等，但不包括实验员、技术员、研究实习员（计入其他技术人员），也不包括经济员、会计员和统计员（计入管理人员）等。

2020年底，我国医疗卫生机构工勤技能人员达91.1万人，占卫生人员总数的6.8%，比2015年增加12.8万人，增长16.4%。

本章小结

1. 2020年底，我国有卫生人员1347.5万人，包含卫生技术人员有1067.8万人，乡村医生和卫生员79.6万人，其他技术人员53.0万人，管理人员56.1万人。

2．2020年底，执业（助理）医师408.6万人，注册护士470.9万人，药师（士）49.7万人，技师（士）56.1万人。

3．"十三五"期间，各类卫生技术人员均有所增长，增速整体成波动性下降趋势，药师增速最慢，护士增速最快。医护比倒置的问题得到进一步改善，2020年医护比为1∶1.15。

4．执业（助理）医师数中，执业医师占83.3%，注册为全科执业（助理）医师的人数达25.5万人，多点执业的医师数达7.2万人。

5．乡村医生和卫生员数量持续下降，村卫生室卫生技术人员中的执业（助理）医师占比显著提升。

第二章　卫生健康人力结构

本章主要描述我国卫生健康人力性别、年龄、工作年限、学历、技术职称等构成情况以及医护分科及执业情况，分析"十三五"期间结构变化趋势及影响因素。数据来源于历年我国卫生人力资源基本信息数据库。

"十三五"期间我国女性卫生技术人员占比继续增长，年龄结构形成较好梯队，科室构成无明显变化，本科及以上学历占比显著提升。

2.1　性别

2020年底，我国卫生技术人员中，男性占比27.6%，女性占比72.4%，女性卫生技术人员约是男性的2.6倍。卫生技术人员的女性占比持续稳定增长，较2015年提高了2.7个百分点（表2-1）。

表2-1　我国卫生技术人员性别构成（%）

	2015年	2016年	2017年	2018年	2019年	2020年
合计	100.0	100.0	100.0	100.0	100.0	100.0
男	30.3	29.4	29.0	28.2	27.8	27.6
女	69.7	70.6	71.0	71.8	72.2	72.4

2020年底，除执业（助理）医师的男性占比（52.4%）略高于女性（47.6%），其他各类卫生技术人员的女性占比均明显高于男性。由于行业特点，注册护士的女性占比高达97.1%，而注册护士占卫生技术人员总量的44.1%，因此女性占据卫生技术人员主体。2020年底，管理人员的女性比男性占比高出10个百分点。

与2015年比较，除男性注册护士占比提高0.9个百分点，其他男性卫生人员占比均呈缓慢下降趋势（表2-2）。

表2-2　我国各类卫生人员性别构成（%）

	卫生技术人员		执业（助理）医师		注册护士		药师（士）		技师（士）		管理人员	
	2015年	2020年	2015年	2020年	2015年	2020年	2015年	2020年	2015年	2020年	2015年	2020年
合计	100.0	100.0	100.0	100.0	100.0	100.0	100.0	100.0	100.0	100.0	100.0	100.0
男	30.3	27.6	55.1	52.4	2.0	2.9	35.7	31.7	42.6	38.8	48.2	45.0
女	69.7	72.4	44.9	47.6	98.0	97.1	64.3	68.3	57.4	61.2	51.8	55.0

2.2 年龄

2020年底，25岁以下占8.9%，45岁以下占73.7%，55岁以上占9.8%，卫生技术人员以中青年为主体。

2015—2020年间，或受注册护士快速增长的影响，25岁以下以及25～34岁的卫生技术人员占比有所提升，25～34岁长期稳定为占比最高的年龄段（表2-3）。

表2-3 我国卫生技术人员年龄构成（%）

	2015年	2016年	2017年	2018年	2019年	2020年
合计	100.0	100.0	100.0	100.0	100.0	100.0
25岁以下	8.1	8.7	7.9	5.7	5.9	8.9
25～34岁	37.9	38.6	38.1	38.8	39.5	40.0
35～44岁	26.8	26.0	26.1	26.5	26.1	24.8
45～54岁	18.1	18.4	18.6	18.0	17.6	16.5
55～59岁	3.9	3.3	3.8	5.3	5.3	4.7
60岁及以上	5.1	5.1	5.4	5.7	5.6	5.1

2020年底，我国执业（助理）医师年龄主要在35～44岁，占比31.2%。注册护士，药师（士），技师（士）年龄均以中青年为主体，主要分布在25～34岁，分别占50.7%，36.1%，42.1%。55岁以上年龄段在注册护士中占比最低，仅占3.7%，在执业（助理）医师中占比最高，达17.3%，符合行业特点。受返聘人员影响，60岁及以上的执业（助理）医师占比达10.2%。

与2015年比较，35岁以下的执业（助理）医师提高5.1个百分点，注册护士提高4.2个百分点，药师（士）提高4.0个百分点，技师（士）提高7.5个百分点，提示中青年作为卫生技术队伍的主体，持续发展，各年龄段呈现良好梯度。各类卫生技术人员的55岁以上占比均小幅增长。

管理人员的主体平均分布在25～54岁，占比达81.5%。与2015年比较，管理人员25岁以下、25～34岁组、55岁以上组均呈上升趋势，提示管理人员任命年轻化，返聘人员增多（图2-1，表2-4）。

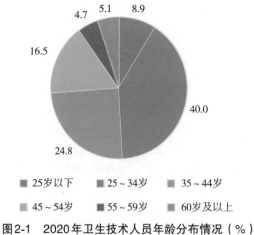

图2-1 2020年卫生技术人员年龄分布情况（%）

表2-4 我国各类卫生人员年龄构成（%）

	卫生技术人员		执业（助理）医师		注册护士		药师（士）		技师（士）		管理人员	
	2015年	2020年	2015年	2020年	2015年	2020年	2015年	2020年	2015年	2020年	2015年	2020年
合 计	100.0	100.0	100.0	100.0	100.0	100.0	100.0	100.0	100.0	100.0	100.0	100.0
25岁以下	8.1	8.9	0.1	0.8	14.1	14.4	4.1	4.3	5.8	8.7	2.3	3.0
25~34岁	37.9	40.0	23.5	27.9	46.8	50.7	32.3	36.1	37.5	42.1	24.6	27.4
35~44岁	26.8	24.8	35.2	31.2	22.0	20.4	27.8	26.2	27.8	24.0	29.5	27.2
45~54岁	18.1	16.5	24.4	22.8	14.0	10.9	24.2	21.4	19.7	16.1	31.3	27.6
55~59岁	3.9	4.7	5.9	7.1	2.0	2.4	7.0	7.2	5.2	5.2	7.8	9.9
60岁及以上	5.1	5.1	11.0	10.2	1.1	1.3	4.6	4.8	4.1	3.9	4.5	4.9

2.3 工作年限

2020年底，我国具有5年以下工作经验的卫生技术人员占24.9%，较2015年增加1.2个百分点。2020年底，我国具有30年及以上工作经验的卫生技术人员占12.7%，较2015年下降1.5个百分点。"十三五"期间，具有5～9年以及10～19年工作经验的卫生技术人员占比均有所提升，工作年限结构变化整体与年龄结构变化相似（表2-5，图2-2）。

表2-5 我国卫生技术人员工作年限构成（%）

	2015年	2016年	2017年	2018年	2019年	2020年
合 计	100.0	100.0	100.0	100.0	100.0	100.0
5年以下	23.7	24.7	22.7	18.3	19.3	24.9
5~9年	20.0	21.3	23.0	25.1	24.4	23.1
10~19年	22.4	21.4	21.3	23.5	24.5	23.1
20~29年	19.6	19.2	19.2	18.6	17.4	16.2
30年及以上	14.3	13.5	13.7	14.5	14.4	12.7

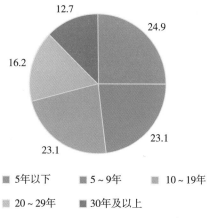

图2-2 2020年卫生技术人员工作年限分布情况（%）

2020年底，我国执业（助理）医师工作年限为10～29年的占45.1%，较2015年下降7.2个百分点，30年以上的占18.1%，较2015年下降3.2个百分点，随着医师队伍加速增长，青年医师

占比提高。2020年底，注册护士从业10年以下的占56.8%，较2015年提高3个百分点，从业20年以下的占80.6%，较2015年提高6.2个百分点，这与注册护士队伍的快速增长有关。

2020年底，药师（士）中5年以下工作经验的占17.3%，在4类卫生技术人员中最低，30年及以上工作经验的占18.2%，在4类卫生技术人员中最高，整体结构较2015年没有太大变化。2020年底，技师（士）的工作年限结构和卫生技术人员整体吻合，较2015年具有10年以下工作经验的占比有所提升。

2020年底，管理人员中10年以下工作经验的占33.5%，20年以下的占54.5%，较2015年，管理人员整体年轻化（表2-6）。

表2-6 我国各类卫生人员工作年限构成（%）

	卫生技术人员		执业（助理）医师		注册护士		药师（士）		技师（士）		管理人员	
	2015年	2020年	2015年	2020年	2015年	2020年	2015年	2020年	2015年	2020年	2015年	2020年
合　计	100.0	100.0	100.0	100.0	100.0	100.0	100.0	100.0	100.0	100.0	100.0	100.0
5年以下	23.7	24.9	10.5	18.5	29.7	28.7	17.4	17.3	21.3	25.7	14.0	16.7
5～9年	20.0	23.1	16.0	18.2	24.1	28.1	16.4	21.2	18.0	23.0	12.8	16.8
10～19年	22.4	23.1	27.1	23.7	20.6	23.8	21.5	22.6	22.9	21.2	20.5	21.0
20～29年	19.6	16.2	25.2	21.4	16.7	11.7	23.3	20.6	21.2	16.6	27.9	22.0
30年及以上	14.3	12.7	21.3	18.1	8.8	7.6	21.4	18.2	16.6	13.5	24.9	23.5

2.4 注册专业类别

2020年底，我国执业（助理）医师总数达408.6万人，其中执业医师达340.2万人，占83.3%，比2015年占比提高0.8个百分点。

2020年底，临床类别执业医师250.5万人，中医类别57.8万人，口腔类别22.1万人，公共卫生类别9.7万人。执业助理医师和执业医师的执业类别构成类似，占比从高到底为临床，中医、口腔、公共卫生，其中，临床类别的占比达70%以上。

较2015年，执业医师和执业助理医师中从事各类别的医师总量均有所提升，但较2015年，临床类别的占比有所下降，中医类别和口腔类别的占比均有所提高，公共卫生类别占比有所下降（表2-7）。

表2-7　我国执业（助理）医师执业类别分布情况

	合计		执业医师		执业助理医师	
	2015年	2020年	2015年	2020年	2015年	2020年
人数（万人）	**303.9**	**408.6**	**250.8**	**340.2**	**53.1**	**68.4**
临床类别	232.2	300.7	191.3	250.5	40.9	50.3
中医类别	45.2	68.3	38.3	57.8	6.9	10.5
口腔类别	15.4	27.8	12.5	22.1	2.9	5.7
公共卫生类别	11.1	11.8	8.8	9.7	2.4	2.0
构成（%）	**100.0**	**100.0**	**100.0**	**100.0**	**100.0**	**100.0**
临床类别	76.4	73.6	76.3	73.6	77.1	73.5
中医类别	14.9	16.7	15.3	17.0	13.0	15.4
口腔类别	5.1	6.8	5.0	6.5	5.4	8.3
公共卫生类别	3.7	2.9	3.5	2.9	4.4	2.9

2020年底，执业医师科室占比最大的为内科（21.4%），其次为中医科（12.8%）和外科（12.4%），妇产科占比8.3%，医学影像科占比6.9%，口腔科占比6.3%，其余科室占比均小于5%。2020年底，执业助理医师科室占比最大的为内科（23.9%），其次为口腔科（10.4%）。执业助理医师在全科医疗科、预防保健科和口腔科的占比明显高于执业医师；执业助理医师眼科、皮肤科、传染科、急诊医学科和医学影像科占比均略低于执业医师；执业助理医师在外科、儿科、急诊医学科、麻醉科和中医科占比均远低于执业医师。

2020年底，注册护士同样在内科占比最高（24.6%），其次是外科（14.9%）、妇产科（9.3%）、中医科（6.2%）、儿科（5.9%），其余科室占比均不足5.0%。

相较于往年，执业医师在口腔科占比有明显增长，在内科、外科、妇产科均有小幅下降，其余科室有所波动但无明显变化。执业助理医师在预防保健科、内科、外科、妇产科、医学影像科占比小幅下降，在口腔科、中医科呈增长趋势，其余科室小幅波动但无明显变化。注册护士在口腔科、精神科、重病医学科、中医科均有上升趋势，在全科医疗科、外科、妇产科均为下降趋势，其余科室小幅波动但无明显变化（表2-8）。

表2-8　我国执业（助理）医师及注册护士的所在科室构成（%）

	执业医师		执业助理医师		注册护士	
	2015年	2020年	2015年	2020年	2015年	2020年
合　计	**100.0**	**100.0**	**100.0**	**100.0**	**100.0**	**100.0**
预防保健科	2.1	1.7	6.5	5.6	2.0	2.2
全科医疗科	4.5	4.2	9.6	9.2	4.6	3.7
内科	22.4	21.4	24.8	23.9	24.7	24.6
外科	13.3	12.4	8.3	7.6	16.7	14.9
儿科	4.2	4.3	2.1	2.3	5.8	5.9
妇产科	9.1	8.3	10.8	8.0	10.3	9.3

续　表

	执业医师		执业助理医师		注册护士	
	2015年	2020年	2015年	2020年	2015年	2020年
眼科	1.4	1.4	0.5	0.7	1.0	1.1
耳鼻咽喉科	1.5	1.3	0.7	0.6	1.0	0.9
口腔科	4.9	6.3	6.9	10.4	1.5	3.3
皮肤科	0.9	0.9	0.5	0.4	0.3	0.4
医疗美容科	0.2	0.5	0.1	0.2	0.2	0.5
精神科	1.0	1.2	0.7	1.0	2.1	2.8
传染科	0.7	0.6	0.1	0.1	1.2	0.9
结核病科	0.2	0.2	0.1	0.1	0.3	0.3
地方病科	0.0	0.0	0.1	0.0	0.0	0.0
肿瘤科	1.0	1.1	0.1	0.1	1.6	1.6
急诊医学科	2.1	2.1	0.7	0.9	4.4	4.1
康复医学科	0.9	1.1	0.8	1.3	0.7	1.0
运动医学科	0.0	0.0	0.0	0.0	0.0	0.0
职业病科	0.1	0.1	0.0	0.0	0.1	0.1
麻醉科	2.6	2.7	1.3	1.0	2.3	2.2
重病医学科	—	0.8	—	0.1	1.9	2.5
医学检验科	0.3	0.3	0.8	0.7	0.3	0.3
病理科	0.5	0.6	0.2	0.2	0.1	0.1
医学影像科	6.6	6.9	7.0	6.3	0.9	0.9
中医科	12.2	12.8	8.1	10.0	5.5	6.2
民族医学科	0.1	0.2	0.1	0.2	0.1	0.1
中西医结合科	0.8	1.0	1.5	1.6	0.4	0.5
其他	6.3	5.4	7.6	7.2	10.3	10.0

2.5　学历

2020年底，我国卫生技术人员中，本科及以上学历的占比为35.5%，较2015年增长了4.9%，本科及以上学历的占比在"十三五"期间始终平稳增长。2020年底，大专学历占比依然较高，达39.4%，较2015年有略有下降；中专占24.0%，比2015年下降4.2个百分点；高中及以下占1.2%，较2015年下降1.1个百分点。总体上，卫生技术人员学历有所提升（表2-9）。

表2-9　我国卫生技术人员学历构成（%）

	2015年	2016年	2017年	2018年	2019年	2020年
合　计	**100.0**	**100.0**	**100.0**	**100.0**	**100.0**	**100.0**
研究生	4.7	5.0	5.3	5.5	5.6	5.4
大学本科	25.9	27.2	28.8	29.5	28.9	30.1
大专	38.9	39.3	39.1	39.4	39.7	39.4
中专	28.2	26.5	25.1	24.1	24.5	24.0
高中及以下	2.3	2.0	1.8	1.6	1.3	1.2

注：本表中使用的数据均为第一学历，表2-10同。

2020年底，执业（助理）医师主要由大学本科及以上组成，占54.0%，大专占比29.2%，高中及以下学历仅占1.1%。注册护士主要由大专组成，占48.0%；其次为中专，占30.8%；大学本科及以上占20.7%，整体低于其他类别的卫生人员。药师（士）大学本科及以上学历占34.4%，大专占34.5%。技师（士）大学本科及以上学历占36.4%，大专占42.5%。管理人员大学本科及以上占42.6%，大专占34.4%。

与2015年相比，执业（助理）医师中，研究生和大学本科的占比小幅增长，其余学历占比小幅下降。注册护士学历为研究生的和大专的占比基本持平，大学本科占比提高6个百分点。药师（士）本科学历占比增长近10个百分点。技师（士）学历占比中研究生、大学本科和大专占比增长，中专和高中及以下学历占比下降。管理人员学历为研究生的和大学本科的占比增长，其余占比均小幅下降（表2-10）。

表2-10　我国各类卫生人员学历构成（%）

	卫生技术人员		执业（助理）医师		注册护士		药师（士）		技师（士）		管理人员	
	2015年	2020年	2015年	2020年	2015年	2020年	2015年	2020年	2015年	2020年	2015年	2020年
合　计	100.0	100.0	100.0	100.0	100.0	100.0	100.0	100.0	100.0	100.0	100.0	100.0
研究生	4.7	5.4	10.3	12.5	0.1	0.2	2.4	3.8	2.7	3.2	3.5	5.2
大学本科	25.9	30.1	38.8	41.5	14.5	20.5	21.9	30.6	26.3	33.2	32.1	37.4
大专	38.9	39.4	30.6	29.2	47.9	48.0	35.0	34.5	41.3	42.5	39.4	34.4
中专	28.2	24.0	18.3	15.7	36.3	30.8	32.7	27.3	26.7	19.8	16.2	15.8
高中及以下	2.3	1.2	2.0	1.1	1.1	0.5	7.9	3.9	2.9	1.3	8.9	7.2

2.6　专业技术职称资格

2020年底，我国卫生技术人员中具有高级职称资格的占8.9%，中级占19.8%，初级占62.3%。与2015年相比，高级技术资格占比提高1.3个百分点（表2-11）。

表2-11　我国卫生技术人员专业技术资格构成（%）

	2015年	2016年	2017年	2018年	2019年	2020年
合　计	100.0	100.0	100.0	100.0	100.0	100.0
正高级	1.8	1.8	1.8	1.9	2.0	2.2
副高级	5.8	5.9	6.0	6.1	6.4	6.7
中级	20.7	20.0	19.6	19.5	19.6	19.8
师级/助理	29.5	29.7	29.3	29.9	30.8	31.1
士级	30.1	30.7	30.5	31.6	31.9	31.2
未评及不详	12.2	12.0	12.7	11.0	9.3	9.0

2020年底，我国各类卫生人员执业（助理）医师具有高级技术职称资格的占18.0%，师级/助理

占比最高为38.1%，其次为中级26.7%。注册护士中具有高级技术职称资格的占3.2%，士级占比最高，为46.7%，其次为师级/助理占比27.0%，中级占比16.4%。药师（士）具有高级技术职称资格的占5.5%，师级/助理占比最高为35.8%，其次为士级占比29.3%，中级占比21.0%。技师（士）具有高级技术职称资格的占6.8%，士级占比最高为32.3%，其次为师级/助理占31.5%。2020年底，管理人员中具有高级技术职称资格的占8.2%。

与2015年相比，执业（助理）医师技术职称资格占比除中级呈小幅下降，其余占比均小幅增长。注册护士的中级和未评及不详占比小幅下降，其余占比均小幅增长。药师（士）的正高级、副高级、中级占比小幅下降，师级/助理、士级、未评及不详占比均小幅下降。技师（士）的正高级、副高级、士级均小幅增长，其余占比均小幅下降。管理人员占比正高占比基本持平，除未评及不详占比增长，其余占比均小幅下降（表2-12）。

表2-12 我国各类卫生人员专业技术职称资格构成（%）

	卫生技术人员		执业（助理）医师		注册护士		药师（士）		技师（士）		管理人员	
	2015年	2020年	2015年	2020年	2015年	2020年	2015年	2020年	2015年	2020年	2015年	2020年
合　计	100.0	100.0	100.0	100.0	100.0	100.0	100.0	100.0	100.0	100.0	100.0	100.0
正高级	1.8	2.2	4.6	5.1	0.2	0.3	0.7	1.0	0.8	1.3	1.9	2.0
副高级	5.8	6.7	12.8	12.9	2.1	2.9	3.2	4.5	4.7	5.5	6.4	6.2
中级	20.7	19.8	30.1	26.7	17.9	16.4	20.1	21.0	22.4	19.6	16.0	13.3
师级/助理	29.5	31.1	38.1	38.1	24.1	27.0	35.6	35.8	31.9	31.5	14.8	12.6
士级	30.1	31.2	8.1	10.8	46.0	46.7	30.6	29.3	28.7	32.3	13.4	13.1
未评及不详	12.2	9.0	6.4	6.5	9.8	6.8	9.8	8.4	11.5	9.9	47.3	52.7

本章小结

1. 2020年底，女性卫生技术人员约是男性的2.6倍，这主要是因为注册护士占总量的44.1%，而注册护士的97.1%均为女性，且除执业（助理）医师的男性略高于女性，其他类别卫生技术人员均以女性为主体。"十三五"期间女性占比持续稳定增长，较2015年提高了2.7个百分点。

2. 我国卫生技术人员以中青年为主体，执业（助理）医师35～44岁占比最高。注册护士、药师（士）、技师（士）中年龄25～34岁占比最高，各年龄段整体呈现良好梯度。管理人员任命趋于年轻化，同时返聘人员似有增加，工作年限结构变化整体与年龄结构变化相似。

3. 2020年底，我国执业（助理）医师的执业类别构成从高到底为临床，中医、口腔、公共卫生。其中，临床类别的占比达70%以上；虽然总量均有增长，但公共卫生类别增长较慢。

4. 2020年，我国卫生技术人员本科及以上第一学历的占比为35.5%，执业（助理）医师本科及以上学历占比为54.0%。"十三五"期间，各类卫生技术人员学历水平均有所提升。

5. 2020年底，我国卫生技术人员中具有高级职称资格的占8.9%，中级占19.8%，初级占62.3%。"十三五"期间，各类卫生技术人员中获得高级职称资格的占比有所提升。

第三章　卫生健康人力地区分布

本章主要描述卫生健康人力的城乡分布和东中西地区分布情况，数据主要源于历年卫生统计年报及卫生人力基本信息数据库。

我国卫生健康人才队伍发展不平衡是我国常年致力于解决的重点问题，且受经济发展、地理环境等因素影响，是需要长期多维手段解决的难题。"十三五"期间，东、中、西部地区差距出现明显改善，城乡差距没有进一步扩张。

3.1　城乡分布

城乡分布主要以行政区划为划分依据。城市卫生人员包括直辖市区、地级市辖区内全部医疗卫生机构人员数（所属乡镇卫生院和村卫生室人员全部计入农村卫生人员）。农村卫生人员包括县及县级市内全部医疗卫生机构人员数。我国农村医疗卫生服务体系基本以县医院为龙头、乡镇卫生院为骨干、村卫生室为网底。

3.1.1　城乡卫生人员总量分布

2020年底，我国城市卫生人员总数为703万人，相比于2015年增加了190.2万人，年均增长率为6.5%。城市卫生人员增长主要来自卫生技术人员增长，2020年卫生技术人员比2015年增加了163.5万人，年均增长率为6.8%；其他技术人员、管理人员和工勤人员均小幅增长。

我国农村卫生人员总数为643.5万人，相比于2015年增长了87.9万人，年均增长率为3.0%。农村卫生人员增长主要来自卫生技术人员增长，2020年卫生技术人员比2015年增加了103.6万人，年均增长率为5.0%；其他技术人员、管理人员和工勤人员都小幅增长。乡村医生和卫生员数量明显下降。

"十三五"期间，城市卫生人员总量反超农村卫生人员总量，城乡卫生技术人员总量差距逐年增加。城市卫生人员年均增速（6.5%）超过农村卫生人员年均增速（3.0%）的2倍（表3-1，图3-1）。

表3-1　卫生人员城乡分布（万人）

	2015年	2016年	2017年	2018年	2019年	2020年
卫生人员						
城市	512.8	548.7	589.2	626.4	666.5	703.0
农村	555.6	567.6	584.7	602.6	625.3	643.5
卫生技术人员						
城市	422.0	452.8	487.2	519.1	553.8	585.5
农村	377.7	391.7	410.6	432.8	460.6	481.3
乡村医生和卫生员						

续　表

	2015年	2016年	2017年	2018年	2019年	2020年
城市	—	—	—	—	—	0.1
农村	103.2	100.0	96.9	90.7	84.2	79.4
其他技术人员						
城市	21.4	23.4	25.1	26.8	28.6	30.0
农村	18.6	19.2	20.0	20.8	21.8	23.0
管理人员						
城市	27.3	28.7	31.2	32.8	34.4	36.0
农村	20.0	19.6	19.7	20.1	19.9	20.1
工勤技能人员						
城市	42.1	43.8	45.7	47.7	49.7	51.4
农村	36.2	37.1	37.5	38.2	38.8	39.6

注：2020年起，诊所的乡村医生和卫生员纳入统计。

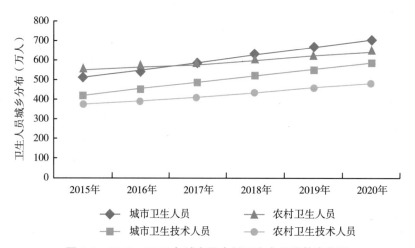

图3-1　2015—2020年城市及农村卫生人员趋势变化图

3.1.2　城乡卫生技术人员总量分布

2020年底，我国城市卫生技术人员总量为585.5万人，其中执业（助理）医师为217.4万人，比2015年城市执业（助理）医师增长63.6万人；注册护士为276.1万人，比2015年注册护士增长86.8万人。城市药师（士）和技师（士）均呈小幅增长。

我国农村卫生技术人员总量为481.3万人，其中执业（助理）医师为191.2万人，比2015年农村执业（助理）医师增长40.6万人；注册护士为194.7万人，比2015年农村注册护士增长59.8万人。农村药师（士）和技师（士）呈小幅增长。

2020年我国城市卫生技术人员比农村卫生技术人员多104.2万人；城市执业（助理）医师比农村执业（助理）医师多26.2万人；城市注册护士比农村注册护士多81.4万人。相较2015年，2020年城市执业（助理）医师增长41.4%，比从农村执业（助理）医师（27.3%）高出14.1个百分点。城市注册护士增长率为45.9%，农村注册护士增长率相当，为44.3%（表3-2）。

表3-2　卫生技术人员城乡分布（万人）

	2015年	2016年	2017年	2018年	2019年	2020年
执业（助理）医师						
城市	153.8	164.8	177.8	190.7	204.6	217.4
农村	150.6	154.3	161.2	170.0	182.1	191.2
注册护士						
城市	189.3	206.3	224.4	241.8	260.3	276.1
农村	134.9	144.4	156.0	168.1	184.2	194.7
药师（士）						
城市	21.6	22.8	23.8	24.7	25.8	26.7
农村	20.7	21.1	21.5	22.1	22.6	23.0
技师（士）						
城市	22.6	24.2	25.9	27.1	28.8	30.2
农村	20.3	21.1	22.3	23.5	24.8	25.8

3.1.3　城乡每千人口卫生技术人员配置

2020年底，我国每千人口卫生技术人员数达7.57，较2015年增加1.73；我国每千人口执业（助理）医师数达2.90，较2015年增加0.68；我国每千人口注册护士数达3.34，较2015年增加0.97。

2020年底，我国城市地区每千人口卫生技术人员为11.46，农村地区为5.18，相差6.28；我国城市地区每千人口执业（助理）医师为4.25，农村地区为2.06，相差2.19；我国城市地区每千人口注册护士5.40，农村地区2.10，相差3.30。

"十三五"期间，我国以及城市和农村的地区的每千人口卫生人力配置均显著提升，城市和农村发展速度差异不大，城乡差距虽没有明显进一步扩大，但发展不平衡的问题依然突出（表3-3）。

表3-3　每千人口卫生技术人员城乡差异

	2015年	2016年	2017年	2018年	2019年	2020年
卫生技术人员	**5.84**	**6.12**	**6.47**	**6.83**	**7.26**	**7.57**
城市	10.21	10.42	10.87	10.91	11.10	11.46
农村	3.90	4.08	4.28	4.63	4.96	5.18
#执业（助理）医师	**2.22**	**2.31**	**2.44**	**2.59**	**2.77**	**2.90**
城市	3.72	3.79	3.97	4.01	4.10	4.25
农村	1.55	1.61	1.68	1.82	1.96	2.06
#注册护士	**2.37**	**2.54**	**2.74**	**2.94**	**3.18**	**3.34**
城市	4.58	4.75	5.01	5.08	5.22	5.40
农村	1.39	1.50	1.62	1.80	1.99	2.10

注：本表人口数系常住人口数，城乡人口数为推算数。

3.1.4 城乡卫生健康人力结构分布

2020年底，25岁以下的卫生技术人员在城市的占比（8.4%）略低于在农村的占比（9.5%）；25～44岁的卫生技术人员在城市的占比为66.6%，在农村占比为62.6%；45～59岁的卫生技术人员在城市占比为19.6%，在农村占比为23.3%；60岁及以上的卫生技术人员在城市占比为5.4%，在农村占比为4.7%；提示农村整体卫生技术人员年龄较大，但城市返聘的卫生技术人员可能更多。

2020年，城市卫生技术人员学历主要为大学本科和大专，分别占比36.2%和36.3%。农村卫生技术人员学历主要为大专和中专，分别占比43.2%和31.1%。与2015年相比，城市地区大学本科及以上学历卫生技术人员占比提高4.3个百分点，农村地区大专及以上学历卫生技术人员提高6.8个百分点，全国卫生技术人员学历水平整体有所提高。

城市地区具有高级职称的卫生技术人员占比（10.8%）明显高于农村地区（6.4%），与2015年相比，城市和农村的高级职称占比均有所提升（表3-4）。

表3-4 卫生技术人员年龄、学历及职称构成（%）

	城市		农村	
	2015年	2020年	2015年	2020年
总　　计	100.0	100.0	100.0	100.0
按年龄分				
25岁以下	8.0	8.4	8.2	9.5
25～34岁	40.9	41.3	34.6	38.3
35～44岁	24.2	25.3	29.7	24.3
45～54岁	17.3	14.9	19.1	18.5
55～59岁	3.9	4.7	3.9	4.8
60岁及以上	5.7	5.4	4.5	4.7
按学历分				
研究生	8.2	8.9	0.8	1.0
大学本科	32.6	36.2	18.4	22.7
大专	37.1	36.3	40.9	43.2
中专	20.5	17.7	36.2	31.1
高中及以下	1.4	0.7	3.4	1.7
按技术职称分				
正高级	2.7	2.9	0.6	1.0
副高级	7.7	7.9	3.8	5.4
中级	23.2	22.8	19.2	18.1
师级	30.8	32.1	31.7	31.8
士级	25.9	25.8	33.7	34.9
待聘	9.7	8.5	11.0	8.8

3.2　东、中、西部地区分布

东、中、西部地区的划分为：东部地区包括北京、天津、河北、辽宁、上海、江苏、浙江、福建、山东、广东、海南11个省（市）；中部地区包括山西、吉林、黑龙江、安徽、江西、河南、湖北、湖南8个省；西部地区包括内蒙古、广西、重庆、四川、贵州、云南、西藏、陕西、甘肃、青海、宁夏、新疆12个省（自治区、直辖市）。

3.2.1　东、中、西部地区卫生人员总量分布

2020年底，我国卫生人员共1347.5万人，其中，东部579.1万人，占全国总量的43.0%，中部389.9万人，占总量的29.0%，西部377.5万人，占总量的28.0%。2015—2020年，东部地区的占比持续稳定在43%左右，西部地区的占比持续提升，到2020年，中西部基本持平。2020年底，我国卫生技术人员共1067.8万人，其中，东部464.9万人，中部305.4万人，西部296.4万人。东部地区卫生技术人员占比保持在44%左右，中部小幅下降，西部小幅上升，东、中、西部地区卫生技术人员整体构成与卫生人员相同。总体来看，卫生人员、卫生技术人员、其他技术人员、管理人员的东中西分布均呈阶梯型下降。工勤技能人员东部地区占比超过45%，但西部地区略高于中部地区。乡村医生和卫生员的东中西分布较为均衡，中部占比最高，东部占比最低（表3-5）。

表3-5　卫生人员总量东、中、西部地区分布（万人）

	2015年	2016年	2017年	2018年	2019年	2020年
卫生人员数						
东部	458.4	479.4	505.2	532.1	557.2	579.1
中部	320.5	332.3	344.3	356.8	372.9	389.9
西部	289.5	304.7	324.4	340.1	361.7	377.5
#卫生技术人员						
东部	352.0	371.1	394.5	420.1	444.4	464.9
中部	233.9	245.3	257.6	271.1	288.5	305.4
西部	213.9	228.0	245.7	260.6	281.5	296.4
#乡村医生和卫生员						
东部	34.4	33.0	31.3	28.8	26.2	24.4
中部	37.7	36.9	35.3	32.8	30.5	28.6
西部	31.0	30.1	30.2	29.1	27.6	26.6
#其他技术人员						
东部	18.1	19.7	21.1	22.5	23.9	25.0
中部	12.5	12.9	13.4	14.0	14.3	15.1
西部	9.5	10.0	10.6	11.2	12.2	12.8
#管理人员						
东部	19.0	19.5	21.0	22.0	22.7	23.5
中部	14.2	14.4	14.9	15.5	15.9	16.5
西部	14.1	14.4	15.0	15.4	15.8	16.1
#工勤技能人员						
东部	35.0	36.0	37.2	38.6	40.1	41.3
中部	22.2	22.8	23.0	23.4	23.7	24.2
西部	21.0	22.1	22.9	23.8	24.7	25.5

3.2.2 东、中、西部地区卫生技术人员总量分布

2020年底，执业（助理）医师、注册护士、药师（士）和技师（士）的东中西分布均呈阶梯性下降，东部均占40%以上，中部均略高于西部。东部执业（助理）医师185.4万人，比中部高出66.9万余人，比西部高出80.0万余人。与2015年相比，执业（助理）医师东部增长48.9万余人，中部增长27.5万余人，西部增长28.3万余人。相较2015年，西部地区执业（助理）医师增幅最大，为37.1%，比中部（30.2%）高出6.9个百分点，比东部（35.8%）高出1.3个百分点。

"十三五"期间，执业（助理）医师的年均增速在东部、西部较高，分别为6.3%、6.5%，中部较低，为5.4%；注册护士的年均增速在西部较高，为9.1%，东部、中部最低，分别为7.0%、7.5%；药师（士）和技师（士）的年均增速均在西部最高，中部最低（表3-6）。

表3-6 卫生技术人员东、中、西部地区分布（万人）

	2015年	2016年	2017年	2018年	2019年	2020年
执业（助理）医师						
东部	136.5	144.0	153.4	165.1	176.9	185.4
中部	91.0	94.7	99.8	104.9	110.9	118.5
西部	76.3	80.4	85.7	90.8	98.9	104.6
注册护士						
东部	143.5	154.6	166.7	180.1	191.9	201.7
中部	95.4	102.4	109.5	117.2	128.3	137.1
西部	85.3	93.7	104.2	112.6	124.3	132.1
药师（士）						
东部	19.6	20.4	21.1	21.7	22.5	23.1
中部	12.0	12.3	12.5	12.7	12.9	13.3
西部	10.7	11.3	11.7	12.3	12.9	13.3
技师（士）						
东部	18.1	19.1	20.3	21.2	22.2	23.2
中部	13.2	13.8	14.4	15.0	15.7	16.5
西部	11.6	12.4	13.5	14.4	15.6	16.4

3.2.3 东、中、西部地区每千人口卫生技术人员配置

"十三五"期间，东中西每千人口卫生技术人员、每千人口执业（助理）医师及没千人口注册护士均保持平稳增长。2020年底，我国每千人口卫生技术人员东部最高，为7.67；西部次之，为7.74；中部最低，为7.26。"十三五"期间，始终保持这一规律。东、中、西部地区的每千人口执业（助理）医师数在"十三五"期间基本保持阶梯式下降趋势，即东部最高，中部次之，西部最低。2020年底，每千人口注册护士数西部最高，东部次之，中部最低。西部每千人口注册护士数快速增长，于2020年反超东部，中部地区始终保持最低位。

"十三五"期间，从人口配置角度看，东、中、西部地区卫生健康人力资源配置公平性有显著提升，但中部地区发展相对缓慢（表3-7）。

表3-7　每千人口卫生技术人员地区差异

	2015年	2016年	2017年	2018年	2019年	2020年
卫生技术人员	**5.84**	**6.12**	**6.47**	**6.83**	**7.26**	**7.57**
东部	6.19	6.47	6.83	7.23	7.59	7.67
中部	5.43	5.67	5.94	6.22	6.60	7.26
西部	5.74	6.10	6.52	6.87	7.37	7.74
执业（助理）医师	**2.22**	**2.31**	**2.44**	**2.59**	**2.77**	**2.90**
东部	2.40	2.51	2.66	2.84	3.02	3.06
中部	2.11	2.19	2.30	2.41	2.54	2.82
西部	2.06	2.15	2.27	2.40	2.59	2.73
注册护士	**2.37**	**2.54**	**2.74**	**2.94**	**3.18**	**3.34**
东部	2.52	2.70	2.89	3.10	3.28	3.33
中部	2.22	2.37	2.52	2.69	2.94	3.26
西部	2.30	2.50	2.76	2.98	3.26	3.45

注：本表人口数系常住人口数。

国务院办公厅印发的《我国医疗卫生服务体系规划纲要（2015—2020年）》国办发〔2015〕14号明确了到2020年，我国每千人口执业（助理）医师数达2.50人，每千人口注册护士数达3.14人的目标。

2020年底，我国每千人口执业（助理）医师和注册护士数均已超额达标。大部分省份实现了每千人口执业（助理）医师数达2.50人的规划目标，其中，北京高达4.92，天津、吉林超过3.5，河北、山西、内蒙古等12个省市、自治区均超过3.0，江西、广东低于2.5。大部分省份实现了每千人口注册护士数达3.14的目标，北京高达5.39，天津、河北、安徽、福建、江西、河南、广东、西藏未能实现。

相较于往年，各地每千人口卫生技术人员、执业（助理）医师、注册护士数主体均成稳步上升态势（表3-8）。

表3-8　各省（自治区、直辖市）每千人口卫生技术人员数

	卫生技术人员		执业（助理）医师		注册护士	
	2015年	2020年	2015年	2020年	2015年	2020年
总　计	**5.83**	**7.57**	**2.21**	**2.9**	**2.36**	**3.34**
北　京	10.38	12.61	3.93	4.92	4.36	5.39
天　津	5.87	8.22	2.32	3.55	2.19	3.08
河　北	5.02	6.96	2.25	3.21	1.79	2.7
山　西	5.84	7.69	2.46	3.12	2.27	3.33
内蒙古	6.46	8.41	2.56	3.35	2.44	3.47
辽　宁	6.03	7.42	2.39	2.96	2.53	3.35
吉　林	5.77	8.81	2.44	3.53	2.21	3.96

续　表

	卫生技术人员		执业（助理）医师		注册护士	
	2015年	2020年	2015年	2020年	2015年	2020年
黑龙江	5.65	7.61	2.17	3.02	2.12	3.21
上　海	7.04	8.62	2.61	3.15	3.12	3.91
江　苏	6.11	7.85	2.37	3.16	2.56	3.47
浙　江	7.32	8.49	2.85	3.37	2.89	3.61
安　徽	4.57	6.75	1.75	2.69	1.94	3.08
福　建	5.55	6.7	2.03	2.54	2.36	2.95
江　西	4.62	6.33	1.68	2.32	1.96	2.86
山　东	6.28	8.01	2.41	3.24	2.58	3.5
河　南	5.48	7.11	2.1	2.78	2.17	3.06
湖　北	6.29	7.42	2.32	2.77	2.82	3.46
湖　南	5.47	7.49	2.22	2.86	2.2	3.54
广　东	5.7	6.58	2.11	2.43	2.34	2.97
广　西	5.73	7.42	1.91	2.5	2.36	3.34
海　南	6.01	7.38	2.09	2.69	2.71	3.49
重　庆	5.53	7.42	2.02	2.77	2.32	3.41
四　川	5.76	7.56	2.21	2.8	2.32	3.42
贵　州	5.31	7.46	1.8	2.53	2.15	3.41
云　南	4.81	7.76	1.68	2.6	1.97	3.67
西　藏	4.43	6.23	1.92	2.59	0.98	1.88
陕　西	7	9.2	2.1	2.88	2.75	3.93
甘　肃	4.98	7.24	1.91	2.54	1.84	3.25
青　海	6.02	8.26	2.34	3.09	2.24	3.32
宁　夏	6.21	8.14	2.37	3.09	2.42	3.61
新　疆	6.86	7.39	2.43	2.68	2.71	3.12

注：2020年人口数采用第七次人口普查数据。

3.2.4　东、中、西部地区卫生健康人力素质

3.2.4.1　东、中、西部地区卫生技术人员学历构成

2020年底，卫生技术人员本科及以上学历的占比在东、中、西地区分别为43.2%、30.2%、29.1%，东部地区的占比均明显高于中、西部地区。

卫生技术人员中，执业（助理）医师本科及以上学历占比东部地区最高（60.4%）、西部地区次之（49.0%），略高于中部地区（47.8%）；注册护士本科及以上学历占比东部地区（27.7%）显著高

于中（16.7%）、西部（13.5%）；药师（士）、技师（士）、管理人员本科及以上学历占比均呈现东部地区显著高于中、西部，且中部地区的占比略低于西部地区的态势。

卫生技术人员中各类别人员学历比较，执业（助理）医师的学历在东、中、西地区均明显高于其他类别，东部地区本科及以上学历的执业（助理）医师已经超过了60%；按东中西部本科及以上学历构成占比由高到低依次为管理人员、技师（士）、药师（士）、注册护士，其中，注册护士整体学历相对较低，与其他卫生技术人员差距较大。

与2015年底比较，东、中、西地区的各类卫生技术人员的学历均有显著提升。尤其是东部地区，除注册护士外，本科及以上学历占比均已超过大专学历占比（表3-9）。

表3-9　东、中、西部地区卫生人员学历构成（%）

	东部		中部		西部	
	2015年	2020年	2015年	2020年	2015年	2020年
卫生技术人员	**100.0**	**100.0**	**100.0**	**100.0**	**100.0**	**100.0**
本科及以上	35.2	43.2	26.5	30.2	24.5	29.1
大专	36.7	34.7	41.8	43.7	42.9	43.0
中专	26.2	21.3	29.7	25.0	30.3	26.9
高中及以下	2.0	0.9	1.9	1.0	2.2	0.9
#执业（助理）医师	**100.0**	**100.0**	**100.0**	**100.0**	**100.0**	**100.0**
本科及以上	55.4	60.4	43.7	47.8	43.3	49.0
大专	26.8	25.7	33.6	32.6	34.5	32.1
中专	15.8	12.9	21.2	18.6	19.8	17.6
高中及以下	2.0	1.0	1.5	1.0	2.4	1.2
注册护士	**100.0**	**100.0**	**100.0**	**100.0**	**100.0**	**100.0**
本科及以上	18.1	27.7	13.5	16.7	9.7	13.5
大专	45.6	42.9	50.0	53.4	49.7	50.9
中专	35.3	28.8	35.4	29.5	39.2	35.1
高中及以下	1.0	0.4	1.1	0.5	1.4	0.5
药师（士）	**100.0**	**100.0**	**100.0**	**100.0**	**100.0**	**100.0**
本科以上	29.5	41.4	18.5	26.0	21.2	30.4
大专	33.8	31.2	33.3	35.5	39.0	39.1
中专	29.3	24.1	38.9	33.2	32.3	27.1
高中及以下	7.3	3.4	9.3	5.4	7.5	3.3
技师（士）	**100.0**	**100.0**	**100.0**	**100.0**	**100.0**	**100.0**
本科以上	35.9	46.0	23.4	28.7	24.3	30.5
大专	37.6	35.5	41.6	45.2	46.9	49.6
中专	23.5	17.2	31.9	24.5	26.3	18.9
高中及以下	3.1	1.3	3.1	1.6	2.5	1.0
管理人员	**100.0**	**100.0**	**100.0**	**100.0**	**100.0**	**100.0**
本科以上	41.9	50.2	29.5	34.8	33.4	39.9
大专	35.3	29.5	41.4	38.5	42.8	37.0
中专	14.4	13.9	19.6	18.4	15.1	15.7
高中及以下	8.5	6.3	9.5	8.3	8.8	7.4

3.2.4.2 东、中、西部地区卫生人员技术职称构成

2020年底，东、中、西部地区拥有高级职称的卫生技术人员占比分别为10.8%，8.3%和8.3%。整体上，各类卫生技术人员职称东部地区明显高于中、西部地区，西部地区略高于中部地区。

卫生技术人员中，执业（助理）医师的高级职称占比最高，东部地区高级职称占比超过20%；注册护士最低，具有高级职称的注册护士在东部地区仅有3.4%。

与2015年比较，东、中、西部地区的高级职称占比均有所提升，尤其是西部地区，各类卫生技术人员高级职称占比均反超了中部地区。特别需要注意的是，中部地区执业（助理）医师的高级职称占比出现下降（表3-10）。

表3-10 东、中、西部地区卫生人员技术职称构成（%）

	东部		中部		西部	
	2015年	2020年	2015年	2020年	2015年	2020年
卫生技术人员	100.0	100.0	100.0	100.0	100.0	100.0
高级	9.3	10.8	8.4	8.3	7.3	8.3
中级	24.6	24.6	25.1	21.3	20.8	17.5
初级及待聘	66.1	64.6	66.5	70.4	71.9	74.2
#执业（助理）医师						
高级	18.9	20.2	16.6	15.9	15.1	16.2
中级	31.9	30.0	31.7	27.6	29.9	25.1
初级及待聘	49.3	49.8	51.7	56.5	55.1	58.8
注册护士						
高级	2.1	3.4	2.4	2.7	1.9	3.0
中级	18.7	19.9	19.8	16.1	14.2	12.0
初级及待聘	79.1	76.8	77.7	81.0	83.9	85.1
药师（士）						
高级	3.8	6.1	4.0	5.0	3.3	5.2
中级	20.6	24.6	24.4	23.3	17.1	16.8
初级及待聘	75.6	69.4	71.7	71.7	79.6	78.0
技师（士）						
高级	6.2	8.4	4.7	5.2	5.0	6.0
中级	25.0	25.3	24.4	20.6	18.9	15.3
初级及待聘	68.8	66.3	71.0	74.3	76.1	78.8
管理人员						
高级	14.1	14.7	12.9	13.6	12.6	13.7
中级	26.3	24.3	29.5	26.1	24.0	20.0
初级及待聘	59.5	61.0	57.5	60.4	63.4	66.2

3.2.5 东、中、西部地区卫生健康人力机构分布

2020年底，我国医院共35 394家，东部占比最高（39.0%），西部次之（31.3%），中部地区最

低（29.7）；我国社区卫生服务中心（站）共35 365家，东部占比最高（56.3%），中部地区次之（22.8%）、西部最低（21.0%）；我国乡镇卫生院共35 762家，西部占比最高（43.2%），中部次之（31.5%），东部占比最低（25.3%）。

东部地区医院的各类卫生技术人员占比均高于中西部，但较2015年占比均有所回落，其中，执业（助理）医师和药师（士）占全国比重均超过45%，注册护士和技师（士）比重超过40%；中部地区医院的各类卫生技术人员占比均略高于西部地区医院，相较2015年，除注册护士占比持平，执业（助理）医师、药师（士）、技师（士）占比略有下降；西部医院的各类卫生技术人员增长较快，占比较2015年均有所提升。整体来讲，卫生人力资源东部医院占比较多，西部医院增长更快。

东部地区社区卫生服务中心（站）各类卫生技术人员的占比最高，其中，执业（助理）医师、注册护士、技师（士）占比超过全国总量的50%，药师（士）超过60%；中部地区各类卫生技术人员占比均略高于和西部地区。

乡镇卫生院卫生技术人员地区分布与医院、社区卫生服务中心有所不同，各类卫生技术人员在东中西部分布较为平均。其中，执业（助理）医师和药师（士）东部地区占比最高，中部地区次之，西部地区较低；注册护士西部地区占比略高于东部、中部地区，但均保持在33%左右，技师（士）西部地区占比大于中部、东部地区（表3-11）。

表3-11 东、中、西部地区卫生技术人员医疗卫生机构分布（万人）

	机构数（个）		执业（助理）医师		注册护士		药师（士）		技师（士）	
	2015年	2020年	2015年	2020年	2015年	2020年	2015年	2020年	2015年	2020年
医院	27587	35394	169.3	228.3	240.8	338.8	26.6	31.5	27.4	35.9
东部	10586	13816	77.8	103.7	107.3	145.0	12.3	14.4	11.7	15.0
中部	8051	10506	49.7	66.1	70.9	100.3	7.6	8.8	8.3	10.6
西部	8950	11072	41.8	58.4	62.6	93.5	6.7	8.3	7.4	10.3
社区卫生服务中心（站）	34321	35365	18.1	23.4	15.3	22.0	3.5	4.0	1.5	2.6
东部	20195	19895	10.5	13.6	8.2	11.2	2.2	2.6	0.9	1.4
中部	7732	8050	4.4	5.5	4.0	5.7	0.7	0.7	0.3	0.6
西部	6394	7420	3.2	4.3	3.1	5.1	0.6	0.7	0.3	0.6
乡镇卫生院	36817	35762	44.1	52.0	29.9	40.9	7.5	8.0	3.7	7.6
东部	9342	9063	16.5	19.2	10.6	13.9	2.9	3.1	1.3	2.4
中部	11474	11265	15.8	17.4	9.8	13.0	2.6	2.5	1.3	2.5
西部	16001	15434	11.8	15.4	9.5	14.0	2.0	2.4	1.1	2.7

本章小结

1. "十三五"期间，卫生人员、卫生技术人员、其他技术人员、管理人员总量的东、中、西分布均呈阶梯形下降。

2. 执业（助理）医师的年均增速在东部最高，中部最低；注册护士的年均增速在西部最高，东部最低；药师（士）和技师（士）的年均增速均在西部最高，中部最低。

3．东、中、西部地区的每千人口卫生技术人员数、每千人口执业（助理）医师数和每千人口注册护士数均平稳增长，较2010年均有显著提升，其中注册护士增长超过1倍。从人口配置角度看，东、中、西部地区卫生健康人力资源配置公平性有显著提升。

4．本科及以上学历的执业（助理）医师、注册护士、药师（士）、技师（士）、管理人员在东部地区的占比均明显高于中、西部地区。

5．东、中、西部地区的高级职称占比均有所提升，尤其是西部地区，反超了中部地区。

6．城市卫生人员总量反超农村卫生人员总量，城乡卫生技术人员总量差异逐渐加剧。城市卫生人员增速（37.1%）是农村卫生人员（15.8%）增速的2倍以上。

7．具有高级职称的卫生技术人员在城市（10.8%）明显高于农村（6.4%），与2015年相比，城市和农村的高级职称占比均有所提升。

8．2020年底，我国每千人口卫生技术人员数达7.57，每千人口执业（助理）医师数达2.90，每千人口注册护士数达3.34。2020年底，我国每千人口执业（助理）医师和注册护士数均已超额达标。

9．"十三五"期间，我国以及城市和农村的地区的每千人口卫生人力配置均显著提升，城市和农村发展速度差异不大，城乡差距虽没有明显进一步扩大，但发展不平衡的问题依然突出。

10．我国东、中、西部地区的每千人口卫生技术人员数和每千人口执业（助理）医师数均呈阶梯式下降趋势，每千人口注册护士数在东部最高，在中部最低。东、中、西部地区卫生健康人力资源配置公平性有显著提升。

第四章　卫生健康人力机构分布

本章主要描述卫生健康人力资源在医疗卫生机构的分布情况，数据主要来源于历年卫生统计年报和全国卫生人力基本信息数据库。

我国医疗卫生机构数量较多且分类复杂。本书依据《中共中央、国务院关于深化医药卫生体制改革的意见》，按照不交叉重复的原则，将医疗卫生机构分为医院、基层医疗卫生机构、专业公共卫生机构、其他机构4类。

按照行业管理原则，医疗卫生机构数不包括以下机构：食品药品检验机构、高中等医学院校（附属医院计入医院）、医学会及医学期刊、卫生行政机关、军队医疗卫生机构，但包括这些机构或社会团体所属的医疗机构。

医院包括各级各类综合医院、中医医院、中西医结合医院、民族医院、专科医院及护理院（含高中等院校附属医院）。

基层医疗卫生机构包括社区卫生服务中心（站）、街道卫生院、乡镇卫生院、村卫生室、门诊部、诊所（医务室、卫生所）。

专业公共卫生机构包括疾病预防控制中心、专科疾病防治机构（含精神病防治机构）、健康教育机构、妇幼保健机构、急救中心（站）、采供血机构、卫生监督机构、计划生育技术服务机构。

其他机构包括疗养院、临床检验中心、医学科研机构、医学在职教育机构、医学考试中心、人才交流中心、统计信息中心等卫生事业单位。

4.1　概况

2020年底，全国医疗卫生机构数达102.3万个，其中：基层医疗卫生机构97.0万个（其中，村卫生室60.9万个，诊所22.4万个），占94.8%。全国卫生人员中，医院占60.3%，基层医疗卫生机构占32.2%，专业公共卫生机构占6.9%。卫生技术人员中，医院占63.4%，基层医疗卫生机构占29.3%（表4-1）。

2015年以来，全国卫生人员数增加278.1万人，其中：医院增加197.9万人，占增量的71.2%；基层医疗卫生机构增加73.7万人，占26.5%；专业公共卫生机构增加4.8万人，占1.7%（图4-1）。

表4-1　卫生健康人力机构分布（万人）

	卫生人员		卫生技术人员	
	2015年	2020年	2015年	2020年
总　计	**1069.4**	**1347.5**	**800.7**	**1067.8**
医　院	**613.3**	**811.2**	**507.1**	**677.5**
综合医院	443.5	557.9	370.1	472.3
中医医院	824.0	112.7	69.5	95.9
中西医结合医院	9.3	14.9	7.8	12.6

续　表

	卫生人员		卫生技术人员	
	2015年	2020年	2015年	2020年
民族医院	2.3	4.5	1.9	3.7
专科医院	74.6	116.5	57.1	90.2
护理院	1.1	4.7	0.7	2.9
基层医疗卫生机构	**360.3**	**434.0**	**225.8**	**312.4**
社区卫生服务中心	39.7	52.1	33.6	44.4
乡镇卫生院	127.8	148.1	107.9	126.7
村卫生室	119.7	104.9	16.6	25.7
专业公共卫生机构	**87.7**	**92.5**	**63.9**	**72.7**
疾病预防控制中心	19.1	19.4	14.2	14.5
专科疾病防治院	2.0	2.1	1.5	1.6
健康教育所	0.2	0.2	0.1	0.1
妇幼保健院（所、站）	35.1	51.5	29.1	42.9
其他医疗卫生机构	**8.1**	**9.8**	**3.9**	**5.2**

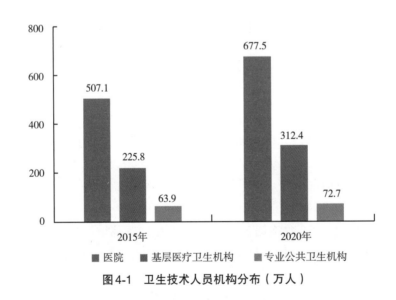

图4-1　卫生技术人员机构分布（万人）

4.2　医院

　　本节主要描述不同类别、不同等级、不同经济类型医院的人力分布情况。医院按取得《医疗机构执业许可证》的机构数统计。

　　2020年底，全国共有医院35394家，卫生人员811.2万人，其中：卫生技术人员677.5万人，卫生技术人员比2015年增长33.6%。在卫生技术人员中，2020年底共有执业（助理）医师228.3万人，占卫生技术人员总数的33.7%；注册护士338.8万人，占卫生技术人员总数的50.0%；医护比由2015年的1∶1.4增长至2020年的1∶1.5（表4-2）。

表4-2　医院卫生人员数（万人）

	2015年	2016年	2017年	2018年	2019年	2020年
卫生人员	613.3	654.2	697.7	737.5	778.2	811.2
卫生技术人员	507.1	541.5	578.5	612.9	648.7	677.5
执业（助理）医师	169.3	180.3	193.3	205.4	217.4	228.3
注册护士	240.8	261.3	282.2	302.1	323.8	338.8
药师（士）	26.6	27.9	28.8	29.8	30.8	31.5
技师（士）	27.4	29.2	31.0	32.6	34.4	35.9
其他技术人员	24.3	26.7	28.4	30.1	32.1	33.5
管理人员	30.5	32.0	34.6	36.1	37.3	38.5
工勤技能人员	51.3	53.9	56.2	58.4	60.1	61.7

2020年35岁以下执业（助理）医师占比达：28.7%，较2015年增加0.5个百分点；35岁以下注册护士占比达64.2%，较2015年增加0.4个百分点。在执业（助理）医师中，2020年具有大学本科及以上学历占比的达74.5%，较2015年增加7.4个百分点；具有大学本科及以上学历的注册护士占比达32.2%，较2015年增加15.3个百分点。2020年聘任高级职称的执业（助理）医师占比达24.2%，聘任高级职称的注册护士占比达3.4%（表4-3）。

表4-3　医院卫生技术人员年龄、学历及技术职务构成（%）

	卫生技术人员		执业（助理）医师		注册护士		药师（士）		技师（士）	
	2015年	2020年	2015年	2020年	2015年	2020年	2015年	2020年	2015年	2020年
合　计	100.0	100.0	100.0	100.0	100.0	100.0	100.0	100.0	100.0	100.0
按年龄分										
25岁以下	9.5	7.3	0.1	0.4	15.0	11.1	4.1	2.9	5.8	6.2
25~34岁	42.6	43.7	28.1	28.3	48.8	53.1	34.1	36.5	39.3	42.5
35~44岁	24.1	25.4	34.3	33.5	19.9	21.1	26.4	26.2	25.6	24.9
45~54岁	17.1	15.1	24.1	21.9	13.7	11.1	24.8	21.9	19.5	16.2
55~59岁	3.3	4.7	5.3	7.8	1.9	2.6	6.6	7.9	5.3	5.7
60岁及以上	3.5	3.8	8.1	8.2	0.7	1.1	3.9	4.6	4.4	4.4
按学历分										
研究生	6.7	8.3	16.6	21.7	0.2	0.3	3.7	6.3	3.2	4.4
大学本科	31.1	40.6	50.5	52.8	16.7	31.9	27.5	41.9	30.3	43.5
大专	38.5	36.5	23.2	19.3	50.3	48.2	35.5	31.8	41.1	37.8
中专	22.3	14.0	9.0	5.9	31.9	19.3	27.2	17.4	22.8	13.3
高中及以下	1.4	0.5	0.8	0.3	1.0	0.3	6.2	2.7	2.5	1.0
按聘任技术职务分										
正高级	2.3	2.7	6.6	7.2	0.2	0.3	0.9	1.4	0.8	1.3
副高级	7.2	7.9	17.5	17.0	2.3	3.1	4.4	5.8	5.3	6.1
中级	22.1	21.7	33.0	30.9	18.4	17.4	24.6	25.3	24.7	22.3
师级/助理	29.5	31.0	36.8	35.0	25.3	28.9	36.7	36.1	33.4	32.4
士级	28.4	28.2	3.9	5.5	45.5	43.0	25.5	24.1	26.2	28.3
待聘	10.5	8.6	2.2	4.4	8.3	7.3	7.8	7.2	9.6	9.7

4.2.1 不同等级的医院

医院按等级分为三级（甲等、乙等、丙等、未定级等）、二级（甲等、乙等、丙等、未定级等）、一级医院、未定级医院。

与2015年相比，三级医院卫生技术人员由224.7万人增至336.5万人，占比增至49.7%；二级医院和一级医院卫生技术人员总数均有所增长，但增幅小于三级医院。三级医院执业（助理）医师、注册护士、药师（士）、技师（士）占比均有所增加，二级医院及未定级医院有所下降，一级医院基本保持不变（表4-4）。

表4-4　不同等级医院人员数（万人）

	卫生技术人员		执业（助理）医师		注册护士		药师（士）		技师（士）	
	2015年	2020年	2015年	2020年	2015年	2020年	2015年	2020年	2015年	2020年
合　计	**507.1**	**677.5**	**169.3**	**228.3**	**240.8**	**338.8**	**26.6**	**31.5**	**27.4**	**35.9**
三级医院	224.7	336.5	73.5	114.0	113.2	173.2	10.6	14.5	10.9	16.3
二级医院	203.3	246.4	67.3	80.7	94.4	121.6	11.4	12.1	11.5	13.9
一级医院	36.2	48.8	13.5	18.0	14.5	22.0	2.3	2.7	2.4	3.1
未定级医院	43.0	45.7	14.9	15.6	18.6	22.1	2.4	2.2	2.6	2.5
构成（%）	**100.0**	**100.0**	**100.0**	**100.0**	**100.0**	**100.0**	**100.0**	**100.0**	**100.0**	**100.0**
三级医院	44.3	49.7	43.4	49.9	47.0	51.1	39.7	46.0	39.7	45.5
二级医院	40.1	36.4	39.8	35.3	39.2	35.9	42.7	38.3	42.0	38.8
一级医院	7.1	7.2	8.0	7.9	6.0	6.5	8.7	8.7	8.7	8.6
未定级医院	8.5	6.7	8.8	6.8	7.7	6.5	8.9	7.0	9.5	7.1

不同级别医院卫生技术人员年龄、学历和职称结构均存在差别，医院级别越高，25～44岁年龄组所占比例越高，高学历、高职称人才越多。与2015年相比，一级、二级医院25岁以下的卫生技术人员占比有所增加，二级、三级医院卫生技术人员学历水平有所提高（表4-5）。

表4-5　不同等级医院卫生技术人员年龄、学历及技术职务构成（%）

	三级医院		二级医院		一级医院	
	2015年	2020年	2015年	2020年	2015年	2020年
合　计	**100.0**	**100.0**	**100.0**	**100.0**	**100.0**	**100.0**
按年龄分						
25岁以下	8.2	7.3	9.6	10.4	10.4	14.2
25～34岁	47.1	47.2	40.1	43.3	33.0	33.9
35～44岁	23.4	25.8	26.0	23.2	24.8	19.4
45～54岁	16.5	14.1	18.5	15.7	17.4	13.9
55岁及以上	4.7	5.6	5.8	7.4	14.4	18.6

续　表

	三级医院		二级医院		一级医院	
	2015年	2020年	2015年	2020年	2015年	2020年
按学历分						
研究生	12.9	13.0	1.7	1.7	0.7	0.8
大学本科	38.6	44.0	28.3	36.4	15.9	18.1
大专	34.4	31.4	41.8	43.7	43.3	47.3
中专	13.3	11.1	26.4	17.5	37.6	32.4
高中及以下	0.1	0.1	1.9	0.7	2.6	1.3
按聘任技术职务分						
正高级	3.7	3.9	1.0	1.5	1.0	1.0
副高级	8.9	9.4	6.0	6.7	4.8	5.0
中级	22.7	23.7	22.7	20.3	21.2	17.1
师级/助理	29.8	32.4	29.9	30.6	29.2	28.5
士级	23.7	21.2	30.3	33.4	35.1	41.9
待聘	11.2	9.4	10.2	7.6	8.7	6.5

4.2.2　不同类别的医院

　　医院按类别分为综合医院、中医医院、中西医结合医院、民族医院、专科医院和护理院，不包括专科疾病防治院、妇幼保健院和疗养院。中医医院包括中医（综合）医院和中医专科医院，不包括中西医结合医院和民族医院。专科医院包括口腔医院、眼科医院、耳鼻喉科医院、肿瘤医院、心血管病医院、胸科医院、血液病医院、妇产（科）医院、儿童医院、精神病医院、传染病医院、皮肤病医院、结核病医院、麻风病医院、职业病医院、骨科医院、康复医院、整形外科医院、美容医院等其他专科医院，不包括中医专科医院、各类专科疾病防治院和妇幼保健院。

　　2020年医院卫生技术人员中，综合医院占69.7%，中医医院占14.2%，专科医院占13.3%。与2015年相比，各类医院的卫生技术人员总量均有所提升，综合医院卫生技术人员所占比例有所减少，中医及专科医院等所占比例略有增加（表4-6）。

表4-6　不同类别医院人员数（万人）

	卫生技术人员（万人）		执业（助理）医师		注册护士		药师（士）		技师（士）	
	2015年	2020年	2015年	2020年	2015年	2020年	2015年	2020年	2015年	2020年
合　计	**507.1**	**677.5**	**169.3**	**228.3**	**240.8**	**338.8**	**26.6**	**31.5**	**27.4**	**35.9**
综合医院	370.1	472.3	122.7	159.0	179.0	239.3	17.8	20.1	20.0	25.2
中医医院	69.5	95.9	24.8	34.4	29.3	43.3	5.4	6.5	3.7	5.0
中西医结合医院	7.8	12.6	2.8	4.6	3.5	6.0	0.5	0.7	0.4	0.7
民族医院	1.9	3.7	0.8	1.4	0.6	1.3	0.2	0.3	0.1	0.2
专科医院	57.1	90.2	18.0	28.2	28.1	47.2	2.7	3.8	3.2	4.7
护理院	0.7	2.9	0.1	0.7	0.4	1.7	0.0	0.1	0.0	0.1

续　表

	卫生技术人员（万人）		执业（助理）医师		注册护士		药师（士）		技师（士）	
	2015年	2020年	2015年	2020年	2015年	2020年	2015年	2020年	2015年	2020年
构成（%）	**100.0**	**100.0**	**100.0**	**100.0**	**100.0**	**100.0**	**100.0**	**100.0**	**100.0**	**100.0**
综合医院	73.0	69.7	72.5	69.7	74.3	70.6	66.8	63.8	73.0	70.3
中医医院	13.7	14.2	14.7	15.1	12.2	12.8	20.3	20.6	13.5	13.9
中西医结合医院	1.5	1.9	1.7	2.0	1.5	1.8	1.9	2.2	1.5	2.0
民族医院	0.4	0.5	0.5	0.6	0.2	0.4	0.8	1.0	0.4	0.6
专科医院	11.3	13.3	10.6	12.4	11.7	13.9	10.1	12.1	11.7	13.1
护理院	0.1	0.4	0.1	0.3	0.2	0.5	0.0	0.3	0.4	0.3

4.2.3　县医院

2020年底，县医院卫生技术人员数为182.9万人，包含执业（助理）医师61.4万人，注册护士90.5万人，药师（士）9.3万人，技师（士）10.1万人。与2015年相比，卫生技术人员较2015年增长了27.4%，执业（助理）医师增长了41.4%，注册护士增长了39.0%。

表4-7　县医院卫生技术人员数（万人）

	2015年	2016年	2017年	2018年	2019年	2020年
卫生技术人员	143.5	144.0	147.9	156.7	164.9	182.9
#执业（助理）医师	43.4	43.3	44.0	46.2	56.5	61.4
注册护士	65.1	66.9	69.9	75.6	80.7	90.5
药师（士）	8.5	8.1	8.2	8.5	8.6	9.3
技师（士）	7.9	7.9	8.1	8.6	9.0	10.1

注：本表中县医院指县（县级市）级公立医院。

4.3　基层医疗卫生机构

基层医疗卫生机构包括社区卫生服务中心（站）、街道卫生院、乡镇卫生院、村卫生室、门诊部、诊所（医务室）。从服务功能看，城市街道卫生院与社区卫生服务中心相似，郊区街道卫生院与农村乡镇卫生院相似。

2020年底，全国基层医疗卫生机构卫生技术人员数达312.4万人，比2015年增加86.6万人，增长38.4%。从卫生技术人员人员的机构分布分析，2020年底，社区卫生服务中心（站）占17.9%，乡镇卫生院占40.6%，村卫生室占8.2%，诊所占19.3%。

2015年以来，社区卫生服务中心（站）卫生技术人员增长29.5%，乡镇卫生院增长17.4%，村卫生室增长54.8%，诊所增长67.3%（表4-8）。

表4-8　基层医疗卫生机构人员数（万人）及构成

	卫生技术人员		执业（助理）医师		注册护士		药师（士）		技师（士）	
	2015年	2020年	2015年	2020年	2015年	2020年	2015年	2020年	2015年	2020年
合计	**225.8**	**312.4**	**110.2**	**153.6**	**64.7**	**105.7**	**13.4**	**15.7**	**8.8**	**11.2**
#社区卫生服务中心（站）	43.1	55.8	18.2	23.4	15.3	22.0	3.4	4.0	2.0	2.6
乡镇卫生院	107.9	126.7	44.1	52.0	29.9	40.9	7.5	7.9	5.8	7.6
村卫生室	16.6	25.7	14.6	22.5	2.0	3.2	—	—	—	—
诊所	36.1	60.4	21.7	34.2	10.3	22.0	1.5	2.3	0.1	0.2
构成（%）										
#社区卫生服务中心（站）	19.1	17.9	16.5	15.2	23.6	20.8	25.4	25.5	22.7	23.2
乡镇卫生院	47.8	40.6	40.0	33.9	46.2	38.7	56.0	50.3	65.9	67.9
村卫生室	7.4	8.2	13.2	14.6	3.1	3.0	—	—	—	—
诊所	16.0	19.3	19.7	22.3	15.9	20.8	11.2	14.6	1.1	1.8

4.3.1　社区卫生服务中心（站）

"十三五"期间，社区卫生服务中心（站）卫生技术人员35岁以下年龄组占比有所减少，45～54岁年龄组占比有所增加，增加至22.4%。2020年35岁以下执业（助理）医师占比达21.9%，35岁以下注册护士占比达47.6%，35岁以下药师（士）占比达38.5%。

"十三五"期间，社区卫生服务中心（站）卫生技术人员高学历占比有所提高。具有大学本科及以上学历的执业（助理）医师占比达56.4%，较2015年增加16.6个百分点；具有大学本科及以上学历的注册护士占比达32.3%，较2015年增加了19.8个百分点。

"十三五"期间，社区卫生服务中心（站）卫生技术人员聘任高级职称的占比有所增加。聘任高级职称的执业（助理）医师占比达11.8%，较2015年增加3.0个百分点；聘任高级职称的注册护士占比达3.0%，较2015年增加1.5个百分点（表4-9）。

表4-9　社区卫生服务中心（站）卫生技术人员年龄、学历及技术职务构成（%）

	卫生技术人员		执业（助理）医师		注册护士		药师（士）		技师（士）	
	2015年	2020年	2015年	2020年	2015年	2020年	2015年	2020年	2015年	2020年
合　计	**100.0**	**100.0**	**100.0**	**100.0**	**100.0**	**100.0**	**100.0**	**100.0**	**100.0**	**100.0**
按年龄分										
25岁以下	5.6	4.8	0.2	0.7	9.2	7.3	4.5	3.3	4.7	6.2
25～34岁	33.1	32.1	22.4	21.2	38.3	40.3	38.7	35.2	35.7	37.7
35～44岁	32.1	31.7	38.7	34.8	30.7	30.3	26.5	33.3	30.5	29.7
45～54岁	19.4	22.4	23.0	29.1	18.4	18.2	19.5	19.3	18.0	17.5
55岁及以上	9.8	9.1	15.7	14.2	3.1	3.8	10.8	8.9	11.1	8.9

续　表

	卫生技术人员		执业（助理）医师		注册护士		药师（士）		技师（士）	
	2015年	2020年	2015年	2020年	2015年	2020年	2015年	2020年	2015年	2020年
按学历分										
研究生	1.0	1.6	2.1	3.7	0.0	0.1	0.5	0.7	0.2	0.3
大学本科	25.0	41.6	37.7	52.7	12.5	32.2	21.7	44.0	21.3	41.2
大专	41.5	38.2	38.3	31.1	45.7	45.1	39.2	35.3	44.7	41.1
中专	29.0	17.3	19.1	11.4	40.1	22.2	30.3	16.8	29.6	16.1
高中及以下	3.5	1.3	2.9	1.1	1.7	0.5	8.3	3.3	4.1	1.4
按聘任技术职务分										
正高级	0.5	0.7	1.1	1.5	0.1	0.2	0.1	0.2	0.2	0.2
副高级	3.8	5.6	7.7	10.3	1.4	2.8	1.3	2.4	1.8	2.9
主治（管）级	24.5	26.7	34.7	34.4	22.5	24.9	16.7	21.7	21.9	22.9
师级/助理	35.9	34.2	43.9	39.5	32.9	31.8	38.8	38.8	37.7	33.3
士级	27.1	25.7	11.1	11.3	39.1	36.2	36.7	30.4	31.5	32.8
待聘	8.3	7.0	1.5	3.0	4.0	4.2	6.4	6.5	7.0	7.9

4.3.2　乡镇卫生院

　　"十三五"期间，乡镇卫生院卫生技术人员年轻人员占比有所增加，2020年35岁以下执业（助理）医师占比达22.7%，较2015年增加了3.5个百分点；35岁以下注册护士占比达56.3%，较2015年增加了2.7个百分点。卫生技术人员高学历占比有所提高，2020年具有大学本科及以上学历的执业（助理）医师占比达29.0%，较2015年增加了16.0个百分点；具有大学本科及以上学历的注册护士占比达17.9%，较2015年增加了13.2个百分点。卫生技术人员聘任高级职称占比有所提高，2020年聘任高级职称的执业（助理）医师占比达6.1%，较2015年增加了3.3个百分点；聘任高级职称的注册护士占比达2.2%，较2015年提高1.7%（表4-10）。

表4-10　乡镇卫生院卫生技术人员年龄、学历及技术职务构成（%）

	卫生技术人员		执业（助理）医师		注册护士		药师（士）		技师（士）	
	2015年	2020年	2015年	2020年	2015年	2020年	2015年	2020年	2015年	2020年
合　计	**100.0**	**100.0**	**100.0**	**100.0**	**100.0**	**100.0**	**100.0**	**100.0**	**100.0**	**100.0**
按年龄分										
25岁以下	7.1	6.9	0.2	1.1	13.1	11.1	4.4	4.2	8.9	9.1
25~34岁	32.1	33.4	19.0	21.6	40.5	45.2	27.4	32.1	36.1	44.7
35~44岁	35.3	28.4	44.6	33.1	31.9	25.9	31.7	27.2	33.1	23.8
45~54岁	18.3	23.4	24.6	32.4	13.2	15.5	24.3	23.8	16.4	16.8
55岁及以上	7.2	7.9	11.5	11.8	1.3	2.4	12.2	12.7	5.5	5.6
按学历分										
研究生	0.1	0.1	0.1	0.3	0.0	0.0	0.1	0.1	0.0	0.0
大学本科	8.6	22.1	12.9	28.7	4.7	17.9	7.7	23.4	6.3	21.3

续　表

	卫生技术人员		执业（助理）医师		注册护士		药师（士）		技师（士）	
	2015年	2020年	2015年	2020年	2015年	2020年	2015年	2020年	2015年	2020年
大专	39.4	42.8	42.8	43.0	37.6	44.2	30.8	35.5	41.3	48.6
中专	46.9	32.8	40.0	26.4	55.6	37.1	47.5	34.6	47.1	28.2
高中及以下	5.0	2.2	4.2	1.6	2.1	0.8	13.9	6.4	5.2	1.9
按聘任技术职务分										
正高级	0.0	0.2	0.1	0.5	0.0	0.1	0.0	0.1	0.0	0.1
副高级	1.2	3.1	2.7	5.6	0.5	2.1	0.4	1.8	0.3	1.4
中级	13.6	14.7	22.3	20.1	13.7	15.2	11.8	14.7	10.6	10.8
师级/助理	32.8	32.6	50.9	45.6	27.0	28.1	33.7	31.5	28.4	25.3
士级	40.0	39.0	21.9	23.9	50.4	47.2	45.9	43.8	49.2	50.9
待聘	12.3	10.5	2.1	4.3	8.3	7.4	8.2	8.1	11.5	11.6

4.3.3　村卫生室

2020年底，全国村卫生室卫生人员共有144.2万人。其中，乡村医生74.7万人，占比51.8%；执业（助理）医师46.5万人，占比32.3%；注册护士18.5万人，占比12.8%。

相较于2015年，村卫生室卫生人员总数略有下降。其中，乡村医生占比下降了14.7个百分点；卫生员占比下降了1.6个百分点；执业（助理）医师占比增加了10.8个百分点，注册护士占增加了5.5个百分点（表4-11）。

表4-11　村卫生室卫生人员数量及构成

	2015年		2020年	
	总量	构成（%）	总量	构成（%）
卫生人员	**1447712**	**100.0**	**1442311**	**100.0**
#执业（助理）医师	309923	21.4	465214	32.3
注册护士	106264	7.3	185170	12.8
乡村医生	962514	66.5	746715	51.8
卫生员	69011	4.8	45212	3.1

注：本表包括乡镇卫生院在村卫生室工作的执业（助理）医师和注册护士。

4.4　专业公共卫生机构

《中共中央、国务院关于深化医药卫生体制改革的意见》提出要全面加强公共卫生服务体系建设，建立健全疾病预防控制、健康教育、妇幼保健、精神卫生、应急救治、采供血、卫生监督和计划生育等专业公共卫生服务网络。

专业公共卫生机构包括疾病预防控制中心、专科疾病防治机构、妇幼保健机构、健康教育机构、急救中心（站）、采供血机构、卫生监督机构、卫生健康部门主管的计划生育技术服务机构，不包括传染病院、结核病医院、血防医院、精神病医院、卫生监督（监测、检测）机构。

2020年底，全国共有专业公共卫生机构14492个，卫生人员数92.5万人，每万人口专业公共卫生机构人员6.56人。从卫生人员构成看，妇幼保健院（所、站）占比最高，达55.7%，疾病预防控制中心占比为21.0%，卫生监督所（中心）占比为8.5%（表4-12）。

"十三五"期间，全国专业公共卫生机构卫生人员数增加4.8万人，增长5.5%。其中：妇幼保健院（所、站）增长了46.7%，急救中心（站）增长了40.0%，采供血机构、疾病预防控制中心均有增长，卫生监督机构、计划生育与技术服务机构人员均有所减少（表4-12）。

表4-12　我国专业公共卫生机构人员数

	机构个数（个）		卫生人员（万人）		卫生技术人员（万人）	
	2015年	2020年	2015年	2020年	2015年	2020年
合　计	31927	14492	87.7	92.5	63.9	72.7
疾病预防控制中心	3478	3384	19.1	19.4	14.2	14.5
专科疾病防治机构	1234	1048	5.0	5.0	3.9	3.8
健康教育所（站、中心）	166	174	0.2	0.2	0.1	0.1
妇幼保健院（所、站）	3078	3052	35.1	51.5	29.1	42.9
急救中心（站）	345	484	1.5	2.1	0.8	1.2
采供血机构	548	606	3.3	3.9	2.3	2.9
卫生监督所（中心）	2986	2934	8.1	7.9	6.8	6.4
计划生育技术服务机构	20092	2810	15.3	2.5	6.7	1.0

4.4.1　疾病预防控制中心

2020年底，全国疾病预防控制中心共有3384个，人员数19.4万人，其中：县属人员占由2015年的38.1%下降到35.5%，地级市（地区）属由30.2%上升到32.6%。"十三五"期间，疾控中心人员数增加3495人，卫生技术人数增加3531人，执业（助理）医师增加1027人（表4-13）。

表4-13　疾病预防控制中心卫生人员数及构成

	机构数（个）		卫生人员		卫生技术人员		执业（助理）医师	
	2015年	2020年	2015年	2020年	2015年	2020年	2015年	2020年
总　计	3478	3384	190930	194425	141698	145229	70709	71736
省属	31	31	10848	10873	7579	7690	3868	4276
省辖市（地区）属	409	403	42592	44447	31924	33731	16863	18232
地级市（区）属	1186	1259	57686	63292	42800	47187	21425	23636
县属	1617	1503	72801	69016	54159	51560	26251	23354
其他	235	188	7003	6797	5236	5061	2302	2238
构成（%）	100.0	100.0	100.0	100.0	100.0	100.0	100.0	100.0
省属	0.9	0.9	5.7	5.6	5.3	5.3	5.5	6.0
省辖市（地区）属	11.8	11.9	22.3	22.9	22.5	23.2	23.8	25.4
地级市（区）属	34.1	37.2	30.2	32.6	30.2	32.5	30.3	32.9
县属	46.5	44.4	38.1	35.5	38.2	35.5	37.1	32.6
其他	6.8	5.6	3.7	3.5	3.7	3.5	3.3	3.1

从年龄构成分析，疾病预防控制中心卫生技术人员45～54岁年龄组占比最高，为31.8%。与2015年相比，25岁及以下和55岁及以上所占比例分别增加了0.4个百分点和5.6个百分点，25～34岁和35～54岁分别减少了2.1个百分点和3.4个百分点。

从学历构成分析，疾病预防控制中心卫生技术人员以本科及以上学历为主，占49.6%，较2015年增加了13.6个百分点。单位级别越高，卫生技术人员学历水平越高。

从聘任职称构成分析，高级职称人员占比为14.3。单位级别越高，高级职称人员占比越大。与2015年比较，高级职称人员占比增加了3.9个百分点（表4-14）。

表4-14 疾病预防控制中心卫生技术人员年龄、学历及技术职务构成（%）

	合计		其 中							
			省属		地级市属		县级市属		县属	
	2015年	2020年	2015年	2020年	2015年	2020年	2015年	2020年	2015年	2020年
合 计	100.0	100.0	100.0	100.0	100.0	100.0	100.0	100.0	100.0	100.0
按年龄分										
25岁以下	1.3	1.7	0.3	0.3	1.2	2.5	1.2	2.6	1.5	2.9
25～34岁	22.7	20.6	28.9	23.0	27.7	27.2	22.2	21.7	19.8	20.9
35～44岁	32.3	28.9	28.9	35.0	28.9	30.1	33.0	28.5	34.4	27.3
45～54岁	32.2	31.8	30.7	24.2	30.8	26.2	32.4	32.3	32.5	33.7
55岁及以上	11.5	17.1	11.1	17.5	11.49	14.0	11.23	14.9	11.8	15.3
按学历分										
本科及以上	36.0	49.6	78.1	83.4	57.8	68.6	35.6	44.2	18.4	25.3
大专	36.6	32.9	14.4	11.4	27.2	20.5	38.2	33.1	43.7	41.6
中专	24.2	15.9	6.6	4.8	13.3	10.0	22.9	20.4	33.1	29.4
高中及以下	3.2	1.6	1.0	0.5	1.7	0.9	3.3	2.4	4.9	3.7
按聘任技术职务分										
高级	10.4	14.3	30.4	35.8	17.7	20.8	8.8	12.9	4.9	8.7
中级	33.2	31.3	32.6	32.1	35.8	33.6	34.5	32.6	30.4	27.0
师级/助理	34.2	31.8	26.9	22.1	31.1	30.6	35.2	31.9	36.2	33.8
士级及待聘	22.1	22.6	10.1	10.1	15.4	15.0	21.5	22.5	28.6	30.6

4.4.2 专科疾病防治机构

专科疾病防治机构指专科疾病防治院（所、站），包括专科疾病防治院、专科疾病防治所（站、中心）。

2020年底，全国各类专科疾病防治机构1048个，共有卫生人员5.0万人，其中卫生技术人员3.8万人。与2015年相比，专科疾病防治机构数减少，人员数基本持平（表4-12）。

2020年，专科疾病防治机构卫生技术人员中，35岁以下占34.1%，本科及以上学历占31.8%，聘任高级技术职称占9.6%。与2015年相比，35岁以下、本科及以上学历、聘任高级技术职称占比均有所增加（表4-15）。

表4-15　专科疾病防治机构卫生技术人员年龄、学历及技术职务构成（％）

	卫生技术人员		执业（助理）医师		注册护士	
	2015年	2020年	2015年	2020年	2015年	2020年
合　计	100.0	100.0	100.0	100.0	100.0	100.0
按年龄分						
25岁以下	3.6	5.5	0.1	0.4	7.8	9.9
25~34岁	24.1	28.6	14.0	19.3	29.8	38.1
35~44岁	32.5	26.9	33.6	28.8	33.6	25.3
45~54岁	28.8	26.4	35.1	32.3	24.9	21.1
55岁及以上	11.1	12.7	17.1	19.2	3.9	5.6
按学历分						
本科及以上	27.1	31.8	38.8	48.1	13.0	15.8
大专	37.2	37.2	35.1	30.8	42.2	45.2
中专	31.3	28.6	23.1	19.5	42.2	37.8
高中及以下	4.4	2.4	3.1	1.5	2.6	1.2
按聘任技术职务分						
高级	7.2	9.6	14.2	17.7	2.4	3.9
中级	28.9	26.2	38.6	32.9	28.2	23.7
师级/助理	35.2	33.0	39.1	37.1	31.7	29.8
士级及待聘	28.7	31.3	8.1	12.2	37.7	42.7

4.4.3　妇幼保健机构

　　妇幼保健机构包括妇幼保健院、妇幼保健所、妇幼保健站、妇幼保健中心、儿童保健所、生殖健康中心等，按取得《医疗机构执业许可证》的机构数统计。

　　2020年底，全国妇幼保健机构3052个，共有卫生人员51.5万人，其中：卫生技术人员42.9万人（表4-12）。

　　从卫生技术人员年龄构成分析，妇幼保健机构45～54岁人员占比有所增加。从卫生技术人员学历构成分析，本科及以上占43.5%，与2015年相比，增加了13.6个百分点。从聘任技术职称构成分析，高级职称占9.4%，与2015年相比，增加了2.4个百分点（表4-16）。

表4-16　妇幼保健机构卫生技术人员年龄、学历及技术职务构成（％）

	卫生技术人员		执业（助理）医师		注册护士	
	2015年	2020年	2015年	2020年	2015年	2020年
合　计	100.0	100.0	100.0	100.0	100.0	100.0
按年龄分						
25岁以下	8.1	6.0	0.1	0.3	13.3	9.2
25~34岁	39.0	39.7	22.4	23.3	47.0	50.2
35~44岁	29.4	28.4	39.3	34.2	24.4	25.2

	卫生技术人员		执业（助理）医师		注册护士	
	2015年	2020年	2015年	2020年	2015年	2020年
45～54岁	18.9	19.2	29.3	29.7	13.6	12.5
55岁及以上	4.6	6.7	8.9	12.5	1.7	2.9
按学历分						
本科及以上	29.9	43.5	48.2	62.8	13.1	28.4
大专	42.8	40.9	35.4	28.2	50.5	51.1
中专	26.2	15.1	15.9	8.6	35.8	20.2
高中及以下	1.0	0.4	0.6	0.2	0.7	0.2
按聘任技术职务分						
高级	7.0	9.4	16.2	20.0	2.2	3.6
中级	23.3	23.0	37.4	33.7	17.8	18.3
师级/助理	30.9	31.6	39.2	36.0	26.4	29.6
士级及待聘	38.9	36.0	7.3	10.4	53.6	48.5

4.4.4　卫生监督机构

卫生监督机构包括卫生监督中心、卫生监督所、卫生监督执法总队，不包括卫生监督监测（检测、检验）机构。2020年底，全国卫生监督机构2934家，卫生人员数为7.9万人，卫生技术人员6.4万人。地级市（地区）属、县级市（区）属机构人员数有所减少（表4-17）。

表4-17　卫生监督机构卫生人员及构成

	机构数（个）		人员数（人）		卫生技术人员		管理人员	
	2015年	2020年	2015年	2020年	2015年	2020年	2015年	2020年
合　计	**2986**	**2934**	**80710**	**78783**	**67942**	**64378**	**5737**	**7123**
#省属	31	25	2583	2222	2160	1803	212	277
地级市（地区）属	388	387	15927	12709	13418	10213	1279	1375
县级市（区）属	1038	1042	24642	495	20277	317	1944	61
县属	1466	1417	27096	53353	21684	42041	2252	5410
其他	63	63	462	4	403	4	50	0
构成（%）	**100.0**	**100.0**	**100.0**	**100.0**	**100.0**	**100.0**	**100.0**	**100.0**
#省属	1.0	0.9	3.2	2.8	3.2	3.3	3.7	3.9
地级市（地区）属	13.0	13.2	19.7	16.1	19.7	18.8	22.3	19.3
县级市（区）属	34.8	35.5	30.5	0.6	29.8	0.6	33.9	0.9
县属	49.1	48.3	33.6	67.7	31.9	77.3	39.3	76.0
其他	2.1	2.1	0.6	0.0	0.6	0.0	0.9	0.0

注：卫生人员总计和卫生技术人员总计中包含公务员中卫生监督员1万名。

2020年底，卫生监督机构卫生技术人员以45～54岁居多（占33.9%），学历以本科和大专为主

（本科占44.7%，大专占35.8%），高级职称占5.1%。机构级别越高，本科及以上学历和聘任高级职称占比越大；年龄结构则相反，单位级别越低，45岁以下人员占比越大。

与2015年相比，45岁以下占比减少了9.1个百分点，本科及以上所占比例增加了9.0个百分点，聘任高级职称占比减少了1.1个百分点（表4-18）。

表4-18　卫生监督机构卫生技术人员年龄、学历及技术职务构成（%）

	合计		省属		地级市属		县级市属		县属	
	2015年	2020年	2015年	2020年	2015年	2020年	2015年	2020年	2015年	2020年
合　计	100.0	100.0	100.0	100.0	100.0	100.0	100.0	100.0	100.0	100.0
按年龄分										
25岁以下	0.7	0.3	0.2	0.5	0.3	0.5	0.7	0.5	0.9	0.4
25～34岁	20.0	15.7	20.2	14.9	18.9	17.0	21.2	16.5	18.3	17.5
35～44岁	33.0	28.6	27.1	29.9	31.7	28.0	32.4	29.3	35.0	29.0
45～54岁	35.6	33.9	37.8	28.9	36.6	31.1	35.4	34.6	35.9	35.2
55～59岁	7.8	14.4	10.0	17.7	9.2	14.9	7.6	13.5	7.1	12.6
60岁以上	2.9	7.1	4.8	8.1	3.3	8.7	2.7	5.6	2.7	5.4
按学历分										
研究生	2.2	3.0	11.4	13.4	4.6	6.9	1.8	1.8	0.3	0.8
本科	36.5	44.7	70.5	72.5	55.5	61.4	38.0	40.5	20.8	30.8
大专	39.7	35.8	13.8	10.5	29.1	22.0	39.9	37.7	48.2	43.8
中专及中技	16.9	12.5	3.3	2.9	9.0	7.9	15.9	15.1	23.0	17.8
高中及以下	4.7	3.9	1.0	0.8	1.8	1.8	4.4	4.9	7.7	6.9
按聘任技术职务分										
正高级	0.9	0.8	6.8	4.7	1.9	1.5	0.6	0.6	0.2	0.2
副高级	5.3	4.3	17.7	12.9	9.0	6.4	5.2	4.4	2.4	2.5
中级	32.2	23.0	34.6	23.6	37.4	24.3	34.2	24.6	28.0	21.0
师级	33.9	23.5	25.6	13.0	27.6	18.0	34.4	25.6	37.5	26.3
士级	15.9	10.7	2.8	1.4	8.2	5.0	14.7	11.6	21.8	14.9
待聘	11.8	37.7	12.5	44.4	16.0	44.9	10.9	33.2	10.1	35.0

4.4.5　其他专业公共卫生机构

2020年底，全国独立的健康教育所（站、中心）174个，人员0.2万人（表4-12）。此外，大部分疾病预防控制中心设立了健康教育科。健康教育所（站、中心）卫生技术人员年龄以35～54岁为主，占比为59.2%，本科及以上占53.0%，聘任高级职称占比达16.2%。较2015年，55岁及以上年龄组占比有所增加，本科及以上学历占比有所减少，聘任高级职称占比有所增加（表4-19）。

2020年底，全国急救中心（站）484个，人员2.1万人，其中卫生技术人员1.2万人（表4-12）。此外，还有一些挂靠在医院的、不独立的急救机构。急救中心（站）卫生技术人员25～34岁占比最高，为37.7%，本科及以上学历占比达43.6%，聘任高级职称占比达7.4。较2015年，55岁及以上年龄组占比有所增加，本科及以上学历占比有所减少，聘任高级职称占比有所增加（表4-19）。

2020年底，全国采供血机构603个，人员3.9万人，其中卫生技术人员2.9万人。采供血机构25～34岁占比最高，为35.7%，本科以上学历占比达40.3%，聘任高级职称占比达9.2%。较2015

年，55岁及以上年龄组占比、本科及以上学历占比、聘任高级职称占比均有所增加（表4-19）。

表4-19 其他专业公共卫生机构卫生技术人员年龄、学历及职称构成（%）

	健康教育机构		急救中心（站）		采供血机构	
	2015年	2020年	2015年	2020年	2015年	2020年
合 计	**100.0**	**100.0**	**100.0**	**100.0**	**100.0**	**100.0**
按年龄分						
25岁以下	0.8	0.9	6.1	7.7	5.5	4.8
25~34岁	25.0	25.1	44.0	37.7	38.1	35.7
35~44岁	31.9	30.0	31.7	33.7	30.2	31.6
45~54岁	28.7	29.2	14.6	16.3	20.6	19.6
55岁及以上	13.7	14.8	3.6	4.6	5.7	8.4
按学历分						
本科及以上	58.0	53.0	47.2	43.6	39.0	40.3
大专	28.6	28.1	37.9	37.4	42.0	38.6
中专	11.3	16.8	14.5	17.8	17.9	20.3
高中及以下	2.2	2.0	0.4	1.2	1.2	0.5
按技术职务分						
高级	14.8	16.2	6.6	7.4	7.6	9.2
中级	35.3	30.4	21.4	24.3	26.9	25.8
师级	31.6	30.6	36.4	32.7	30.7	30.8
士级及待聘	18.3	22.9	35.6	35.6	34.7	34.2

4.5 其他机构

2020年底，全国其他医疗卫生机构3000个，人员9.8万人，卫生技术人员5.2万人，其他技术人员1.8万人。与2015年相比，其他医疗卫生机构减少了244个，人员增加1.7万人（表4-20）。

表4-20 其他机构人员数

	机构数（个）		人员数（人）		卫生技术人员		其他技术人员	
	2015年	2020年	2015年	2020年	2015年	2020年	2015年	2020年
合 计	**3244**	**3000**	**81078**	**98322**	**39496**	**52071**	**15414**	**18012**
疗养院	170	135	14758	11122	8912	7184	952	969
卫生监督检验（监测）机构	16	9	539	193	235	154	24	26
医学科学研究机构	201	167	11581	10379	5818	4290	3311	4138
医学在职教育机构	399	292	13199	9136	6200	4218	3520	2845
临床医学检验中心（所、站）	136	637	11739	29028	5706	14092	1846	4155
统计信息中心	68	95	1037	1563	73	102	619	886
其他	2254	1665	28225	36901	12552	22031	5142	4993

4.5.1 医学科研机构

医学科研机构包括医学科学研究院（所）、中医科学研究院（所）、民族医学研究所、药学及中药研究所，不包括高校内设的医学研究机构。2020年底，医学科学研究机构中，35～44岁年龄组占比最高，为34.6%，25岁以下年龄组占比最低，为0.9%。相较于2015年，55岁及以上年龄组占比有所增加。医学在职培训机构中，45～54岁年龄组占比最高，为34.4%，25岁以下占比最低，为2.2%。相较于2015年，55岁以上年龄组占比有所增加。

2020年底，医学科学研究机构中，学历主要为本科及以上，占比为80.4%。相较于2015年，增加了14.2个百分点。医学在职培训机构中，本科及以上学历占比最高，为34.9%，其次为大专，为34.6%。相较于2015年，本科及以上学历占比有所增加。

2020年底，医学科学研究机构中，聘任技术职称为占比最多的为中级，为37.6%，最少的为待聘，为5.9%。相较于2015年，聘任师级/助理和士级的职称占比有所下降，其余职称占比均为上升。医学在职培训机构中，主要聘任技术职称为士级，占30.2%，最少的为正高级，占0.6%。相较于2015年，聘任高级、士级职称占比均有所增加（表4-21）。

表4-21 医学科研及在职教育机构卫生技术人员年龄、学历及技术职务构成（%）

	医学科学研究机构		医学在职培训机构	
	2015年	2020年	2015年	2020年
合　计	100.0	100.0	100.0	100.0
按年龄分				
25岁以下	1.3	0.9	1.6	2.2
25～34岁	26.9	21.2	20.7	18.3
35～44岁	27.8	34.6	32.3	28.8
45～54岁	30.6	24.5	34.6	34.4
55岁及以上	13.4	18.8	10.8	16.3
按学历分				
本科及以上	66.2	80.4	33.1	34.9
大专	24.1	14.6	35.0	34.6
中专	8.7	4.4	27.4	26.6
高中及以下	1.1	0.6	4.5	3.9
按技术职务分				
正高级	9.4	10.4	0.3	0.6
副高级	17.4	17.7	9.2	10.1
中级	34.1	37.6	29.1	26.9
师级/助理	24.3	23.4	29.3	26.7
士级	9.5	5.1	25.2	30.2
待聘	5.3	5.9	7.0	5.5

4.6　不同主办单位医疗卫生机构

按主办单位分，医疗卫生机构分为政府办、社会办和个人办。政府办包括卫生健康、教育、民政、公安、司法等行政部门办的医疗卫生机构。社会办包括企业、事业单位、社会团体和其他社会组织办的医疗卫生机构。

4.6.1　不同主办单位卫生人力分布情况

2020年底，我国政府办单位卫生技术人员数为7363747人，占所有主办单位的69.0%。其中执业（助理）医师2614421人，占比64.0%；注册护士3307371人，占比70.2%。相较于2015年，政府办卫生技术人员占比减少了5.3个百分点。

2020年底，社会办单位卫生技术人员1425091人，占所有主办单位的13.4%。其中执业（助理）医师634648人，占比20.5%，注册护士592788人，占比12.6%。相较于2015年，社会办卫生技术人员占比增加了0.8个百分点。

2020年底，个人办单位卫生技术人员为1879181人，占所有主办单位的17.6%。其中执业（助理）医师836620人，占比15.5%，注册护士808558人，占比17.2%。相较于2015年，个人办卫生技术人员占比增加了4.4个百分点（表3-21）。

表4-22　我国卫生技术人员数及构成（按主办单位分）

	卫生技术人员			执业（助理）医师			注册护士		
	2015年	2020年	增长%	2015年	2020年	增长%	2015年	2020年	增长%
人员数（人）	8007537	10678019	33.3	3039135	4085689	34.4	3241469	4708717	45.4
政府办	5939733	7363747	24.0	2100337	2614421	24.5	2471436	3307371	33.8
社会办	1004891	1425091	41.8	449534	634648	41.2	384492	592788	54.3
个人办	1052913	1879181	78.5	489264	836620	71.0	385541	808558	109.72
构成（%）	100.0	100.0	—	100.0	100.0	—	100.0	100.0	—
政府办	74.3	69.0	—	69.1	64.0	—	76.2	70.2	—
社会办	12.6	13.4	—	14.8	15.5	—	11.9	12.6	—
个人办	13.2	17.6	—	16.1	20.5	—	11.9	17.2	—

注：指政府办、社会办、个人办医疗卫生机构。

4.6.2　政府办医院

2020年底，政府办医院执业（助理）医师数为168.3万人，占比为73.7%；注册护士数为251.2万人，占比为74.1%；药师（士）数为23.4万人，占比为74.3%；技师（士）数为25.9万人，占比为72.1%；管理人员数为22.9万人，占比为59.5%。个人办医院各类卫生技术人员占比次之，社会办医院最低。

相较于2015年，政府办医院各类卫生技术人员占比均有所下降，个人办医院均有所上升，社会办医院执业（助理）医师、注册护士、管理人员占比有所增加（表4-23）。

表4-23　不同主办单位的医院人员分布情况（%）

	卫生技术人员数（万人）		政府办		社会办		个人办	
	2015年	2020年	2015年	2020年	2015年	2020年	2015年	2016年
执业（助理）医师	169.3	228.3	130.1	168.3	21.3	29.0	17.9	30.9
注册护士	240.8	338.8	189.3	251.2	28.8	42.7	22.6	45.0
药师（士）	26.6	31.5	20.5	23.4	3.3	3.9	2.8	4.2
技师（士）	27.4	35.9	20.6	25.9	3.6	4.7	3.2	5.2
管理人员	30.5	38.5	20.2	22.9	5.4	7.6	5.0	8.1

2020年底，各类型主办单位医院25～34岁年龄组占比最高，政府办医院为45.7%，社会办医院为40.9%，个人办医院为40.1%。相较于2015年，政府办医院25岁以下年龄组占比下降了1.2个百分点，社会办、个人办医院分别增加了3.2百分点和1.3个百分点；政府办、社会办医院25～34岁年龄组占比均有所增加，个人办医院无变化；55岁及以上年龄组占比均有所增加。

2020年底，政府办医院卫生技术人员本科及以上学历占比最高，为48.1%。社会办、个人办医院大专学历占比最高，分别为43.6%和48.7%。相较于2015年，各类主办单位医院本科及以上学历占比均有所增加；政府办医院大专学历占比有所下降，社会办、个人办医院均有所增长。

2020年底，政府办医院聘任高级职称占比最高，为11.5%，个人办医院最低，为6.3%。相较于2015年，政府办、社会办医院聘任高级技术职称的占比有所增长，个人办医院有所下降（表4-24）。

表4-24　不同主办单位的医院卫生技术人员年龄、学历及技术职称构成（%）

	政府办		社会办		个人办	
	2015年	2020年	2015年	2020年	2015年	2020年
合　计	**100.0**	**100.0**	**100.0**	**100.0**	**100.0**	**100.0**
按年龄分						
25岁以下	8.7	7.5	9.5	12.7	16.6	17.9
25～34岁	43.6	45.7	37.7	40.9	40.1	40.1
35～44岁	25.0	25.4	24.0	21.7	16.7	17.0
45～54岁	17.7	15.5	18.8	14.1	8.5	8.2
55岁及以上	5.1	5.9	10.0	10.7	18.2	16.8
按学历分						
本科及以上	41.6	48.1	30.4	33.8	14.3	17.5
大专	37.6	35.5	40.8	43.6	43.0	48.7
中专及中技	19.4	15.7	26.7	21.6	40.9	32.4
高中及以下	1.4	0.7	2.2	1.1	1.8	1.4
按聘任技术职称分						
高级	9.9	11.5	8.8	9.1	6.6	6.3
中级	22.8	23.0	23.0	20.3	15.0	14.2
师级/助理	30.2	32.2	27.9	28.9	24.7	26.6
士级及待聘	37.1	33.3	40.4	41.7	53.7	52.9

4.6.3　政府办基层医疗卫生机构

2020年底，全国乡镇卫生院35762所，其中政府办35259所，占比为98.6%。乡镇卫生院卫生人员数为148.1万人，其中政府办为146.4人，占比为98.8%。政府办乡镇卫生院中，卫生技术人员数为1253183，执业（助理）医师数为513979人。相较于2015年，政府办乡镇卫生院机构个数有所下降，卫生人员数有所增加、占比略有下降。

2020年底，全国社区卫生服务中心有9826所，其中政府办的有6848所，占总数69.7%。社区卫生服务中心卫生人员数为520534人，其中政府办卫生人数为418298，占总数80.4%，卫生技术人员数位356018人，执业（助理）医师数为146602人。相较于2015年，政府办社区卫生服务中心机构总数、卫生人员数有所增加，占比略有下降（表4-25）。

表4-25　2020年底政府办基层医疗卫生机构人员数

	机构数（个）		人员数（人）		卫生技术人员		执业（助理）医师	
	2015年	2020年	2015年	2020年	2015年	2020年	2015年	2020年
乡镇卫生院	36817	35762	1277697	1481230	1078532	1267426	440889	520116
政府办	36344	35259	1266362	1463919	1069793	1253183	437254	513979
所占百分比（%）	98.7	98.6	99.1	98.8	99.2	98.9	99.2	98.8
社区卫生服务中心	8806	9826	397301	520534	335979	444035	138516	181752
政府办	6164	6848	321739	418298	271447	356018	112454	146602
所占百分比（%）	70.0	69.7	81.0	80.4	80.8	80.2	81.2	80.7

4.6.4　政府办专业公共卫生机构

2020年底，全国政府办专业公共卫生服务机构数有13626个，占比为94.0%，卫生人员共计88.9万人。其中，疾病预防控制中心有3284所，卫生人员19.0万人；专科疾病防治院（所、站）932个，卫生人员4.4万人；健康教育机构150个，卫生人员0.2万人；妇幼保健机构2989个，卫生人员50.9万人；急救中心（站）391个，卫生人员1.9万人；采供血机构478个，卫生人员3.4万人；卫生监督机构2933个，卫生人员6.9万人；计划生育技术服务机构2469个，卫生人员2.1万人（表4-26）。

表4-26　2020年底专业公共卫生服务机构卫生人员数

	机构数（个）	政府办	所占百分比（%）	人员数（人）	政府办	所占百分比（%）
合　计	14492	13626	94.0	924944	888692	96.1
疾病预防控制中心	3384	3284	97.0	194425	190102	97.8
专科疾病防治院（所、站）	1048	932	88.9	49596	44391	89.5
专科疾病防治所（站、中心）	863	779	90.3	28317	26315	92.9
健康教育机构	174	150	86.2	2324	1914	82.4
妇幼保健机构	3052	2989	97.9	514734	509458	99.0
急救中心（站）	484	391	80.8	21324	19092	89.5
采供血机构	606	478	78.9	39129	33773	86.3
卫生监督机构	2934	2933	100.0	78783	68783	87.3
计划生育技术服务机构	2810	2469	87.9	24629	21179	86.0

4.7   不同经济类型医疗卫生机构

按经济类型划分，可将医疗机构分为公立医疗卫生机构和非公立医疗卫生机构。公立医疗卫生机构包括登记注册类型为国有和集体办的医疗卫生机构，非公立医疗卫生机构包括联营、股份合作、私营、台港澳投资和外国投资等医疗卫生机构。

2020年底，全国公立医疗卫生机构卫生人员1004.3万人，占比为75.2%。民营医疗卫生机构卫生人员342.2万人，占比为24.7%。相较于2015年，公立、民营医疗卫生机构各类卫生人员总数均有所增加，民营医疗卫生机构各类卫生人员占比均有所增加（表4-27）。

表4-27   公立与民营医疗机构人员数及构成

	2015年			2020年		
	合计	公立	民营	合计	公立	民营
人员数（人）	**10693881**	**8637025**	**2046856**	**13474992**	**10043179**	**3421813**
#卫生技术人员	8007537	6581539	1415998	10678019	8028872	2639147
#执业（助理）医师	3039135	2408867	630268	4085689	2965678	1120011
注册护士	3241469	2701934	539535	4708717	3541628	1167089
药师（士）	423294	355951	67343	496793	391102	105691
技师（士）	428929	368860	60069	560563	451104	109459
人员数构成（%）						
#卫生技术人员	**100.0**	**82.2**	**17.7**	**100.0**	**75.2**	**24.7**
#执业（助理）医师	100.0	79.3	20.7	100.0	72.6	27.4
注册护士	100.0	83.4	16.6	100.0	75.2	24.8
药师（士）	100.0	84.1	15.9	100.0	78.7	21.3
技师（士）	100.0	86.0	14.0	100.0	80.5	19.5

4.7.1   公立与民营医院

医院按经济类型分为公立医院、民营医院。公立医院指经济类型为国有和集体的医院，民营医院指经济类型为国有和集体以外的医院，包括联营、股份合作、私营、台港澳投资和外国投资等医院。

2020年底，全国公立医院有11870个。公立医院卫生人员有621.3万人，卫生技术人员有529.2万人，执业（助理）医师有178.6万人；相较于2015年，公立医院数量有所减少，卫生人员总数及各类卫生技术人员总数均有所增加。

2020年底，全国民营医院有23524个。民营医院卫生人员有189.9万人，卫生技术人员有148.2万人，执业（助理）医师有49.7万人。相较于2015年，民营医院数量有所增长，卫生人员总数有所上升，各类卫生技术人员总数和占比均有所增长（表4-28）。

表4-28　公立和民营医院人员数及构成

	2015年			2020年		
	合计	公立医院	民营医院	合计	公立医院	民营医院
机构数（个）	27587	13069	14518	35394	11870	23524
人员数（人）	6132793	5101595	1031198	8111981	6212939	1899042
#卫生技术人员	5071151	4276938	794213	6774764	5292442	1482322
#执业（助理）医师	1692766	1424166	268600	2282574	1785809	496765
注册护士	2407632	2052071	355561	3388445	2653472	734973
药师（士）	266443	224978	41465	315091	248662	66429
技师（士）	273910	226203	47707	358597	275845	82752
平均每院人员数	387.6	660.9	141	380.7	846.1	145.5
机构数构成（%）	100.0	47.4	52.6	100.0	33.5	66.5
人员数构成（%）	100.0	83.2	16.8	100.0	76.6	23.4
#卫生技术人员	100.0	84.3	15.7	100.0	78.1	21.9
#执业（助理）医师	100.0	84.1	15.9	100.0	78.2	21.8
注册护士	100.0	85.2	14.8	100.0	78.3	21.7
药师（士）	100.0	84.4	15.6	100.0	78.9	21.1
技师（士）	100.0	82.6	17.4	100.0	76.9	23.1

2020年底，公立医院45岁以下的执业（助理）医师占比为64.6%，45岁以下的注册护士占比为84.2%。民营医院25岁以下的卫生技术人员占比为13.9%，较公立医院高出8.3个百分点，民营医院25岁以下的注册护士占比为21.8%。公立医院本科及以上学历卫生技术人员占比为55.0%，民营医院为25.6%。民营医院学历构中大专学历占比最高，为48.0%。公立医院聘任为高级职称的占比高于民营医院（表4-29）。

表4-29　2020年公立医院与民营医院卫生技术人员年龄、学历及技术职务构成（%）

	公立医院			民营医院		
	卫生技术人员	执业（助理）医师	注册护士	卫生技术人员	执业（助理）医师	注册护士
合　计	100.0	100.0	100.0	100.0	100.0	100.0
按年龄分						
25岁以下	5.6	0.2	8.4	13.9	1.0	21.8
25～34岁	44.1	29.4	52.9	42.2	23.7	53.7
35～44岁	26.9	35.0	22.9	19.3	27.7	14.0
45～54岁	16.6	23.1	12.6	9.5	16.8	4.9
55～59岁	4.8	7.9	2.6	4.4	7.2	2.7
60岁及以上	2.1	4.3	0.6	10.8	23.6	3.0

续　表

	公立医院			民营医院		
	卫生技术人员	执业（助理）医师	注册护士	卫生技术人员	执业（助理）医师	注册护士
按学历分						
研究生	9.8	25.2	0.4	2.0	5.3	0.0
大学本科	45.2	56.7	36.9	23.6	39.1	13.6
大专	33.7	14.4	47.0	48.0	39.6	53.2
中专及中技	10.7	3.4	15.4	25.4	15.0	32.6
高中及以下	0.6	0.3	0.4	1.0	0.9	0.7
按聘任技术职务分						
正高级	3.0	7.6	0.4	1.6	4.2	0.1
副高级	8.5	17.4	3.7	5.4	13.4	1.0
中级	23.1	30.4	19.5	15.6	27.9	8.6
师级/助理	32.1	33.3	31.7	27.2	40.7	19.1
士级	24.4	5.6	36.9	43.6	9.7	66.9
待聘	8.9	5.8	7.9	6.6	4.1	4.3

4.7.2　民营基层医疗卫生机构

2020年底，民营乡镇卫生院卫生技术人员年龄构成中25～34岁占比最高，为28.2%；34～34岁次之，为25.8%。执业（助理）医师35～44岁占比最高，为31.3%，注册护士25～34岁占比最高，为47.2%。民营乡镇卫生院卫生技术人员学历构成中大专占比最高，为38.4%；执业（助理）医师最高为大专，注册护士最高为中专。民营乡镇卫生院卫生技术人员聘任为高级职称的达2.5%。

2020年底，民营社区卫生服务中心（站）卫生技术人员年龄构成与民营乡镇卫生院类似，25～34岁占比最高，为31.2%。民营社区卫生服务中心（站）卫生技术人员、执业（助理）医师、注册护士学历构成中均为大专最高，分别为47.7%、45.1%、50.5%。民营社区卫生服务中心（站）卫生技术人员聘任为高级职称的达4.7%（表4-30）。

表4-30　2020年民营基层医疗卫生机构卫生技术人员年龄、学历及技术职务构成（%）

	乡镇卫生院			社区卫生服务中心（站）		
	卫生技术人员	执业（助理）医师	注册护士	卫生技术人员	执业（助理）医师	注册护士
合　计	**100.0**	**100.0**	**100.0**	**100.0**	**100.0**	**100.0**
按年龄分						
25岁以下	6.8	0.4	15.6	7.6	0.4	14.4
25～34岁	28.2	12.0	47.2	31.2	12.4	48.8
35～44岁	25.8	31.3	17.5	22.8	25.4	20.2
45～54岁	17.9	25.6	10.1	15.8	22.9	8.7
55～59岁	6.8	7.6	5.4	5.8	8.2	3.4
60岁及以上	14.6	23.0	4.2	16.9	30.6	4.6

	乡镇卫生院			社区卫生服务中心（站）		
	卫生技术人员	执业（助理）医师	注册护士	卫生技术人员	执业（助理）医师	注册护士
按学历分						
研究生	0.3	0.6	0.1	0.7	1.5	0.1
大学本科	11.7	17.7	6.5	18.3	28.6	8.9
大专	38.4	45.5	32.9	47.7	45.1	50.5
中专	45.5	33.2	58.5	31.8	23.1	39.8
高中及以下	4.2	2.9	2.1	1.6	1.8	0.8
按聘任技术职务分						
正高级	0.5	1.2	0.0	0.7	1.6	0.1
副高级	2.0	4.7	0.1	4.0	8.1	0.6
中级	12.4	20.5	6.5	18.2	30.4	7.9
师级/助理	33.6	55.4	14.3	32.4	48.6	18.1
士级	43.9	13.7	75.1	39.8	8.2	69.2
待聘	7.6	4.6	3.9	4.9	3.0	4.3

本章小结

1. 2020年底，全国卫生人员中，医院占60.3%，基层医疗卫生机构占32.2%。卫生技术人员中，医院占63.4%，基层医疗卫生机构占29.3%。

2. "十三五"期间，医院卫生技术人员年龄构成进一步年轻化，大学本科及以上学历占比进一步提高。

3. "十三五"期间，各等级医院卫生技术人员总数均有所增长，三级医院占比有所增加，增幅高于一级、二级医院。各类医院的卫生技术人员总数均有所增加，综合医院所占比例有所减少，中医及专科医院等所占比例略有增加。

4. 2020年底，基层医疗卫生机构卫生技术人员中，社区卫生服务中心（站）占17.9%，乡镇卫生院占40.6%，村卫生室占8.2%，诊所占19.3%。

5. "十三五"期间，社区卫生服务中心（站）、乡镇卫生院卫生技术人员本科及以上学历占比、聘任高级职称占比均有所增加。

6. "十三五"期间，专业公共卫生机构人员总数有所增加，采供血机构、疾病预防控制中心均有所增加，卫生监督机构和计划生育技术服务机构人员数有所减少，各类专业公共卫生机构的25岁以下及55岁以上卫生技术人员占比均有所增加、本科及以上学历占比、聘任高级职称占比均有所增加。

7. 政府办医疗机构卫生技术人员占69.0%，社会办和个人办医疗机构卫生技术人员占比有所增加，卫生技术人员中本科及以上学历占比有所提高。

8. 公立医院数量虽低于民营医院，但人员总数高于民营医院。2020年底，民营医院25岁以下的卫生技术人员占比高于公立医院，公立医院本科及以上学历卫生技术人员占比。

第五章 卫生健康人力服务利用情况

本章通过对不同等级的医院及基层医疗卫生机构提供的诊疗服务和住院服务数据，分析卫生健康人力资源的实际利用情况，需要注意的是，2020年医疗服务利用情况整体下降是受新冠肺炎疫情影响。

5.1 诊疗服务利用情况

2020年底，我国各级医院的诊疗人次总量为33.2亿次，其中，三级医院诊疗人次占全部医院的54.2%，二级医院占34.9%，一级医院为6.0%。三级医院、二级医院、一级医院的诊疗人次占比呈阶梯式下降。社区卫生服务中心（站）的诊疗人次为7.5亿次，占全部医疗卫生机构总量的9.7%；乡镇卫生院的诊疗人次为11.0亿次，占医疗卫生机构总量的14.2%。

与2015年比较，2015年到2019年医疗卫生机构诊疗量逐年增加，2020年受新冠肺炎疫情影响，各类医疗卫生机构诊疗量均有所下降（表5-1）。

表5-1 各类医疗卫生机构诊疗服务量（亿人次）

	2015年	2016年	2017年	2018年	2019年	2020年
医院	30.8	32.7	34.4	35.8	38.4	33.2
三级医院	15.0	16.3	17.3	18.5	20.6	18.0
二级医院	11.7	12.2	12.7	12.8	13.4	11.6
一级医院	2.1	2.2	2.2	2.2	2.3	2.0
社区卫生服务中心（站）	7.1	7.2	7.7	8.0	8.6	7.5
乡镇卫生院	10.5	10.8	11.1	11.2	11.7	11.0

5.2 住院服务利用情况

2020年底，我国各级医院入院人数总量为18352.0万次，实际占用总床日数为179324.5万日。三级医院、二级医院、一级医院的入院人次、实际占用总床日数呈阶梯式下降，其中，三级医院入院人次占比最大，占全部医院的51.1%，实际占用总床日数占全部医院的48.8%。社区卫生服务中心（站）入院人次为299.3万次，实际占用总床日数为3264.7万日。乡镇卫生院入院人次为3383.3万次，实际占用总床数为24227.9万日。

与2015年比较，2015年到2019年期间医疗卫生机构住院量逐年增加，2020年受新冠肺炎疫情影响，各类医疗卫生机构入院人数均有所下降（表5-2）。

表5-2　各类医疗卫生机构入院人数（万人次）

	2015年	2016年	2017年	2018年	2019年	2020年
医院	16087.0	17527.7	18915.4	20016.9	21183.1	18352.0
三级医院	6828.9	7686.2	8396.3	9292.2	10482.7	9372.7
二级医院	7121.2	7570.3	8005.8	8176.7	8380.1	6965.2
一级医院	695.2	1039.3	1168.9	1209.5	1151.0	1116.7
社区卫生服务中心（站）	322.0	328.7	365.4	354.0	349.9	299.3
乡镇卫生院	3676.0	3799.9	4047.2	3985.0	3909.4	3383.3

　　2020年底医院平均住院日9.5，社区卫生服务中心（站）10.2，乡镇卫生院6.6。受新冠肺炎疫情影响，2020年各类医疗卫生机构平均住院日均有所提升，或因疫情期间对病人监测及观察隔离时间较长导致。"十三五"期间，平均住院日总体呈下降趋势，2019年较2015年，医院的平均住院日下降了0.5日，社区卫生服务中心（站）下降了0.1日，乡镇卫生院保持在6.4日左右（表5-3）。

表5-3　各类医疗卫生机构平均住院日（日）

	2015年	2016年	2017年	2018年	2019年	2020年
医院	9.6	9.4	9.3	9.3	9.1	9.5
三级医院	10.4	10.1	9.8	9.6	9.2	9.2
二级医院	8.9	8.8	8.7	8.8	8.8	9.3
一级医院	9.0	9.0	8.6	8.8	9.2	10.2
社区卫生服务中心（站）	9.7	9.6	9.2	9.7	9.6	10.2
乡镇卫生院	6.4	6.4	6.3	6.4	6.5	6.6

5.3　各类医疗病床使用效率

　　2020年底，我国医院的病床使用率为72.3%，病床周转次数为27.0次。三级医院，尤其是三级甲等医院的病床使用率和病床周转次数均明显高于其他等级，一级医院的病床使用率较低，比三级医院低29.2个百分点。基层医疗卫生机构整体低于医院，乡镇卫生院略高于社区卫生服务中心（站），与一级医院床位利用率基本持平。总体来看，我国医院，尤其是二级及以上公立医院的病床利用率较高（表5-4）。

表5-4　各类医疗卫生机构病床使用率（%）

	2015年	2016年	2017年	2018年	2019年	2020年
医院	85.4	85.3	85.0	84.2	83.6	72.3
三级医院	98.8	98.8	98.6	97.5	97.5	81.3
二级医院	84.1	84.1	84.0	83.0	81.6	70.7
一级医院	58.8	58.0	57.5	56.9	54.7	52.1
社区卫生服务中心（站）	54.7	54.6	54.8	52.0	49.7	42.8
乡镇卫生院	59.9	60.6	61.3	59.6	57.5	50.4

5.4 医生日均担负情况

2020年，医院的医生日均担负诊疗人次数为5.9，社区卫生服务中心为13.9，乡镇卫生院为8.5。医院中，三级医院日均担负诊疗人次数最高，为6.3，二级医院次之，一级医院最低。

"十三五"期间的总体趋势上看，医生在医院和乡镇卫生院的日均担负量呈下降趋势，2019年较2015年，医院下降0.2，三级医院下降0.3，二级医院下降0.1，一级医院下降0.7；乡镇卫生院下降0.2。2019年较2015年，社区卫生服务中心提升0.2（表5-5）。

表5-5 各类医疗卫生机构医生日均担负诊疗人次数

	2015年	2016年	2017年	2018年	2019年	2020年
医院	7.3	7.3	7.1	7.0	7.1	5.9
三级医院	8.1	8.1	7.9	7.8	7.8	6.3
二级医院	6.9	6.9	6.8	6.7	6.8	5.8
一级医院	6.1	6.1	5.7	5.4	5.4	4.5
社区卫生服务中心（站）	16.3	15.9	16.2	16.1	16.5	13.2
乡镇卫生院	9.6	9.5	9.6	9.3	9.4	8.5

2020年底，医生日均担负住院床日数为2.1，社区卫生服务中心（站）为0.4，乡镇卫生院为1.3，医院及乡镇卫生院依然是住院诊疗的主体承载机构。按不同等级医院看，二级医院医生日均担负床日数最高，一级医院最低。

"十三五"期间，排除新冠肺炎疫情影响，医生日均担负住院床日数较为稳定，然而三级医院略有下降趋势，反观二级医院略有上升趋势（表5-6）。

表5-6 各类医疗卫生机构医生日均担负住院床日数（日）

	2015年	2016年	2017年	2018年	2019年	2020年
医院	2.6	2.6	2.6	2.6	2.5	2.1
三级医院	2.7	2.7	2.6	2.6	2.5	2.1
二级医院	2.6	2.7	2.7	2.7	2.6	2.3
一级医院	1.9	1.9	1.9	1.9	1.9	1.8
社区卫生服务中心（站）	0.7	0.6	0.7	0.6	0.6	0.4
乡镇卫生院	1.6	1.6	1.6	1.6	1.5	1.3

本章小结

1. 2020年受新冠肺炎疫情影响，医疗服务利用整体比往年有所下降，本章主要依据2015—2019年的变化趋势判断"十三五"期间发展情况。

2. 2015—2019年，各类医疗卫生机构诊疗人次数及入院人数逐年增加，医疗服务利用逐年提高。

3. 2015—2019年，我国病床使用率在医院较高，保持在80%以上，三级医院接近98%，基层医疗卫生机构整体低于医院，乡镇卫生院略高于社区卫生服务中心（站），与一级医院床位利用率基本持平，或因床位数快速增长的原因，病床使用率出现下降趋势。

4."十三五"期间的总体趋势上看，医生在医院和乡镇卫生院的日均担负量呈下降趋势，在社区卫生服务中心（站）略有提升。

5."十三五"期间的总体趋势上看，医生日均担负住院床日数较为稳定，然而三级医院略有下降趋势，反观二级医院略有上升趋势。

第六章 医务人员工作情况

本章主要依据2018年全国第六次卫生服务统计调查对医务人员的工作环境及感受进行描述。调查在全国范围范围内抽取了18816名医务人员，涉及医院、社区卫生服务中心和乡镇卫生院，调查对象包括临床医生、护理人员、公共卫生人员以及医技、药剂人员。

6.1 医务人员工作环境

6.1.1 医务人员近5年内职称晋升情况

职称晋升是评价医务人员个人工作环境和职业发展的重要方面。过去5年中，48.4%的医院医务人员、37.5%的社区卫生服务中心医务人员、38.6%的乡镇卫生院医务人员职称得到了晋升。医院获得晋升的医务人员平均年龄和工作年数低于社区卫生服务中心、乡镇卫生院。医院35岁及以下、工作10年及以下获得晋升的医务人员的比例高于社区卫生服务中心、乡镇卫生院。获得职称晋升的医务人员学历以大学本科为主（表6-1）。

表6-1 医务人员近5年内职称晋升情况（%）

	医院		社区卫生服务中心		乡镇卫生院	
	晋升	未晋升	晋升	未晋升	晋升	未晋升
合 计	**48.4**	**51.6**	**37.5**	**62.5**	**38.6**	**61.4**
年龄						
均值（岁）	37.1	36.8	37.8	38.8	37.8	36.8
≤35	46.7	51.4	40.7	38.5	42.6	47.7
35~45	38.8	25.6	38.6	30.1	35.6	27.3
>45	14.5	23.0	20.7	31.4	21.8	25.0
工作年数						
均值（年）	14.5	14.0	15.7	16.9	15.7	14.6
≤10	43.3	50.5	25.6	31.0	30.0	40.5
10~20	35.0	19.6	47.6	29.8	40.2	28.7
>20	21.6	29.9	26.8	39.2	29.8	30.8
学历						
博士	2.9	2.1	0.0	0.0	0.1	0.0
硕士	15.3	14.3	2.1	1.4	0.2	0.3
本科	68.0	59.6	64.5	44.3	52.1	28.8
大专	12.8	19.8	29.2	41.4	36.7	48.8
中专/中技	1.0	3.9	4.1	12.0	10.7	20.6
高中/技工学校	0.0	0.3	0.1	0.9	0.1	1.2
初中及以下	0.0	0.0	0.0	0.1	0.1	0.3

6.1.2 医务人员对社会认可情况

在各类专业的医务人员中，医技人员感受到"高水平认可"的比例最高，临床医生感受到"高水平认可"的比例最低；临床医生对社会认可程度的改善程度评价偏低，只有38.5%认为尊重程度改善、28.2%认为社会地位改善、34.6%认为医患关系改善；比例均低于其他专业医务人员（表6-2）。

表6-2 医务人员对社会认可情况（%）

	临床医疗	护理	公共卫生	医技	药剂
社会认可自我评价					
高	7.2	7.5	8.4	10.5	8.6
中	85.6	86.9	88.2	82.1	86.0
低	7.2	5.7	3.4	7.4	5.4
社会认可变化评价					
尊重程度					
提高	38.5	47.0	47.7	45.1	49.3
无变化	35.3	30.9	33.9	31.7	32.3
降低	26.3	22.2	18.4	23.2	18.4
社会地位					
提高	28.2	36.3	35.3	35.4	36.8
无变化	40.7	37.9	43.1	38.4	39.0
降低	31.1	25.7	21.6	26.2	24.2
医患关系					
提高	34.6	44.3	43.4	41.6	43.1
无变化	33.8	30.0	34.3	31.4	29.6
降低	31.6	25.8	22.3	27.0	27.4

6.1.3 医务人员平均每周工作时长

不同机构医务人员中，乡镇卫生院医务人员平均每周工作时间最长，为53.4小时；其次为医院（50.4小时）；社区卫生服务中心平均每周工作时间最短，为43.2小时。医院和乡镇卫生院中分别有65.6%和73.1%的医务人员每周工作40小时以上，高于社区卫生服务中心（表6-3）。

表6-3 各类医疗卫生机构医务人员平均每周工作时长（%）

	≤40小时	40～56小时	＞56小时	均值（小时）
医院	34.4	39.5	26.1	50.4
社区卫生服务中心	57.6	35.2	7.2	43.2
乡镇卫生院	26.9	44.4	28.7	53.4

不同职称医务人员中，师（初）级医务人员平均每周工作时间最长，为51.2小时；士级职称医务人员工作时间最短，为47.9小时。从平均每周工作时间超过40小时的比例看，副高级职称工作者

占66.4%，高于其他职称工作者；士级职称人员占比最小，为58.4%（表6-4）。

表6-4 不同职务医务人员平均每周工作时长（%）

	≤40小时	40～56小时	>56小时	均值（小时）
正高级	35.5	44.2	20.3	48.1
副高级	33.6	44.3	22.1	49.3
中级	37.8	38.0	24.2	49.9
初（师）级	35.0	38.5	26.5	51.2
士级	41.7	42.2	16.2	47.9
待聘	36.3	42.3	21.5	48.8

6.2 医务人员工作感受

6.2.1 工作投入

医院医务人员的工作投入程度最高，高工作投入状态所占比例为59.5%，其次为乡镇卫生院（58.3%），社区卫生服务中心较低，为54.0%。与2013年比较，各机构医务人员工作投入状态均有所提高（表6-5）。

表6-5 医务人员工作投入情况（%）

	医院		社区卫生服务中心		乡镇卫生院	
	2013年	2018年	2013年	2018年	2013年	2018年
低	10.6	4.3	11.3	7.0	11.0	5.4
中	48.5	36.2	49.4	39.0	48.6	36.2
高	40.9	59.5	39.3	54.0	40.4	58.3

6.2.2 工作压力

不同机构医务人员中，医院医务人员工作压力最高，46.4%的医务人员感到工作压力高，高于乡镇卫生院（40.7%）和社区卫生服务中心（33.5%）。与2013年比较，各级医疗机构医务人员的工作压力均有不同程度的降低（表6-6）。

表6-6 医务人员工作压力情况（%）

	医院		社区卫生服务中心		乡镇卫生院	
	2013年	2018年	2013年	2018年	2013年	2018年
低	4.4	8.0	9.7	11.4	7.5	8.1
中	41.2	45.6	52.7	55.2	48.2	51.2
高	54.4	46.4	37.6	33.5	44.3	40.7

6.2.3　工作满意度

在工作满意度各要素中，医务人员对收入水平、福利待遇满意度高的比例最低。各类机构中，乡镇卫生院对工作本身（45.5%）、同事（70.5%）、收入（30.6%）、领导（70.0%）、单位的管理状况（50.0%）满意度高的比例均高于其他机构，医院对工作中获得的培训机会（39.9%）、施展自己能力（48.3%）、有动力努力工作（46.0%）比例高于其他机构（表6-7）。

表6-7　不同机构医务人员工作满意度各要素得分分布（%）

	医院			社区卫生服务中心			乡镇卫生院		
	低	中	高	低	中	高	低	中	高
我对目前的工作非常满意	12.0	43.8	44.2	10.9	45.5	43.6	10.1	44.4	45.5
我对单位的同事是满意的	3.1	28.6	68.3	2.2	28.9	68.9	2.3	27.2	70.5
我对自己的收入水平是满意的	24.0	45.5	30.5	24.3	49.9	25.8	20.9	48.5	30.6
我对领导是满意的	6.3	30.2	63.5	4.8	27.3	67.9	4.5	25.5	70.0
我对单位的工作条件和设备配置是满意的	12.5	41.3	46.1	12.1	42.5	45.5	13.6	43.1	43.2
我对这份工作中的晋升和职业发展前景是满意的	12.2	45.0	42.8	16.7	46.9	36.4	15.5	48.0	36.5
我对单位的管理状况是满意的	12.8	42.5	44.7	9.3	41.3	49.4	9.8	40.2	50.0
我对工作中获得的福利待遇是满意的	20.8	46.6	32.6	20.3	47.1	32.6	21.5	47.9	30.7
我对工作中获得的培训机会是满意的	14.2	45.9	39.9	16.7	46.8	36.5	20.8	46.5	32.7
我对在工作中有机会施展自己的能力是满意的	8.0	43.8	48.2	9.2	46.8	44.1	10.3	47.1	42.6
最近我感到很有动力去努力工作	9.8	44.2	46.0	9.1	47.2	43.8	8.8	45.6	45.7

6.3　门诊患者对医护人员的满意度

认为医护人员态度好的患者比例为85.2%（城市83.0%，农村87.4%）；有0.6%城市患者和0.5%农村患者认为医护人员态度差。与2013年相比，本次调查门诊患者认为医护人员服务态度好的比例提高了5.2个百分点（表6-8）。

表6-8　调查门诊患者对医护人员的态度评价（%）

年份	评价	合计	城市				农村			
			小计	东	中	西	小计	东	中	西
2013年	好	85.2	83.0	83.5	81.1	83.7	87.4	89.2	85.7	87.4
	一般	14.2	16.4	16.0	18.2	15.5	12.1	10.6	13.8	11.9
	差	0.6	0.6	0.5	0.7	0.8	0.5	0.2	0.5	0.7
2018年	好	80.0	78.4	80.6	79.2	75.3	81.6	81.1	83.9	80.0
	一般	19.4	20.8	18.4	20.4	23.8	17.9	18.7	15.5	19.2
	差	0.6	0.8	0.9	0.4	0.9	0.5	0.2	0.6	0.8

本章小结

1. 过去5年中，48.4%的医院医务人员、37.5%的社区卫生服务中心医务人员、38.6%的乡镇卫生院医务人员职称得到了晋升。医技人员感受到"高水平认可"的比例最高，临床医生感受到"高水平认可"的比例最低。临床医生对社会认可程度的改善程度评价偏低。

2. 与2013年比较，各机构医务人员工作投入状态均明显提高，工作压力均有不同程度的降低。在工作满意度各要素中，医务人员对收入水平、福利待遇满意度高的比例最低。

3. 认为医护人员态度好的门诊患者比例为85.2%。与2013年相比，门诊患者认为医护人员服务态度好的比例有所提高。

第七章　卫生健康人力流动情况

卫生人才的流动分为流入与流出两个方面，既包括卫生系统外的流入与流出，也包括卫生系统各医疗卫生机构之间的流动。卫生系统外的流入与流出导致我国卫生人员数量的增减。

7.1　流入来源和流出去向

从流入人员的来源构成看，2020年，医疗卫生机构流入的卫生人员，40.29%来源于高、中等院校毕业生，23.75%由其他医疗卫生机构调入，由非医疗卫生机构调入占2.05%。流入的卫生技术人员中，43.28%来自高、中等院校毕业生，非医疗卫生机构调入人员比例仅为0.88%。流入的管理人员中，28.57%来自于高、中等院校毕业生。其他技术人员和管理人员从非医疗卫生机构调入的人员占比较高。相较于2015年，源于高中等院校毕业生流入的卫生人员占比有所下降，源于其他医疗卫生机构调入或其他来源的流入人员有所增长。

从流出人员的流向构成看，2020年底，卫生人员中30.95%的流出人员源于退休，37.58%源于辞职，15.59%源于调往其他医疗机构；卫生技术人员中39.15%的流出人员源于辞职，占比显著高于其他类别人员（表7-1）。

表7-1　卫生人力流动情况

	卫生人员		卫生技术人员		其他技术人员		管理人员	
	2015年	2020年	2015年	2020年	2015年	2020年	2015年	2020年
流入人员来源构成（%）	**100.0**	**100.0**	**100.0**	**100.0**	**100.0**	**100.0**	**100.0**	**100.0**
高、中等院校毕业生	48.77	40.29	52.82	43.28	42.15	36.33	33.67	28.57
其他医疗卫生机构调入	19.52	23.75	20.78	25.73	12.00	12.63	21.95	19.83
非医疗卫生机构调入	2.10	2.05	0.88	0.87	7.39	7.95	9.20	9.49
军转人员	1.05	0.59	0.40	0.24	1.88	1.17	3.42	2.10
其他	28.00	33.30	24.53	29.85	36.02	41.89	31.26	39.99
流出人员流向构成（%）	**100.0**	**100.0**	**100.0**	**100.0**	**100.0**	**100.0**	**100.0**	**100.0**
调往其他医疗卫生机构	—	15.59	—	17.20	—	13.35	—	17.95
考取研究生	—	0.14	—	0.17	—	0.10	—	0.07
出国留学	—	0.01	—	0.01	—	0.02	—	0.03
退休	—	30.95	—	27.82	—	39.79	—	46.72
辞职（辞退）	—	37.58	—	39.16	—	30.18	—	19.32
自然减员（不含退休）	—	0.92	—	0.79	—	1.18	—	1.28
其他	—	14.81	—	14.85	—	15.37	—	14.62

7.2 流入流出构成

7.2.1 机构构成

从流入卫生人员的机构分布看,医院占63.8%,基层医疗卫生机构占29.2%(其中:社区卫生服务中心(站)占29.2%,乡镇卫生院占41.3%),专业公共卫生机构占6.5%。从流出卫生人员的机构分布看,医院占59.9%,基层医疗卫生机构占30.1%(其中:社区卫生服务中心(站)占16.3%,乡镇卫生院占62.1%),专业公共卫生机构占9.5%。流入的卫生人员主体进入医院,尤其是注册护士,超过70%的注册护士流入医院(表7-2)。

表7-2 2020年卫生人员流入的机构构成(%)

	卫生技术人员		执业(助理)医师		注册护士		管理人员	
	流入	流出	流入	流出	流入	流出	流入	流出
合 计	**100.0**	**100.0**	**100.0**	**100.0**	**100.0**	**100.0**	**100.0**	**100.0**
医院	63.8	59.9	57.9	55.2	70.8	69.3	66.1	63.3
基层医疗卫生机构	29.2	30.1	35.9	36.0	23.8	25.2	19.7	17.9
社区卫生服务中心(站)	20.4	16.3	18.6	16.9	22.0	17.2	24.1	21.1
乡镇卫生院	41.3	62.1	35.1	59.4	37.0	51.8	41.6	64.4
专业公共卫生机构	6.5	9.5	5.8	8.4	5.1	5.1	12.1	16.9
疾病预防控制中心	16.2	21.8	22.1	36.2	5.3	9.9	20.4	22.8
卫生监督机构	9.8	27.0	1.3	1.6	0.4	0.3	23.6	27.3
其他机构	0.5	0.4	0.4	0.4	0.3	0.3	2.1	1.9

注:#机构的占比为占上一层级的占比。

7.2.2 学历构成

从流入各类医疗卫生机构的卫生技术人员学历构成看,医院、社区卫生服务中心、疾病预防控制中心以大专和大学本科及以上为主,乡镇卫生院主要以大专和中专学历为主。

从流出各类医疗卫生机构的卫生技术人员学历构成看,医院、社区卫生服务中心大专学历流出比例最高,乡镇卫生院和疾控中心中专学历流出比例最高(表7-3)。

表7-3 2020年流入卫生技术人员学历构成(%)

	医院	社区卫生服务中心	乡镇卫生院	疾控中心
流入	**100.0**	**100.0**	**100.0**	**100.0**
研究生	8.36	2.35	0.10	10.43
大学本科	33.35	30.55	15.82	46.48
大专	40.21	41.33	48.38	27.44
中专	17.67	24.91	34.36	14.67
高中及以下	0.41	0.86	1.34	0.98
流出	**100.0**	**100.0**	**100.0**	**100.0**
研究生	4.7	1.0	0.1	2.6

续　表

	医院	社区卫生服务中心	乡镇卫生院	疾控中心
大学本科	26.7	21.4	9.4	21.2
大专	35.8	37.1	38.6	30.8
中专	29.0	33.5	45.1	38.3
高中及以下	3.8	7.0	6.8	7.0

注：本表数据为第一学历。

7.2.3　地区构成

2020年底，卫生技术人员和管理人员均为流入东部地区占比最高，占比均在45%以上，流入中部地区占比最低。2020年底，流出的占比与流入的占比呈相似趋势，即东部地区占比最高，中部地区占比最低。对比2020年流入流出情况，东部卫生技术人员和管理人员的流入的占比均高于流出的占比，中部卫生技术人员流入的占比高于流出的占比，但管理人员的流入略低于流出，西部地区卫生技术人员和管理人员的流入占比均低于流出占比（表7-4）。

表7-4　2020年卫生技术人员流入流出地区构成（%）

	卫生技术人员	执业（助理）医师	注册护士	管理人员
流入	100.0	100.0	100.0	100.0
东部	47.5	49.4	47.1	45.9
中部	22.1	22.2	22.5	22.6
西部	30.4	28.4	30.3	31.6
流出	100.0	100.0	100.0	100.0
东部	41.0	44.3	41.7	39.0
中部	20.4	21.2	19.0	24.8
西部	38.6	34.5	39.3	36.2

本章小结

1. 2020年，医疗卫生机构流入的卫生人员，40.29%来源于高、中等院校毕业生，23.75%由其他医疗卫生机构调入，由非医疗卫生机构调入占2.05%。

2. 相较于2015年，流入人员源于高中等院校毕业生流入的卫生人员占比有所下降，源于其他医疗卫生机构调入或其他来源的流入人员有所增长。

3. 2020年底，卫生人员中30.95%的流出人员源于退休，37.58%源于辞职，15.59%源于调往其他医疗机构。

4. 从流入卫生人员的机构分布看，医院占63.8%，基层医疗卫生机构占29.2%，专业公共卫生机构占6.5%。流入的卫生人员主体进入医院，尤其是注册护士，超过70%的注册护士流入医院。

5. 从流出卫生人员的机构分布看，医院占59.9%，基层医疗卫生机构占30.1%，专业公共卫生机构占9.5%。

6. 医院和社区卫生服务中心流入人员以大学本科及以上为主，乡镇卫生院以大专为主，流入人员比流出人员学历整体更高。

7. 东部地区流动最大，西部次之，中部流动最小。

第八章 卫生健康人力教育与培养

本章主要介绍"十三五"期间我国卫生健康人才培养情况，包括中高等医学学历教育、毕业后教育以及继续教育情况，数据主要来源于教育部。

我国卫生健康人才占总劳动人口的占比远低于发达国家水平。提高职业吸引力、增强教育模式创新、加强医学专业招生工作对我国中长期卫生健康人才队伍建设至关重要。

8.1 高等学校招生及毕业情况

8.1.1 高等学校招生情况

2020年底，全国普通高等学校医学专业招生112.3万人，占全部招生的10.4%。"十三五"期间，医学专业招生占比持续稳定增长，较"十二五"期间增长了1.6个百分点，较"十一五"期间增长了3.1个百分点。

在全国整体招生快速增长的情况下，医学专业招生增速也在波动性增长，总体上比总招生增速更高（表8-1）。

表8-1 全国普通高等学校医学专业招生数

	2015年	2016年	2017年	2018年	2019年	2020年
招生总数	7984249	8122494	8389517	8767897	10065529	10770310
#医学专业	706088	772408	808558	855229	1005775	1122565
所占百分比（%）	8.8	9.5	9.6	9.8	10.0	10.4
招生增长（%）	1.9	1.7	3.3	4.5	14.8	7.0
#医学专业	5.8	9.4	4.7	5.8	17.6	11.6

注：①本表由教育部提供；②招生数包括博士和硕士研究生、本科生及大专生，不含成人本专科生。

2020年底，全国普通高等学校医学专业招生的112.3万人中，博士占1.6%，硕士占10.0%，本科占27.8%，大专占60.5%。

与2015年比较，全国医学专业博士、硕士、本科招生数均稳定增长。博士招生总数增长8348人，博士占比增长0.2个百分点。硕士招生增长47736人，硕士占比增长0.8个百分点。大学本科招生总数增长65346人，但本科招生占比下降7.2个百分点（表8-2）。

表8-2 全国普通高等学校各层次医学专业招生数及构成

	2015年	2016年	2017年	2018年	2019年	2020年
招生数	706088	772408	808558	855229	1005775	1122565
博士	9600	10321	11191	14044	15775	17948
硕士	65056	68322	74595	81128	85572	112792

续　表

	2015年	2016年	2017年	2018年	2019年	2020年
本科	247158	270173	274537	286219	293119	312504
大专	384274	423592	448235	473838	611309	679321
构成（%）	**100.0**	**100.0**	**100.0**	**100.0**	**100.0**	**100.0**
博士	1.4	1.3	1.4	1.6	1.6	1.6
硕士	9.2	8.8	9.2	9.5	8.5	10.0
本科	35.0	35.0	34.0	33.5	29.1	27.8
大专	54.4	54.8	55.4	55.4	60.8	60.5
增长（%）	**5.8**	**9.4**	**4.7**	**5.8**	**17.6**	**11.6**
博士	13.5	7.5	8.4	25.5	12.3	13.8
硕士	23.4	5.0	9.2	8.8	5.5	31.8
本科	2.7	9.3	1.6	4.3	2.4	6.6
大专	5.2	10.2	5.8	5.7	29.0	11.1

2020年底，从招生结构上看，临床医学（25.4%）、医学技术（12.3%）、药学（12.0%）和护理学（32.4%）依然为招生的主体，占总招生的82.1%。与2015年比较，各专业招生总数持续提高，公共卫生专业的招生占比有所提升，基础医学略有提升，其他专业提升较多，其余各个专业均出现不同下降。此外，公共卫生的博士、硕士和本科招生占比均有所提升，中医的博士和硕士占比有所提升（表8-3）。

表8-3　普通高等学校各类医学专业招生数及构成

	合计		博士		硕士		本科		高职（专科）	
	2015年	2020年	2015年	2020年	2015年	2020年	2015年	2020年	2015年	2020年
招生数	**706088**	**1122565**	**9600**	**17948**	**65056**	**112792**	**247158**	**312504**	**384274**	**679321**
基础医学	4176	8371	997	1736	2685	4917	494	1718	—	—
临床医学	209026	285623	5432	9892	42701	55300	84270	97502	76623	122929
医学技术	96925	138262	3	41	7	670	26331	41772	70584	95779
口腔医学	10537	13558	280	509	2168	3310	8089	9739	—	—
公共卫生	12892	26830	374	851	2649	7443	9869	13097	—	5439
中医学	35201	47712	942	1849	2969	15468	31290	30395	—	—
药学	87525	134386	1521	1777	10181	15025	38801	34827	37022	82757
护理学	246435	363874	43	120	1658	4428	46803	59160	197931	300166
其他	3371	103949	8	1173	38	6231	1211	24294	2114	72251
构成（%）	**100.0**	**100.0**	**100.0**	**100.0**	**100.0**	**100.0**	**100.0**	**100.0**	**100.0**	**100.0**
基础医学	0.6	0.7	10.4	9.7	4.1	4.4	0.2	0.5	—	—
临床医学	29.6	25.4	56.6	55.1	65.6	49.0	34.1	31.2	19.9	18.1
医学技术	13.7	12.3	0.0	0.2	0.0	0.6	10.7	13.4	18.4	14.1
口腔医学	1.5	1.2	2.9	2.8	3.3	2.9	3.3	3.1	—	—

续　表

	合计		博士		硕士		本科		高职（专科）	
	2015年	2020年	2015年	2020年	2015年	2020年	2015年	2020年	2015年	2020年
公共卫生	1.8	2.4	3.9	4.7	4.1	6.6	4.0	4.2	—	0.8
中医学	5.0	4.3	9.8	10.3	4.6	13.7	12.7	9.7	—	—
药学	12.4	12.0	15.8	9.9	15.6	13.3	15.7	11.1	9.6	12.2
护理学	34.9	32.4	0.4	0.7	2.5	3.9	18.9	18.9	51.5	44.2
其他	0.5	9.3	0.1	6.5	0.1	5.5	0.5	7.8	0.6	10.6

注：①本表数字由教育部提供；②公共卫生包括预防医学，中医学包括中西医结合学，药学包括中药学，护理学包括中医护理学，其他包括法医学和卫生管理。

8.1.2　高等学校毕业情况

2020年底，全国普通高等学校医学专业毕业生87.8万人，占全部毕业生的10.1%。"十三五"期间，医学专业毕业生占比持续稳定增长，较2015年增长了1.5个百分点。

与招生情况对照，医学专业毕业生占比低于医学专业招生占比，毕业生增速也明显低于招生增速（表8-4）。

表8-4　全国普通高等学校医学专业毕业人数

	2015年	2016年	2017年	2018年	2019年	2020年
毕业人数	7321808	7569429	7905343	8137455	8224964	8687782
#医学专业	626861	671910	745914	790668	829093	878262
所占百分比（%）	8.6	8.9	9.4	9.7	10.1	10.1
增长（%）	—	3.4	4.4	2.9	1.1	5.6
#医学专业	—	7.2	11.0	6.0	4.9	5.9

注：①本表由教育部提供；②招生数包括博士和硕士研究生、本科生及大专生，不含成人本专科生。

2020年底，全国普通高等学校医学专业博士毕业数为10634人，占总数1.2%；硕士毕业69771人，占总数7.9%；本科毕业人数为288359人，占总数32.8%，医学专业毕业生中，本科及以上占比为41.9%，仍有较大增长空间。

"十三五"期间，全国医学专业博士、硕士、本科和大专毕业人数均稳定增长。从占比看，医学专业大专占比有所增加，其他学历占比均呈小幅下降。从增速看，2017年增速最高，其他年份增速基本稳定在5%以上。2020年博士毕业人数突破性增长，达10.0%，硕士毕业人数稳定增加，本科在2017和2020年出现大幅增长，大专增幅有所下降（表8-5）。

表8-5　全国普通高等学校各层次医学专业毕业人数及构成

	2015年	2016年	2017年	2018年	2019年	2020年
毕业人数	626861	671910	745914	790668	829093	878262
博士	8586	9093	9437	9699	9668	10634
硕士	53391	56087	56776	61009	64703	69771

续　表

	2015年	2016年	2017年	2018年	2019年	2020年
本科	223917	234751	261636	262507	266070	288359
大专	340967	371979	418065	457453	488652	509498
构成（%）	**100.0**	**100.0**	**100.0**	**100.0**	**100.0**	**100.0**
博士	1.4	1.4	1.3	1.2	1.2	1.2
硕士	8.5	8.3	7.6	7.7	7.8	7.9
本科	35.7	34.9	35.1	33.2	32.1	32.8
大专	54.4	55.4	56.0	57.9	58.9	58.0
增长（%）	—	**7.2**	**11.0**	**6.0**	**4.9**	**5.9**
博士	—	5.9	3.8	2.8	−0.3	10.0
硕士	—	5.0	1.2	7.5	6.1	7.8
本科	—	4.8	11.5	0.3	1.4	8.4
大专	—	9.1	12.4	9.4	6.8	4.3

注：①本表数据由教育部提供；②招生数不含成人本专科生。

　　2020年底，从毕业生结构上看，临床医学（25.7%）、医学技术（11.6%）、药学（10.7%）和护理学（37.6%）依然为毕业生的主体，占毕业生总数的85.6%。与2015年比较，各专业毕业总数持续提高，医学技术、公共卫生和护理专业的毕业生占比有所提升。博士毕业生中，基础医学、公共卫生、护理学的占比有所提升，硕士毕业生中公共卫生、中医学、护理学的占比有所提升，本科毕业生中，基础医学、医学技术、口腔医学、护理学占比有所提升，尤其是护理学提升幅度较大（表8-6）。

表8-6　普通高等学校各类医学专业毕业人数及构成

	合计		博士		硕士		本科		大专	
	2015年	2020年	2015年	2020年	2015年	2020年	2015年	2020年	2015年	2020年
毕业人数	**626861**	**878262**	**8586**	**10634**	**53391**	**69771**	**223917**	**288359**	**340967**	**509498**
基础医学	3299	4392	721	1052	2302	2854	276	486	—	—
临床医学	199629	225331	5217	5962	35043	36453	90964	94152	68405	88764
医学技术	63622	101662	17	6	0	32	14038	35778	49567	65846
口腔医学	8531	11992	281	318	1716	2253	6534	9421	—	—
公共卫生	9474	15270	277	472	1984	3330	7213	9226	—	2242
中医学	34265	36584	911	938	3034	10790	30320	24856	—	—
药学	71462	93668	1142	1167	8375	8490	33967	32391	27978	51620
护理学	234000	330471	20	47	905	2142	39504	60432	193571	267850
其他	2579	58892	0	672	32	3427	1101	21617	1446	33176
构成（%）	**100.0**	**100.0**	**100.0**	**100.0**	**100.0**	**100.0**	**100.0**	**100.0**	**100.0**	**100.0**
基础医学	0.5	0.5	8.4	9.9	4.3	4.1	0.1	0.2	—	—
临床医学	31.8	25.7	60.8	56.1	65.6	52.2	40.6	32.7	—	—

续 表

	合计		博士		硕士		本科		大专	
	2015年	2020年	2015年	2020年	2015年	2020年	2015年	2020年	2015年	2020年
医学技术	10.1	11.6	0.2	0.1	0.0	0.0	6.3	12.4	—	—
口腔医学	1.4	1.4	3.3	3.0	3.2	3.2	2.9	3.3	—	—
公共卫生与	1.5	1.7	3.2	4.4	3.7	4.8	3.2	3.2	—	—
中医学	5.5	4.2	10.6	8.8	5.7	15.5	13.5	8.6	—	—
药学	11.4	10.7	13.3	11.0	15.7	12.2	15.2	11.2	—	—
护理学	37.3	37.6	0.2	0.4	1.7	3.1	17.6	21.0	—	—
其他	0.4	6.7	0.0	6.3	0.1	4.9	0.5	7.5	—	—

注：①本表数字由教育部提供；②公共卫生包括预防医学，中医学包括中西医结合学，药学包括中药学，护理学包括中医护理学，其他包括法医学和卫生管理等。

8.2 中等职业学校招生及毕业情况

2020年底，全国中等职业学校医学专业招生总数为38.2万人，占招生总数的11.7%。"十三五"期间，中等职业学校医学专业招生总量先降后升，在招生总量中的占比持续下降。

2020年底，全国中等职业学校医学专业毕业总数为33.6万人，占毕业生总数的13.0%。"十三五"期间，中等职业学校医学专业招生总量持续下降，在招生总量中的占比呈先升后降的趋势（表8-7）。

表8-7 中等职业学校医学专业招生及毕业人数

	2015年	2016年	2017年	2018年	2019年	2020年
中专招生数	3246214	3147092	3031256	2881839	3052358	3262226
#医学专业	414322	403283	375640	346132	349600	381695
所占百分比（%）	12.8	12.8	12.4	12.0	11.5	11.7
招生增长（%）	—	-3.1	-3.7	-4.9	5.9	6.9
#医学专业	—	-2.7	-6.9	-7.9	1.0	9.2
中专毕业人数	3172560	2986864	2774058	2696837	2681499	2592577
#医学专业	421711	404121	383987	372227	362991	336335
所占百分比（%）	13.3	13.5	13.8	13.8	13.5	13.0
毕业生增长（%）	—	-5.9	-7.1	-2.8	-0.6	-3.3
#医学专业	—	-4.2	-5.0	-3.1	-2.5	-7.3

2020年底，全国中等职业学校招生专业为护理及助产的有239693人，占总数62.8%，医学技术49160人，占比12.9%，药剂及中药有50958人，占总数13.4%。全国中等职业学校毕业专业中，护理及助产有216482人，占比64.4%，医学技术有32924人，占比9.8%，药剂与中医46318人，占比13.8%。

与2015年相比，中等职业学校医学专业招生为护理及助产的下降41956人，其占比下降5.2%。药剂与中医学专业下降5784人。其占比下降0.3%。医学保健，卫生技术，中医及民族医学，卫生信息管理专业招生均有小幅上涨。全国中等职业学校医学专业毕业为护理及助产的下降76495人，其占比下降5.1%。农村医学毕业人数下降9419人，其占比下降0.8%。虽然医学检验技术，药剂及中药毕业人数有所下降，但其占比有小幅度提升（表8-8）。

表8-8 中等职业学校医学专业各学科招生、毕业人数及构成

	招生数		构成（%）		毕业人数		构成（%）	
	2015年	2020年	2015年	2020年	2015年	2020年	2015年	2020年
总　　计	414322	381695	100.0	100.0	421711	336335	100.0	100.0
护理及助产	281649	239693	68.0	62.8	292977	216482	69.5	64.4
农村医学	18113	12830	4.4	3.4	27218	17799	6.5	5.3
卫生保健	495	1328	0.1	0.3	38	2157	0.0	0.6
医学技术	34349	49160	8.3	12.9	25400	32924	6.0	9.8
#医学影像技术	8840	9887	2.1	2.6	6230	7968	1.5	2.4
医学检验技术	11701	10886	2.8	2.9	9689	8692	2.3	2.6
口腔工艺技术	6350	13545	1.5	3.5	4574	6302	1.1	1.9
药剂及中药	56742	50958	13.7	13.4	49467	46318	11.7	13.8
中医及民族医	15816	20351	3.8	5.3	11349	15823	2.7	4.7
人口与计划生育管理	—	—	—	—	8096	—	1.9	—
卫生信息管理	599	980	0.1	0.3	187	114	0.0	0.0
医药卫生财会	108	40	0.0	0.0	65	40	0.0	0.0
其他	6451	6352	1.6	1.7	6914	4678	1.6	1.4

注：护理包括助产士及中医护理，其他主要指医药卫生新专业。

8.3 毕业后医学教育部分

8.3.1 住院医师规范化培训

8.3.1.1 住院医师规范化培训制度背景

我国住院医师培训历程，始于1921年北京协和医学院的"24小时住院医师负责制和总住院医师负责制"。新中国成立后，医疗卫生事业快速发展，医师培训工作因需而兴。改革开放以来，在国家政策的推动下，各省（区、市）积极深化医师培训试点工作，取得了一些有益的探索经验。2013年底国务院七部门发布《关于建立住院医师规范化培训制度的指导意见》，明确了2020年基本建立住院医师规范化培训制度的工作目标。在此基础上，全国全面推行住院医师规范化培训制度。国家高度重视住院医师规范化培训工作。2019年12月，全国人大通过了《中华人民共和国基本医疗卫生与健康促进法》，以法律的形式提出："国家制定医疗卫生人员培养规划，建立适应行业特点和社会需求的医疗卫生人员培养机制和供需平衡机制，完善医学院校教育、毕业后教育和继续教育体系，建立健全住院医师、专科医师规范化培训制度，建立规模适宜、结构合理、分布均衡的医疗卫生队伍。"以法律的形式规定了住院医师、专科医师规范化培训制度。2020年国务院办公厅印发《国务院办公厅关于加快医学教育创新发展的指导意见》，专门对住培工作做出了明确的指示。

住院医师规范化培训制度的建立和发展，响应了国家深化医改的时代要求，回应了人民健康的现实需求，顺应了医师成长的客观规律，是我国医学教育史上的一场革命，实现了"从无到有"的

裂变性发展，实现了临床医师培养模式的大突破，其意义重大而深远。近年来，全国每年有数以十万计的合格年轻临床医师，充实到医疗机构和社区卫生服务的第一线，成为医疗卫生队伍中最具活力最有发展潜力的新生力量，缓解了紧缺医疗人才匮乏的矛盾，缩小了各级医疗机构之间医疗人才资源的差距，促进了中西部及欠发达地区医疗事业的均衡发展。在2020年抗击新冠肺炎疫情的严峻考验中，新时代青年医生展现出良好的医学素养和精神风貌。

8.3.1.2 住院医师规范化培训制度及培训标准建立

目前，经过全系统的共同努力，住院医师规范化培训制度建设取得了重要的阶段性进展。基本形成"架构完善、上下衔接、要素齐备"的政策体系，保证了住培工作的守正行稳。国家陆续出台了培训管理办法、培训内容与标准、培训基地认定标准、招收和考核实施办法等相关配套文件。与教育部加强医教协同，推进临床医学（含口腔、中医，下同）专业学位硕士研究生（以下简称专硕研究生）教育与住培相互衔接，2015年起，所有新入学专硕研究生的临床能力按照住培的有关内容与标准进行培养。

根据国家卫生健康委有关规定和要求，各省（区、市）卫生行政部门结合本地区实际，积极出台实施方案和细化政策，主要包括住院医师规范化培训实施意见、实施办法以及招收、考核、人事管理、基地建设、资金管理等有关规定，使住培制度落实更具可行性、操作性。各地培训基地研究制定了具体实施办法。从国家到地方已基本建立起政府领导、部门协同、行业牵头、多方参与的工作机制。行政管理层级清晰、职责明确，国家、省、基地协调一致，密切协作。业务管理机构健全、作用明显，中国医师协会和国家卫健委人才中心为过程管理和结业考核的主要支持单位。根据培训需求，已分3批遴选认定了1122家培训基地（含中医，绝大多数为三级甲等医院）和1.2万家专业基地（科室）。基本建成"国外经验与本国国情相结合、顶层设计与基层创新相结合、擘画长远与满足急需相结合"的培训体系，促进了住培模式的因时因地制宜发展。不断完善"国家主导、地方配套、基地补充"的多元扶持机制，形成了住培保障的有力支撑。

经过各层级和权威专家的认真论证，2014年8月原国家卫生计生委及时印发《住院医师规范化培训基地认定标准（试行）》和《住院医师规范化培训内容与标准（试行）》，为培训基地建设和培训工作确立的质量标尺。以此为核心，相应制定了招收、培训、管理和考核等要求与之配套。随着培训工作的深入推进，2017年8月启动了临床医学类和口腔医学类各专业标准的修订工作。前期组织相关行业协会，展开对里程碑质量管理系统的研究，结合北京协和医院牵头的住培精英教学医院联盟拟制的《中国住院医师核心胜任力框架共识》，加快完善以胜任力为导向、体现分层递进培训理念的培训标准体系建设，修订后的全科专业"两个标准"已于2019年11月发布，其他专业的于2021年正式发布。

8.3.1.3 住院医师规范化培训制度实施情况

中央财政对住培给予了大力支持，按照每人每年3万元的标准建立经常性补助机制，按照每个基地500万元支持首批培训基地加强能力建设，建立师资培训和重点专业基地建设专项，多年来已累计投入350多亿元。据不完全统计，地方财政累计投入超过100亿元。住培待遇得到了较为明显改善。

2014年以来，年度培训招收规模从5万人逐步增加到7万余人，截至2020年底，中央财政累计支持招收住院医师46万人（含专硕研究生则为71万人），其中，全科6.7万人、儿科2.7万人、精神科0.6万人、妇产科2.8万人、麻醉科2.2万人（含专硕则分别为6.9万人、3.7万人、0.8万人、4.0万人、3.0万人），2020年，全科专业住院医师招收超过1万人（占当年总招收计划的15%），儿科近3500余人，精神科900余人、妇产科3700人、麻醉科3700人，紧缺专业人才培训数量较制度实施之前显著增加。面向社会招收的住院医师比例逐年上升，2020年已占当年总招收人数的45%。东中部15个省市共为新疆、西藏、贵州、云南等欠发达地区代培住院医师1900余名，为提升西部地区医疗卫生水平发挥了重要作用。

通过培训的过程考核与结业考核，促进住院医师规范化培训严格管理、规范实施、确保质量。2017年起，全面实施全国统一的结业理论考核，将结业考核通过率作为倒逼培训质量改进的重要抓手。2017—2020年累计有31.9万余名住院医师通过结业考核取得住培合格证书。今后每年将有10万人参加结业考核。

8.3.2 专科医师规范化培训

8.3.2.1 专科医师规范化培训制度背景

专科医师规范化培训（以下简称"专培"）是毕业后医学教育的重要组成部分，是在住院医师规范化培训（以下简称"住培"）基础上，继续培养能够独立、规范地从事疾病专科诊疗工作临床医师的必经途径，在国际医学界有广泛共识和长期实践。我国部分地区和医院也对专科医师培训进行了一系列探索与实践。当前，住培制度已在全国全面推开，专培制度尚在试点阶段。构建与住培制度紧密衔接的专培制度，做好"住专一体化"毕业后教育体系顶层设计，是深化医药卫生体制改革的重要举措，对于医教协同完善我国医师培养体系、整体提升临床医疗水平和质量、满足人民群众日益增长的医疗需求、为建设健康中国储备强有力的人才队伍具有重大意义。

2015年12月，原国家卫生计生委等8部门联合印发《关于开展专科医师规范化培训制度试点的指导意见》，标志着我国专培制度试点工作正式启动。2019年12月，第十三届全国人民代表大会常务委员会第十五次会议通过的《中华人民共和国基本医疗卫生与健康促进法》明确提出"完善医学院校教育、毕业后教育和继续教育体系，建立健全住院医师、专科医师规范化培训制度，建立规模适宜、结构合理、分布均衡的医疗卫生队伍"，专科医师规范化培训从此有了法制化保障。

2015年12月，原国家卫计委等八部门联合印发《关于开展专科医师规范化培训制度试点的指导意见》（国卫科教发〔2015〕97号），标志着专培制度试点工作正式启动。按照深化医药卫生体制改革的总体部署，适应临床医疗工作对专科医师队伍发展建设的需求，遵循医学教育规律和人才成长规律，立足中国国情，借鉴国际先进经验，有效衔接住院医师规范化培训，积极探索、勇于创新、扎实推进，开展专科医师规范化培训制度试点工作。

8.3.2.2 专科医师规范化培训试点工作情况

2016年，遴选有条件的专科启动试点工作，总结经验，完善政策，在总结评估的基础上逐步推开，并设定到2020年在全国范围初步建立专科医师规范化培训制度，形成较为完善可行的组织管理体系、培训体系和有效的政策支撑体系，做好住培—专培有机衔接，形成完整的毕业后医学教育制度，培养一批高素质的合格临床专科医师的目标。

自2016年开展专培制度试点工作以来，遵循着"稳妥、审慎、小范围"的原则，国家卫生健康委委托中国医师协会以建立专培制度试点工作的三大体系建设为主线，着力探索可复制、可推广、可持续的专培模式。专培制度探索的主要工作包括以下方面：一是探索建立高效运行的组织管理体系。结合政府职能转变的要求，探索逐步过渡到由行业组织发挥主导作用的管理模式。二是探索建立科学完善的培训体系。研究与探索专科医师的培训、考核、准入有效衔接的制度模式。三是探索建立保障有力的政策支撑体系。探索建立与专培制度密切相关的配套政策。

自2016年首批三个试点专科工作启动以来，研究探索制定了专培实施方案、基地认定标准总则、培训内容与要求标准总则、师资队伍管理办法（试行）、试点专科经费使用细则（试行）等管理配套文件，并不断完善修订。2019年7月，委托中国医师协会印发《专科医师规范化培训内容与标准（2019年版）》和《专科医师规范化培训基地标准（2019年版）》，指导各培训基地开展工作。2020年7月，印发《专科医师规范化培训试点项目管理工作要求（试行）》，加强专培培训过程管理。

除目前已经开展工作的10个试点专科外，自2017年以来，委托中国医师协会在专科目录设置方面广泛征求了多方意见、不断修改完善，基本达成共识，于2019年在行业内发布《专培制度试点专科目录设置》，专科目录涵盖33个住培专业（口腔全科专业下未设专科），设置了120个专科。

自2017年首批3个试点专科开展招收工作以来，经过4年时间，专培招收工作已初步理顺。每年稳定于7月上传招收简章并进行志愿填报，8月开展招收考核并完成录取与调剂工作。各级单位分工明确，中国医师协会制定统一的招收考核要求，省级卫生健康行政部门进行监督指导，培训基地具体组织实施，有序开展理论考核和临床综合能力考核，完成专培招收的录取调剂工作。

8.4 继续医学教育

继续医学教育是为适应医学技术发展和实际需要的，以学习新理论、新知识、新技术、新方法为主的终生职业教育，培训对象是完成毕业后医学教育培训或具有中级以上专业技术职务的卫生技术人员。继续医学教育实行学分制，继续医学教育对象每年都应参加本专业相关的继续医学教育活动，学分数不低于25学分其中Ⅰ类学分5～10学分，Ⅱ类学分不低于15～20学分。省（自治区、直辖市）级医疗卫生单位、三级医院和一级防保机构的继续医学教育对象，五年内必须通过参加国家级继续医学教育项目获得10学分。两类学分不可相互替代。

国务院办公厅印发的《关于加快医学教育创新发展的指导意见》（国办发〔2020〕34号）强调了要推进继续医学教育创新发展。将医德医风、法律法规、急诊和重症抢救、感染和自我防护，以及传染病防控、健康教育等公共卫生知识与技能作为医务人员必修课。创新继续教育方式，逐步推广可验证的自学模式。大力发展远程教育，健全远程继续医学教育网络。将医务人员接受继续医学教育的情况纳入其年度绩效考核的必备内容。用人单位要加大投入，依法依规提取和使用职工教育经费，保证所有在职在岗医务人员接受继续教育和职业再培训。在卫生专业技术人员职称评价中，突出品德、能力、业绩导向，强调临床实践等业务工作能力，破除唯论文倾向。

国家卫生健康委办公厅《关于落实为基层减负措施改进继续医学教育有关工作的通知》（国卫办科教函〔2019〕702号）进一步明确了继续教育学分管理改革，包括：医务人员参加继续医学教育所获的Ⅰ类和Ⅱ类学分，在全国范围内当年有效。医务人员当年参加本专业相关培训所获的Ⅰ类和Ⅱ类继续医学教育学分可相互补充，所补充比例不得超过该类别学分总值的50%。县级及县以下医疗卫生机构的医务人员学分要求由各省级继教委结合本地实际规定，可不限于学分分类，适当提高远程继续医学教育学分占比。参加住院医师规范化培训、专科医师规范化培训、助理全科医生培训、累计6个月及以上进修并考核合格者、担任省级及以上科技成果奖励项目负责人等人员，可视为当年继续医学教育合格。远程继续医学教育机构不得直接向学员授予学分，需经学员所在地的省级继教委核实后发放相应学分。

本章小结

1. 2020年底，全国普通高等学校医学专业招生112.3万人，毕业生87.8万人，医学专业的招生人数与毕业生数均约占总量的10%。

2. "十三五"期间，普通高等学校医学专业扩招1.59倍，医学专业毕业生是"十二五"的1.4倍。

3. 2020年底，全国中等职业学校医学专业招生38.2万人，毕业生33.6万人。"十三五"期间从中等职业学校毕业的医学专业的毕业生逐年下降。

4．2013年底国务院七部门发布《关于建立住院医师规范化培训制度的指导意见》，明确了2020年基本建立住院医师规范化培训制度的工作目标。

5．2020年国务院办公厅印发《国务院办公厅关于加快医学教育创新发展的指导意见》，专门对住培工作做出了明确的指示，并强调了推进继续医学教育创新发展。

6．2015年12月，原国家卫生计生委等8部门联合印发《关于开展专科医师规范化培训制度试点的指导意见》，标志着我国专培制度试点工作正式启动。

第九章 "十三五"期间卫生健康人力发展的主要成效

9.1 人才资源数量稳步增长

一是卫生人员总量稳步增加。至2020年底，我国卫生人员总量达到1347.5万人，较2015年增长278.1万，年均增长率达到4.7%。其中，卫生技术人员1067.8万人，较2015年增长167.0万人、年均增长率5.9%；其他技术人员53.0万人，较2015年增长13.0万人、年均增长率5.8%；管理人员56.1万人，较2015年增长8.9万人、年均增长率3.5%；工勤技能人员91.1万人，较2015年增长12.8万人、年均增长率3.1%。乡村医生与卫生员总量和占比均有所下降，其他各类人才队伍规模均随医疗卫生事业发展稳步增长。

二是执业（助理）医师、注册护士和技师（士）增速更快。"十三五"期间，执业（助理）医师和注册护士仍保持高速增长，年均增长率分别达到6.1%和7.8%，注册护士仍是增速最快的。技师年均增长率由"十二五"的4.8%提高至"十三五"的5.5%。

三是医院卫生健康人才快速增加。"十三五"期间，医院卫生人员由613.3万人增加到811.2万人，年均增长率为5.8%，占全国卫生人员的比重由57.3%增加到60.2%。其中，民族医院、中西医结合医院、专科医院、中医医院卫生人员均快速增加，尤其是专科医院，卫生人员数量占医院人员总数的比重由12.2%增加到14.4%。

四是全科医生数量快速增加。"十三五"期间，全科医生由18.9万增加到40.9万，每万人口全科医生数由1.37人增加到2.90人，与2015年相比，全科医生增长116.7%，年均增长率为16.7%。其中，注册为全科医学专业的全科医生由6.8万增加到25.6万，增长了274.3%，占全科医生总数的比重由36.2%增加到62.6%，全科医生的吸引力越来越强，且逐渐成为全科医生的主要来源。乡镇卫生院全科医生配备增强，平均每家乡镇卫生院全科医生2.2人增加到4.94人，乡镇卫生院全科医生数占执业（助理）医师数的比重由18.4%增加到34.5%。

9.2 卫生健康人才专业化水平和服务能力不断提升

一是卫生人才配备的专业化程度不断提升。2020年底，全国卫生人员中，卫生技术人员占79.2%，较2015年提高了4.3个百分点。尤其在医院，卫生技术人员所占比重高达83.5%，卫生人才配备的专业化程度达到较高水平，专业技术人才的主体地位更加凸显。医师中，具有执业医师资格的比重由2015年的82.5%提高到2020年的83.3%，医师的专业技术水平进一步提升。

二是基层医疗卫生机构专业人才配备得到加强。"十三五"期间，基层医疗卫生机构卫生技术人员由225.8万人增加到312.3万，年均增长率为6.7%，占卫生人员的比重由62.7%上升到72.0%；其中，执业（助理）医师增加43.4万、注册护士增加41万，医护比由1∶0.59优化到1∶0.69。社区卫生服务中心（站）卫生技术人员所占比重由85.3%增加到86.1%、医师中执业医师占比由80.4%增加到82.2%、医护比由1∶0.84优化到1∶0.94，卫生院由84.4%提高到85.6%、医师中执业医师占比由57.5%增加到60%、医护比由1∶0.68优化到1∶0.79。村卫生人员中，执业（助理）医师增加15.5万，占村卫生室人员总数的比重由21.4%增加到32.3%；注册护士增加7.9万，占村卫生室人员总数的比重由7.3%增加到12.8%；乡村医生和卫生员减少24万，占村卫生室人员的比重由71.3%下降到54.9%。

三是卫生健康人才服务能力显著提升。2019年底[①]，我国各类医疗卫生机构的诊疗人次达到87.2亿次，入院人次26596万次，实际占用总床日数237335.4万日，其年均增长率分别达到3.2%、6.0%和4.2%，医疗卫生机构人员服务量不断增长。其中，基层门诊部和诊所的服务量有所增加，其提供的诊疗服务量占基层总诊疗服务量的比重分别由2%增加到3.8%，13%增加到16.3%。同时，各类医疗卫生机构反映医疗服务能力的病例组合指数（CMI）不断提高，三级公立医院诊疗病种覆盖面逐年增加，DRG组数中位数由2016年的530组增加至2019年的563组，其中综合医院DRG中位数达到617组，较2016年增加28组[②]。

9.3　卫生健康人才素质能力持续提高

一是卫生技术人员学历层次持续提升。"十三五"期间，我国本科及以上学历的卫生技术人员占比始终平稳增长，由2015年的30.6%提高到2020年的42.1%，其中，研究生及以上学历提高1.2个百分点，中专及以下学历减少11.1个百分点。执业（助理）医师学历层次更高，本科及以上学历执业（助理）医师的比重达到54.0%，研究生学历达到13.8%。药师（士）、技师（士）学历结构优化加速，本科及以上学历分别增加10.1个百分点和7.4个百分点。各类机构中，疾病预防控制机构、妇幼保健机构、社区卫生服务中心和乡镇卫生院学历层次提升更快，本科及以上学历占比均提高了10个百分点以上。

二是高级职称比例不断提高。"十三五"期间，医疗卫生机构高级职称卫生技术人员占比由7.6%提高到8.9%，其中药师（士）、技师（士）高级职称占比提高幅度更大，分别提高了1.6个百分点和1.3个百分点。医院、疾病预防控制机构、妇幼保健机构、社区卫生服务中心、乡镇卫生院高级职称卫生技术人员分别增加1个百分点、4个百分点、2.4个百分点、1.9个百分点、1.9个百分点。

9.4　卫生健康人才配置更趋均衡

一是区域间卫生健康人力资源配置更加均衡。"十三五"期间，东、中、西部地区的每千人口卫生技术人员数、每千人口执业（助理）医师数和每千人口注册护士数均平稳增长，区域间配置差距明显缩小。西部地区受益于各种倾斜政策的支持，人才队伍建设成效显著，卫生人员年均增长率达5.5%，高于全国卫生人员年增长率（4.7%）。西部地区注册护士、药师（士）、技师（士）增速均快于东部和中部地区，年均增速分别达到9.0%、4.2%和7.2%，西部地区医护比（1∶1.26）优于中部地区（1∶1.16）和东部地区（1∶1.09）。

二是公立与非公立医疗卫生机构间人力配置差距悬殊的局面有所改善。"十三五"期间，非公立医疗卫生机构人才发展快速，卫生人员增加137.5万人、年均增长率10.8%，卫生技术人员增加122.3万人、年均增长率13.3%，远超过公立医疗卫生机构卫生人员（3.1%）和卫生技术人员（4.1%）增速。非公立医疗卫生机构卫生人员占比由2015年的19.2%提高至2020年的25.4%，卫生技术人员占比由17.7%提高至24.7%，管理人员占比由18.8%升至32.5%，非公立医疗卫生机构人才短缺现象有所缓解，有效增加了医疗服务供给、满足了群众多样化健康需求。

---

① 2020年医疗卫生机构诊疗人次数和入院人次数受新冠肺炎疫情影响，呈下降趋势，不能反映真实服务需求，故这里"十三五"期间使用2015—2019年数据。

② 数据来源于国家卫生健康委办公厅关于2018年度全国三级公立医院绩效考核国家监测分析有关情况的通报。

9.5 卫生健康人才制度机制不断创新

一是立足行业特点的卫生健康人才培养制度基本建立。医教协同深化医学人才培养改革，进一步规范医学类专业办学和学制；继续医学教育项目申报、学分授予、基地认证以及质量监控等工作有序开展。毕业后医学教育质量和规范不断提高，住院医师规范化培训制度和培训体系不断完善，培训质量不断提高。2016年参加住院医师规范化培训的人员首次参加临床执业医师资格考试通过率为83%，较未培训者高出近10个百分点，2019年高出21.8个百分点。2017—2019年，累计有18.7万余名住院医师通过结业考核取得住院医师规范化培训合格证书。

二是注重实践的卫生健康人才使用评价机制不断完善。为突出对临床实践能力的评价，高级职称评审中引入病历、疑难症诊治记录等临床资料作为评价临床医护人员专业技术水平的做法得到普遍推行；基于岗位职责和工作实际的基层卫生人才职称管理全面推进落实，基层医疗卫生机构岗位结构比例不断优化。

三是适应服务需求的卫生健康人才流动配置出现新特点。"十三五"期间，继续统筹推进和加强"万名医师支援农村卫生工程""东西部地区医院省际对口支援"等城乡对口支援、三级医院对口帮扶贫困县县医院等对口支援工作。此外，除了对口支援等各类援助项目，人才一体化、医联体、柔性引进、县管乡用、特设岗位、多点执业等人才流动配置机制得到不断探索，市场机制在卫生人力资源配置中的作用逐步显现。

四是符合行业特点的卫生健康人才薪酬制度改革力度加大。"十三五"期间，公立医院薪酬制度改革试点扩面提速，2017年开始试点并将试点范围扩大到31个省（区、市）的地级城市，每个城市至少选择一家公立医院试点，各地积极探索建立与岗位职责、工作业绩、实际贡献紧密联系的分配激励机制，合理体现医务人员技术劳务价值。同时，基层医疗卫生机构绩效工资政策进一步完善，部分地区创新力度较大。

9.6 基层卫生人才政策协同创新力度加大

"十三五"期间，政府及相关部门对基层卫生的重视不断加强，全社会参与，财政、人社、编办、民政等多部门协调的机制越来越顺畅，基层卫生人才治理呈现系统施策、协同创新的良好局面，人才管理的制度机制不断完善，有力促进了基层卫生人才队伍建设。一是财政对基层卫生补助力度进一步加大，卫生院的财政补助收入占总收入的比例由2015年的44%提高到2020年的47.2%。二是基层卫生人才职称制度得到完善，基层卫生专业技术人员职称评审中坚持"干什么、评什么"，论文、外语、科研不再是基层卫生人员职称晋升的绊脚石。三是基层医疗卫生机构岗位结构比例不断优化，部分地区逐步提高基层中、高级岗位比例，拓展基层卫生人才职业发展空间。四是基层医疗卫生机构绩效工资政策有所突破，统筹与当地县区级公立医院绩效工资水平的关系，核定基层医疗卫生机构绩效工资水平，明确签约服务费可用于人员薪酬分配，推动落实"两个允许"。五是推进基层医疗卫生机构建立"公益一类保障与公益二类管理"的运行新机制，既强化保障又较好地调动基层积极性。六是部分地区设立和提高基层人员工作补贴，加强稳定和吸引人才力度。七是积极探索"编制周转池""县管乡用""乡聘村用"等人才使用机制。八是加强对口支援和人才帮扶等人才柔性流动措施。九是持续开展和加大订单定向等基层人才培养和培训工作力度。

9.7 卫生健康人才发展环境持续趋好

一是卫生人才是第一资源的理念逐步共识。把人才作为第一资源，大力加强卫生健康人才队伍建设的需求越来越迫切，医疗卫生工作中关于"人才强卫""人才强基层""人才强院"的理念逐步贯彻落实。二是医务人员赢得社会各界的尊重，得到党和国家的关心认可。党中央、国务院将每年8月19日设为医师节，习近平总书记高度赞扬广大医务工作者"敬佑生命、救死扶伤、甘于奉献、大爱无疆"的崇高精神，连续多次做出重要指示，推动建立完善医务人员保障机制，充分彰显对医生职业的尊崇和对广大医务工作者的关心关爱，全社会尊医重卫的良好氛围更加浓厚。三是建立卫生系统人员表彰机制，组织开展全国卫生系统表彰，加大对卫生人才的激励，涌现出了一大批为卫生健康事业不懈奋斗的"中国好医生""中国好护士""最美医生"以及优秀医疗卫生工作者。2020年9月，全国抗击新冠肺炎疫情表彰大会上向作出杰出贡献的功勋模范人物颁授共和国勋章和国家荣誉称号，表彰抗疫先进个人和先进集体，弘扬伟大抗疫精神。四是营造尊医重卫的法律环境。《基本医疗卫生与健康促进法》设立医疗卫生人员专章，从法律层面关心和尊重医务人员，保障医疗卫生人员的安全不受侵犯。

第十章 "十三五"期间卫生健康人力发展的主要问题

10.1 卫生健康人力仍是我国医疗卫生资源配备的最大短板

近年来，我国医疗卫生资源尤其硬件条件快速改善，但卫生人力资源的配备与经济社会总体发展目标差异悬殊，与人民群众健康需求仍有较大差距。2018年经济合作与发展组织（OECD）国家平均每千人口医生数为2.97人（31个国家）、每千人口护士数为7.86人（29个国家）、每千人口药师1.08人（28个国家）；同年，我国每千人口医师、护士、药师数分别为2.59人、2.94人、0.34人。与OECD国家相比，我国护士和药师差距加大，队伍建设有待于进一步加强。"十三五"期间，我国社会老龄化进程加快，据第七次人口普查数据显示，60岁及以上老年人口占全国人口的18.70%，较第六次人口普查数据提高了5.44个百分点，老年人口呈现基数大、占比高、增速快的特征。与积极应对老龄化的国家战略相比，老年健康服务供给能力偏低，适应老年健康需求的老年医学、老年护理、医养结合、康复、健康管理、社工、老年服务与管理等人才严重匮乏，缺口很大。同时，大卫生大健康的发展格局，更加关注生命全周期、健康全过程的管理。一方面，人民群众的健康服务需求快速增加，其中，慢性病患病率不断攀升、15岁以上人群慢性病患病率较第五次卫生服务调查增加了9.8个百分点，癌症的发病率和死亡率也逐年上升，老年人就诊率（40.1%）和住院率（24.9%）较2013年均明显增加，不断增长的健康服务需求与当前人力配置数量间的矛盾愈加突出。另一方面，健康服务边界的不断拓展、服务多样性趋向更加明显，包括养老托育、健康服务业、卫生信息技术、医学技术人才及一些新专业、交叉复合型人才明显不足，卫生健康人才门类与人才队伍建设任务需要进一步加强。

10.2 卫生健康人才素质与结构有待进一步提升

"十三五"期间，我国卫生人力资源配备不均衡的矛盾，更主要集中体现在人才质量上，卫生健康人才的素质、结构等亟待优化提升。一是机构间、不同类别间卫生健康人才发展呈现不均衡现象。各类卫生人员中，药师（士）、技师（士）占卫生技术人员的比重有所下降分别减少0.6个百分点和0.1个百分点，管理人员占卫生人员的比重由2015年的4.4%下降到2020年的4.2%。医师中，公共卫生类别医师增长较慢，五年间仅增加了0.7万人，占医师比重由2015年的3.7%下降至2020年的2.9%。基层医疗卫生机构、专业公共卫生机构卫生人员占比呈下降趋势，"十三五"期间分别由33.7%下降到32.2%，由8.0%下降到6.8%。全国卫生人员增量中，基层和专业公共卫生机构占增量比重仅有26.5%和1.7%，两类机构对卫生人才资源的增长贡献度较小。二是注册护士、药师（士）、技师（士）学历构成以大专学历为主，其中本科及以上学历注册护士占比低于执业（助理）医师33.3个百分点。同时，注册护士、药师（士）、技师（士）中高级职称人员占比较低，高级职称注册护士、药师（士）、技师（士）占比分别仅有3.2%、5.5%、6.8%，而执业（助理）医师高职称占比则达到18.0%。三是高级职称管理人员比例下降，除乡镇卫生院外，医院、疾病预防控制机构、社区卫生服务中心、乡镇卫生院高级职称管理人员占比均呈下降趋势，尤其是疾病预防控制机构，高级职称医师增加5.6个百分点，技师增加4个百分点，但高级职称管理人员减少7个百分点。四是基层医疗卫生机构尤其是乡镇卫生院人员能力素质亟待提升。乡镇卫生院卫生技术人员中，具有大学及本科以上学历占比仅有14.9%，远低于社区卫生服务中心（31.4%）和医院（42.5%），其中执业（助理）医师差距更大。乡镇卫生院具有高级职称的卫生技术人员占比同样远低于医院和社区卫生服务中心，仅占3.9%。五是民营医院高学历高职称人才相对缺乏。2020年底，公立医院卫生技术人员以本科及以上学历为主，而民营医院构成主体则以大专学历为主，公立医院本科及以上学历的卫生技术人员比民营医院高20.4个百分点。公立医院技术职务为高级职称的占比比民营医院高4.1个百分点。

10.3　城乡、区域间卫生健康人才配置及素质水平存在差距

自2018年起，城市卫生人员总量开始超过农村卫生人员总量。到2020年底，城市卫生人员总量比农村多59.5万人。"十三五"期间，城市卫生人员增速（37.1%）是农村卫生人员（15.8%）增速的2倍以上。城乡千人口卫生技术人员配置差距已缩小，城乡间千人口卫生技术人员差值由2015年的6.31下降至2020年的6.28。但城乡千人口执业（助理）医师和注册护士的差值仍在扩大，执业（助理）医师差值由2015年的2.17提高到2020年的2.19，注册护士差值由2015年的3.19提高至2020年的3.30。同时，在素质结构上，城市卫生技术人员学历以大学本科和大专为主，农村卫生技术人员学历则以大专和中专为主，城市大学本科及以上学历的卫生技术人员比农村高21.4个百分点，城市具有高级职称的卫生技术人员比农村高4.4个百分点。

"十三五"期间，中部地区人才问题仍然突出。中部地区执业（助理）医师、药师（士）和技师（士）年均增速最低，分别为5.8%、2.0%和4.6%。到2020年，中部地区千人口卫生技术人员数（7.26）低于全国平均水平（7.57），与东部地区（7.67）和西部地区（7.74）差距较大。其中，中部地区注册护士配置比例较低，千人口注册护士数仅有3.26人。人才素质结构同样如此。除注册护士外，中部地区本科及以上学历执业（助理）医师、药师（士）、技师（士）高学历人员占比均低于东部和西部地区。中部地区高级职称卫生技术人员占比在十三五期间下降了0.1个百分点，而同期东部地区和西部地区则分别提高了1.5个百分点和1个百分点。其中，执业（助理）医师高级职称占比总体趋势与卫生技术人员一致。

10.4　公共卫生、基层人才队伍是我国卫生健康人才队伍的短板和弱项

公共卫生人才队伍建设成为公共卫生服务体系短板中的短板。"十三五"期间，新冠肺炎疫情的暴发引发对公共卫生体系建设的大量思考，公共卫生服务体系建设成为国民健康领域亟待解决的关键问题。其中，公共卫生人才队伍数量不够、能力不高、活力不足的问题突出，成为公共卫生服务体系短板中的短板。"十三五"期间，除妇幼保健机构外，其他各类专业公共卫生机构卫生人员数量增长缓慢，其中是卫生监督机构卫生人员绝对量逐年减少，年均增长率为-3.8%；疾控机构在2020年扭转绝对数量持续下降趋势，增加了2798人，年均增长率为0.4%。2020年，千人口专业公共卫生机构人员数0.66人，这与《全国医疗卫生服务体系规划纲要（2015—2020年）》提出的0.83人的要求存在较大差距。专业公共卫生机构人员专业化程度降低，公共卫生类别执业（助理）增加五年间仅增加了0.7万人，占执业（助理）医师的比重由3.5%下降到2.9%。公共卫生专业人才培养不足，"十三五"期间医学院校预防医学类专业下降2.1个百分点，非医学类专业增加1.9个百分点；疾病预防控制机构对高学历人员吸引力减弱，人才流失严重。与2016年相比，新进人员中研究生学历占比下降1.9个百分点，公共卫生机构流失人员"转行"的比例最高，2019年转行人员占流出人员的比重

为6.4%[①]。

基层医疗卫生人才服务能力亟待提升。"十三五"期间，与医院相比，基层医疗卫生机构卫生人员增长缓慢，年均增长率为3.8%；医护结构仍有待进一步优化，到2020年，医护比为1∶0.69，若按"十三五"期间的优化速度，到2030年基层医疗卫生机构医护比倒置现象仍难扭转；卫生院卫生人员增长缓慢，年均增长率仅为3%，占基层医疗卫生机构卫生人员总数的比重由35.7%下降到34.5%；与其他医疗卫生机构相比，乡镇卫生院人员素质能力相对偏低，本科及以上学历卫生技术人员占22.2%，其中，执业（助理）医师占29%，注册护士占17.9%。"十三五"期间，整体上看，东、中、西部地区基层医疗卫生机构人员分布逐步均衡，但地区间发展速度差距很大，西部地区快速发展，中部地区发展较缓，除个别类别外，西部地区基层医疗卫生机构、社区卫生服务中心（站）、卫生院各类人员占全国同类人员的比重均增加，相比之下，中部地区以上三类机构人员占全国同类人员的比重均下降，东部地区注册护士、技师（士）占全国注册护士、技师（士）的比重下降，其中东部地区社区注册护士占比由53.7%下降到50.9%；东部地区乡镇卫生院除药师占全国药师的比重略有上升外（增加0.1个百分点），其他各类卫生技术人员占比均呈下降趋势。

10.5　卫生健康人才制度和环境需要进一步创新优化

第一，构建优质高效的整合型医疗卫生服务体系，更加强调特定卫生人力的适宜技能组合，需要跨层级、跨机构、跨专业的团队组合和协作。现行的人事管理制度层级严格，对人员的管理往往依附于单位，不利于不同机构、层级之间的协同。

第二，编制管理与卫生健康事业发展需求间的矛盾突出。目前，多数医疗卫生机构编制数量核定不足，编外用人现象普遍，编内外人员在干部选拔、职称聘任、薪酬水平、社会保障等方面存在非常大的差距，不利于队伍稳定。此外，对空编的管理使用非常严格，在一些地区尤其是县级及以下医疗卫生机构在招聘编内人员时缺乏自主权，空编不用的现象也比较突出。

第三，卫生健康人才发展环境需要进一步优化。"十三五"期间，尤其是新冠肺炎疫情发生以来，医务人员的社会地位、社会认可度得到较大提升，全社会尊医重卫的良好氛围逐渐形成，人才发展环境有所改善。但良好氛围的形成并非一蹴而就，仍有诸多需要进一步优化的地方。一是医务人员社会认可度有待提升。比较而言，临床医生感受到"高水平认可"的比例最低，对社会认可程度的改善程度评价偏低，只有38.5%认为尊重程度改善，28.2%认为社会地位改善，34.6%认为医患关系改善。二是医务人员工作时间长、工作压力较高。各类医疗卫生机构平均每周工作时间均超过40个小时，其中最高的乡镇卫生院为53.6个小时。近40%的医务人员感到工作压力大，其中医院自感程度更高，有46.4%的医务人员感到工作压力高。三是医务人员对收入水平、福利待遇满意度高的比例最低，在医院，仅有30.5%的医务人员对收入水平的满意度高，32.6%的医务人员对薪酬待遇满意度高。

---

① 数据来源于卫生健康人才规划监测评估调查。

第十一章　卫生健康人力发展的形势及政策建议

11.1　"十四五"期间卫生健康人力发展面临的形势

11.1.1　实现新时代经济社会发展目标，需要花大力气补齐我国卫生人力资源的短板

按照《国民经济和社会发展第十四个五年规划和2035年远景目标纲要》，到"十四五"末，我国经济发展将达到现行的高收入国家标准，到2035年人均GDP将达到中等发达国家水平。经过近些年来的高速发展，我国医疗卫生资源尤其硬件条件快速改善，如医院床位配备已达到OECD国家中上水平，但在卫生人力资源的配备上，则与经济社会总体发展目标差异悬殊。2019年，高收入国家每千人口医生、护士的平均水平分别为3.31人、8.28人，而同期我国千人口医生、护士数仅有2.77人、3.18人。可见，卫生人力资源成为我国医疗卫生资源配备的最大短板，"十四五"期间需要大力加强卫生健康人才队伍建设，重点弥补卫生人力资源的短板，实现健康与经济社会协调发展。

11.1.2　全面推进健康中国建设，需要进一步拓宽卫生健康人才的范畴

"十四五"期间，国家全面推进健康中国建设、深入实施健康中国行动，实现发展方式从以治病为中心转变为以人民健康为中心，关注生命全周期、健康全过程，注重统筹预防、治疗、康复等资源满足人民健康需求。与此相适应，卫生健康人才的范畴也随之扩大，除了传统的医药护技等卫生技术人才，还涉及诸如老年健康、职业健康、托育人才、健康服务业等相关领域的专业人才和高技能人才，需要一并纳入卫生健康人才范畴，加强培养、开发、建设和管理，为健康中国提供坚强的人才保障。而这些人员机构分布杂、专业范围广、分类和统计难，对人才服务和管理工作带来挑战。

11.1.3　推动卫生健康事业高质量发展，需要大力提升卫生人才的服务能力和水平

"十四五"时期，卫生健康事业也进入高质量发展阶段。卫生健康人才建设必须适应高质量发展的要求，把质量问题摆在更为突出的位置，着力提升发展质量和效益。近年来，我国卫生技术人员的服务能力虽不断提升，但人才质量和水平与发达国家相比仍有较大差距。如我国每千人口执业（助理）医师数已高于中高收入国家平均水平，但其中30%的为本科以下学历，还有17%的为执业助理医师；注册护士中，拥有本科及以上学历占比仅为21.0%。同时，我国卫生人力资源配备不均衡的矛盾，主要集中体现在人才质量上，尤其基层卫生人才素质和能力还不高，难以满足居民健康服务需求。此外，一些诸如实验室技术人员、医学工程、物理治疗、信息技术等传统上的医学技术人员、其他技术人员或辅助类卫生人才以及一些新专业、交叉复合型人才对于医疗服务质量的影响也越来越显现，既往对这些人员关注不足。因此，"十四五"期间，需要大力加强人才能力建设，进一步提高各类卫生健康人才的素质和水平，推动质量变革、效率变革，适应卫生健康事业高质量发展的要求。

11.1.4　贯彻预防为主保障公共卫生安全，需要大力加强公共卫生人才队伍建设

当前，公共卫生体系是国民健康领域亟待解决的问题之一，而专业技术人才短缺是公共卫生体系短板中的短板。近10年来，我国公共卫生队伍建设滞后，尤其2014年以后队伍发展几近停滞，疾

病预防控制机构和卫生监督机构卫生人员绝对量逐年减少，公共卫生类别执业（助理）医师的绝对数量和占执业（助理）医师的相对比例均在减少或降低，公共卫生专业人才数量不够、能力不高、活力不足的问题突出，成为影响国家公共卫生防护网的瓶颈之一。国际上，公共卫生人才门类多、作用大、职业地位较为突出。如环境和职业健康专业人员、理疗师、营养师和营养学家等是与医生、护士、助产士等并列的职业类别，其中环境和职业健康人员约占卫生人员的1.16%，平均每万人口0.74人，凸显了环境、职业、营养等公共卫生人员的职业地位和较高的配备水平。"十四五"期间，构建强大的公共卫生体系、筑牢国家公共卫生防护网，需要下大力气解决公共卫生人员配备不足的问题，大力加强公共卫生人才队伍建设，提升公共卫生体系服务能力。

11.1.5 构建整合型卫生健康服务体系，更加强调特定卫生人力的适宜技能组合和精细化团队合作

能够应对健康服务需求的有效卫生人力的基础在于实现卫生人力的供给和技能与人口需求、服务模式相匹配。当前，我国正在推进健康领域供给侧改革，着力构建优质高效的整合型卫生服务体系，而整合型卫生服务更强调特定卫生人力的适宜技能组合，即由合适的人提供合适的服务，这对现行的卫生人力组合和管理方式带来新的挑战。首先，如何盘活并充分利用现有人力，实现跨机构跨专业合作，依据卫生服务需求组建灵活有效的团队，提升现有人力的使用效率。其次，如何更有效地定位各类卫生人力职责，调整现有专科医生、全科医生、护理人员以及其他卫生人员的配备结构，以及对新产生的人才门类如何界定、如何发展及如何发挥作用等都需要通盘考虑。最后，提供整合型卫生服务需要具备多样且可持续的技能结构，但目前卫生人力资源面临专业化分工越来越细与健康需求越来越综合的矛盾，如何在人力配备与团队合作中设计合理的工作流程、明确职责任务分工、制定激励措施等，也需要充分考虑。

11.1.6 实现创新驱动发展，需要创新卫生健康人才政策和治理体系

"十四五"期间，面向人民生命健康，必须坚持创新驱动发展战略，通过创新优化资源配置、形成发展新动能，推动医疗卫生机构从依靠药品等物耗资源转向人才、科技等创新要素，增强发展动力和活力。一是需要加强高层次医学人才建设，造就更多国际一流的医学科技领军人才、创新团队和青年科技人才后备军，充分发挥引领作用，推动医学科技创新。二是国家以高水平对外开放打造国际合作和竞争新优势，推动构建人类卫生健康共同体，需要大力加强国际卫生人才建设，提升我国参与全球卫生健康治理的能力。三是创新人才政策，激发卫生健康人才活力。目前，对卫生健康人才的治理完全依托于所在卫生事业单位，人事管理制度层级严格，跨专业、跨机构的人才组合和服务团队所需的灵活的激励和职业结构受到僵化规则的制约，适应新需求、新模式的人才培养和使用制度还需要大力探索和创新，不断提高与健康服务模式相适应的人才治理体系，尤其是灵活的人才激励机制，以促进各类人才之间、机构之间、层级之间的有机协同。

11.2 卫生健康人力发展的政策建议

11.2.1 推进卫生健康人才稳步增长

在我国开启全面建设社会主义现代化国家新征程、实现第二个百年奋斗目标的新时期，以习近平总书记为核心的党中央提出了全面推进健康中国建设的重大任务，这是顺应新时代经济社会发展形势、满足人民群众多样化高质量的健康福祉作出的战略选择，是新时期卫生健康事业发展的根本目标。卫生健康人才是我国卫生健康事业的主力军，是推进实施健康中国战略的重要支撑。新时期必须更加强化人才资源是第一资源的理念，以补短板强弱项为切入点，提升人才质量，优化人才结构，促进各类人才优质均衡发展；以推动高质量发展为契机，提升人才服务能力，加强卫生健康人才队伍建设；以深化人才制度机制改革为动力，创新管理方式，完善卫生健康人事管理制度；以政策协同创新为理念，提升人才治理水平，激发卫生健康人才活力。

11.2.2　全面推进卫生健康人才队伍高质量发展

一是大力补齐公共卫生人才队伍建设短板。适应新时期公共卫生服务需求及新冠肺炎疫情常态化防控要求，着眼于补齐短板，加快推进公共卫生人才队伍建设。健全各类公共卫生机构人员配置标准，尽快落实社区卫生服务中心、乡镇卫生院至少配备1名公共卫生医师的配置要求，加快制定二级及以上医疗卫生机构公共卫生人员配置标准，着力配置一批规模适宜的公共卫生人才。强化现有公共卫生人员和临床医务人员公共卫生知识和技能培训，着重提高病原学鉴定、疫情形势研判、现场流行病学调查、实验室检测、监测预警和应急反应能力，提高公共卫生人员的专业化水平。有条件的地方，可探索开展公共卫生医师规范化培训，着力培养一批技术专业的公共卫生人才。科学设置公共卫生岗位，根据各级各类公共卫生机构人员现状和用人需求，增加中、高级岗位比例，健全符合公共卫生工作特点的人才评价体系，顺畅公共卫生人才职业发展和晋升路径。完善对公共卫生机构投入和补偿机制，加强投入保障力度，提高人员待遇，激发人员活力，增加人才吸引力。根据社会需要和全球形势变化，吸纳多学科、高层次专业人员融入公共卫生队伍，着力聚集一批本领高超的公共卫生人才。

二是综合施策、加快推进基层卫生人才队伍建设。新时期，基层人才供给不足（培养周期长）与现实需求的矛盾、健康需求大幅增加与激励不足的矛盾将更加突出，需要充分借鉴、发挥既有政策的集成效应和叠加作用，拓宽人才来源。加大全科专业住院医师规范化培训力度，深入实施全科医生特岗计划、农村订单定向医学生免费培养和助理全科医生培训等人才项目和人才计划，开展更加适宜的培训专项，多措并举提升基层人才能力。完善基层评价标准，落实基层职称评价政策，优化基层医疗卫生机构岗位设置，增加中高级职称岗位比例，多策并用拓宽基层人才职业空间。完善城乡卫生机构对口支援、毕业生基层就业、城市医师晋升前下基层服务、万名医师支援农村卫生工程等政策，探索人才柔性引进、退休人员返聘、医师区域注册等方式，多管齐下引导人才服务基层。鼓励医共体或县域内编制统一核定使用、"编制周转池""县管乡用、乡聘村用"等岗位管理方式，完善基层绩效工资调整、提高基层工资补贴、"公益一类保障和公益二类管理"运行新机制、健全村医养老保障政策等，多策并用提升基层岗位吸引力。

三是适应需求，加强老年、婴幼儿等重点人群健康服务人才队伍建设。积极应对人口老龄化及人口政策的变化，聚焦重点人群健康需求，统筹医疗、预防、康复、保健等各类人才资源配置，为完善妇幼健康、老年健康、职业健康、心理健康和精神卫生服务体系提供充足的人才保障。加大老年医学、老年护理、康复、营养、医养结合、健康管理、社工心理健康等专业人才的培养力度，完善老年健康服务人才激励保障政策，提高老年健康服务供给能力。增加妇产科、儿科优质医疗人才资源供给，建立健全托育服务人才专业化培养体系，明确培养标准、拓宽培养渠道、完善激励政策，提高妇幼健康服务人才供给能力。扩大精神科医师、护士规模，完善社会工作者、心理咨询师、心理治疗师、心理健康教育教师等心理健康服务人员培养体系，规范建设心理健康和精神卫生人才队伍。加大职业健康检测评价、工程防护、诊断救治等技术人才配备，以提升技术支撑能力为核心、提高职业健康人才队伍服务水平，适应职业健康相关技术服务发展需要。

四是提高质量，统筹推进各类卫生健康人才均衡发展。适应卫生健康事业高质量发展需要，需要把人才队伍能力建设摆在更加突出的位置，进一步缩小城乡、地区、专业之间人才配置差距，实现各类卫生健康人才高质量均衡发展。一是统筹城乡、区域、专业之间的均衡性，稳步扩大卫生技术人员规模，加快提升卫生技术人员服务能力和专业水平，推动医药护技各支队伍协同发展。二是推进卫生管理人员职业化、专业化建设，建立卫生管理人员培训制度，拓宽卫生管理人员职业发展空间，探索建立基于德才素质、个人资历、工作实绩等的医疗卫生机构管理岗位职员等级晋升制度。三是加强中医药人才队伍建设。建立完善与中医药医疗服务特点相匹配的人才培养、认证评价、执业注册、使用激励等人才管理制度，激发中医药人才活力。完善院校教育、毕业后教育、继续教育有机衔接、师承教育贯穿始终的中医药人才教育体系，合理布局培训网络，满足各级各类中医药专业技术人员培训需求。通过开展重大项目促进中医药人才发展。四是拓宽卫生健康人才队伍范畴，加快包括医学工程、物理治疗、信息技术、职业卫生工程等医学技术人员、其他技术人员和辅助类卫生人才以及一些新专业、交叉复合型人才队伍建设。

11.2.3　加快卫生健康人才制度机制创新

一是提高培养质量，完善人才培养开发机制。进一步强调和遵循医学人才成长规律，完善医学人才培养体系，提高人才培养与社会需求之间的适应性和契合度。以行业需求为导向，进一步明确医学人才培养标准，优化医学学科专业、类型、层次结构和区域分布，加强人才供需平衡监测。强化医学生早临床、多临床、反复临床，加强实践能力培养，切实提高临床技能。关注卫生技能人才的职业教育和培训，加强对各类健康服务相关实用型人才的培养和培训。健全住院医师规范化培训制度要求，提高培训质量，加大全科、公共卫生等紧缺人才规范化培训力度，落实住院医师规范化培训"两个同等对待"的政策要求。推进继续医学教育创新发展，根据医务人员能力和岗位需求，分层分类开展针对性继续医学教育。

二是适应服务需求，完善人才流动配置机制。合理制定并落实公立医疗卫生机构人员编制标准并建立动态调整机制。根据医疗服务需求以及医疗卫生公益事业发展规律，综合考虑公立医院床位数、诊疗服务量以及承担的教学、援助、公共卫生任务等因素，合理确定公立医院人员编制总量。服务公立医院事业发展，建立动态核增机制，妥善解决编外用人问题。创新人员编制管理方式，探索按区域核定医疗卫生人员编制总量，明确区域内各类医疗卫生机构的人员编制标准。顺畅城乡之间、地区之间、不同所有制医疗卫生机构之间的人才流动，加强医院、基层医疗卫生机构、专业公共卫生机构之间的人才协作，积极探索人才一体化管理、县管乡用、城乡联动等人才管理方式。

三是坚持以用为本，完善人才评价使用机制。遵循卫生健康行业人才成长规律和工作实际，分类施策，建立不同层级、不同类型、不同发展阶段人才职称评价制度，健全以服务水平、质量和业绩为导向，以社会和业内认可为核心的人才评价机制。深化卫生专业技术人员职称制度改革，坚持实践导向、科学评价，完善职称评价标准，注重医德医风考核，突出业绩水平和实际贡献。建立临床医生执业能力评价指标体系，实行成果代表作制度，破除唯论文、唯学历、唯奖项、唯"帽子"等倾向。完善岗位管理制度，分层分类科学开展岗位设置工作，明确岗位职责、任职资质条件、胜任能力要求以及基本的服务数量、服务质量、工作效率、工作标准等。完善岗位竞聘机制，实现能上能下、能进能出的畅通用人机制。

四是遵循价值规律，完善人才激励保障机制。落实"两个允许"要求，实施以增进知识价值为导向的分配政策，建立健全适应医疗卫生行业特点的薪酬制度。深化公立医院薪酬制度改革力度，强化公立医院公益属性，合理确定公立医院薪酬水平。完善公立医院薪酬水平决定机制，在核定的薪酬总量内，落实医院内部分配自主权。进一步发挥薪酬制度的保障功能，合理确定医院内部薪酬结构，完善公立医院负责人薪酬激励约束机制。强化以公益性为导向的考核评价机制，注重将考核结果与公立医院薪酬总量挂钩。拓宽经费渠道，合理确定人员支出占公立医院业务支出的比重。合理核定公共卫生机构绩效工资总量和水平，落实卫生防疫津贴，以及突发传染病和重大公共卫生事件临时补助政策。落实基层医疗卫生机构绩效工资政策，提高基层医务人员收入水平。

分报告一

卫生健康政策回顾

第十二章 卫生健康人力准入

职业资格制度是社会主义市场经济条件下科学评价人才的重要制度，也是国际通行的人才评价制度。从类别来看，分专业技术人员职业资格和技能人员职业资格两类。从资格性质上，分准入类职业资格和水平评价类职业资格两类。设置准入类职业资格，所涉职业（工种）必须关系到公共利益或涉及国家安全、公共安全、人身健康、生命财产安全，且必须有法律法规或国务院决定作为依据；设置水平评价类职业资格，所涉职业（工种）应具有较强的专业性和社会通用性，技术技能要求较高，行业管理和人才队伍建设确实需要。

《中华人民共和国基本医疗卫生与健康促进法》第五十三条明确规定，国家对医师、护士等医疗卫生人员依法实行执业注册制度，医疗卫生人员应当依法取得相应的职业资格。

12.1 医师准入

为了加强医师队伍的建设，提高医师的职业道德和业务素质，保障医师的合法权益，保护人民健康，国家于1998年6月26日颁布《中华人民共和国执业医师法》（以下简称《执业医师法》），1999年5月1日正式实施。《执业医师法》规定，我国实行医师资格考试制度和医师执业注册制度。

医师资格考试制度。医师资格考试制度即医师资格考试分为执业医师资格考试和执业助理医师资格考试。据此，1999年原卫生部颁布了《医师资格考试暂行办法》，明确医师资格考试实行国家统一考试，每年举行一次，考试类别分为临床、中医（包括中医、民族医、中西医结合）、口腔、公共卫生四类，考试方式分为实践技能考试和医学综合笔试，考试合格者取得执业医师资格或执业助理医师资格，由省级卫生行政部门颁发卫生部统一印制的《医师资格证书》。

《执业医师法》对医师执业规则、医师考核培训等进行了明确规定。《执业医师法》颁布之日前按照国家有关规定取得医学专业技术职称和医学专业技术职务的人员，由所在机构报请县级以上卫生行政部门认定，取得相应的医师资格。原卫生部、人事部制定印发了《具有医学专业技术职务任职资格人员认定医师资格及执业注册办法》（卫医发〔1999〕第319号），明确了"老人老办法"医师资格认定条件、认定程序等。在1998年6月26日之前，已经取得医师以上专业技术职务任职资格的，可以申请认定执业医师资格；已经取得医士专业技术职务任职资格的，以及1995年、1996年大学专科毕业生已经转正但未正式取得医师专业技术职务任职资格的，可以申请执业助理医师资格。县级以上卫生行政部门负责受理医师资格认定申请并进行初审，初审合格的，经地或设区的市级卫生行政部门审核后，报省级卫生行政部门认定，省级卫生行政部门对审核合格的，授予执业医师资格或执业助理医师资格，并颁发原卫生部统一印制的《医师资格证书》。

为解决部分地区乡镇卫生院缺乏执业助理医师的问题，自2010年起，国家开始在江西、贵州、云南和甘肃等四省份推行乡镇执业助理医师资格考试试点工作。该考试是在现行执业助理医师资格考试中增设，针对乡镇卫生院在岗行医但无执业助理医师资格人员的单独考试。该考试与国家医师资格考试统一组织，单独命题，单独划定合格线，考试合格发给执业助理医师资格证书，执业地点限定在乡镇卫生院。在报名乡镇卫生院执业满5年后，可以变更到本县其他乡镇卫生院执业。2011年，乡镇执业助理医师资格考试扩大到包括四川、重庆、新疆在内的20个省（直辖市、自治区）。

为促进优质医疗资源有序流动和科学配置，2014年，国家卫生计生委等六部委联合制定《关于推进和规范医师多点执业的若干意见》，推进和规范医师多点执业，允许临床、口腔和中医三类专业的医师可以多地点执业，多点执业医师应当具有中级及以上专业技术资格、胜任多点执业工作、连续两个周期的医师定期考核无不合格记录等。医师多点执业实行注册管理，简化注册程序、探索实行备案管理和区域注册。

医师执业注册制度。《执业医师法》规定国家实行医师执业注册制度，取得医师资格者，可向所在地县级以上人民政府卫生行政部门申请注册获得国务院卫生行政部门统一印制的《医师执业证书》，未经注册取得执业证书，不得从事医师执业活动。2017年4月开始施行《医师执业注册管理办法》（国家卫生和计划生育委员会令第13号）（1999年卫生部颁布的《医师执业注册暂行办法》同时废止），规定未经注册取得《医师执业证书》者，不得从事医疗、预防、保健活动，医师执业注册内容包括执业地点、执业类别、执业范围，此外还对注册程序、注销注册及变更注册等进行规定。与1999年《医师执业注册暂行办法》相比，我国开始建立医师执业区域注册制度，即医师执业地点由过去的医疗、预防、保健机构变为省级或县级行政区划，实现"一地注册，全区有效"。

对于执业范围，2001年原卫生部发布《关于医师执业注册中执业范围的暂行规定》，规定医师进行执业注册的类别必须以取得医师资格的类别为依据，对临床类别、口腔类别、公共卫生类别、中医类别医师的执业范围进行明确规定，同时规定在县及县级以下医疗机构（主要是乡镇卫生院和社区卫生服务机构）执业的临床医师，从事基层医疗卫生服务工作，因工作需要，经县级卫生行政部门考核批准，报设区的市级卫生行政部门备案，可申请同一类别至多三个专业作为执业范围进行注册。在乡镇卫生院和社区卫生服务机构的临床医师经国家医师资格考试取得公共卫生类别医师资格，可申请公共卫生类别专业作为执业范围进行注册；在乡镇卫生院和社区卫生服务机构中执业的公共卫生医师因工作需要，经过国家医师资格考试取得临床类医师资格，可申请临床类别相关专业作为执业范围进行注册。

为了加强对医师执业的管理，规范医师的执业行为，提高医师素质，保证医疗质量和医疗安全，2007年，原卫生部组织制定了《医师定期考核管理办法》（卫医发〔2007〕66号），规定依法取得医师资格，经注册在医疗、预防、保健机构中执业的医师，每两年为一个周期进行定期考核。

12.2 护士准入

为加强护士管理，提高护理质量，保障医疗和护理安全，保护护士的合法权益，1993年、2008年先后颁布了《护士管理办法》和《护士条例》，建立了护士执业资格准入制度和执业注册制度。

《护士管理办法》规定，凡申请护士执业者必须通过卫生部统一执业考试，取得《中华人民共和国护士执业证书》，护士执业考试每年举行一次。护士经过执业注册方可从事护士工作，护士注册机关为执业所在地的县级卫生行政部门，注册有效期为2年。《护士管理办法》还对护士执业提出了明确要求，并且规定在《护士管理办法》实施前已经取得护士以上技术职称者，经省、自治区、直辖市卫生行政部门审核合格，发给《中华人民共和国护士执业证书》。

2008年1月23日，国务院第206次常务会议审议通过《护士条例》，规定护士执业应当经执业注册取得护士执业证书，申请护士执业注册的，应当向拟执业地省、自治区、直辖市人民政府卫生主管部门提出申请。据此，2008年，原卫生部颁布了《护士执业注册管理办法》，明确了护士执业注册条件、注册程序、注销注册及变更注册等事宜。

《护士条例》规定，护士执业资格考试办法由国务院卫生主管部门会同国务院人事部门制定。据此，2010年，原卫生部会同人力资源和社会保障部颁布《护士执业资格考试办法》，明确规定原卫生部负责组织实施护士执业资格考试。考试成绩合格者，可申请护士执业注册。护士执业资格考试实行国家统一考试制度。统一考试大纲，统一命题，统一合格标准。考试包括专业实物和实践能力两个科目，一次考试通过两个科目为考试成绩合格。

2001年，原卫生部与人事部建立了中初级卫生专业技术资格考试制度，其中包含了护理专业初级（士）资格考试，为了避免新进入护士队伍的人员既要参加护士执业考试，又要参加护理专业初级（士）资格考试，从2003年起，护士执业考试与护理专业初级（士）资格考试并轨，参加护理专业初级（士）资格考试合格者，取得护士职称的同时获得从事护理专业技术工作的准入资格。根据《护士执业资格考试办法》，护士执业资格考试自2011年开始正式实施，参加护士执业资格考试并成绩合格，可取得护理初级（士）专业技术资格证书。

12.3　药师准入

国家在药品生产、流通领域实施执业药师资格制度，凡从事药品生产、经营、使用的单位均应配备相应的执业药师。1994年人事部、国家医药管理局颁布了《执业药师资格制度暂行规定》；1999年4月，人事部、国家药品监督管理局下发了《人事部、国家药品监督管理局关于修订印发〈执业药师资格制度暂行规定〉和〈执业药师资格考试实施办法〉的通知》，明确执业药师、中药师统称为执业药师。执业药师资格实行全国统一的考试制度，一般每年举行一次，由国务院人力资源和社会保障部门、国家食品药品监督管理局共同负责。执业药师资格考试合格者，须按规定向所在省（区、市）药品监督管理局申请注册。注册后，方可按照注册的执业类别、执业范围从事相应的执业活动。未经注册者，不得以执业药师身份执业。

12.4　乡村医生准入

为了提高乡村医生的职业道德和业务素质，加强乡村医生从业管理，保护乡村医生的合法权益，国家于2003年制定出台《乡村医生从业管理条例》，自2004年1月1日起实施。《乡村医生从业管理条例》规定国家实行乡村医生执业注册制度，县级卫生行政部门负责乡村医生执业注册工作。乡村医生执业证书有效期为5年，有效期满需要继续执业的，应当申请再注册。国家鼓励乡村医生通过医学教育取得医学专业学历，鼓励符合条件的乡村医生申请参加国家医师资格考试。《乡村医生从业管理条例》明确了乡村医生执业规则，并且要求有关部门要保证乡村医生接受培训和继续教育，使乡村医师不断更新医学知识，提高业务水平。

2015年，国务院办公厅印发《进一步加强乡村医生队伍建设的实施意见》，提出建立乡村全科执业助理医师制度，在现行的执业助理医师资格考试中增设乡村全科执业助理医师资格考试。2016年，在9省启动试点工作，2018年在全国全面推开。乡村全科执业助理医师资格考试按照国家医师资格考试相关规定，由国家行业主管部门制定考试大纲，统一组织，单独命题，考试合格的发放乡村全科执业助理医师资格证书，限定在乡镇卫生院或村卫生室执业。取得乡村全科执业助理医师资格的人员可以按规定参加医师资格考试。

第十三章　卫生健康人力评价与使用

13.1　岗位管理制度

岗位管理是卫生事业单位人事制度改革的主要内容之一，科学合理的岗位设置，明确岗位职责、任职条件、聘用期限，实行聘用制，实现由身份管理向岗位管理转变。

岗位设置。2006年，原人事部发布《事业单位岗位设置管理试行办法》，规定国家对事业单位岗位设置实行宏观调控，分类指导，分级管理，国家确定事业单位通用的岗位类别和等级，根据事业单位的功能、规格、规模以及隶属关系等情况，对岗位实行总量、结构比例和最高等级控制。2007年，结合卫生事业单位的实际情况，原人事部和原卫生部制定《关于卫生事业单位岗位设置管理的指导意见》（国人部发〔2007〕35号），规定卫生事业单位管理人员（职员）、专业技术人员和工勤技能人员，都要纳入岗位设置管理，分为管理岗位、卫生技术岗位和工勤技能岗位三种类别，各类岗位的岗位名称、设置原则、岗位等级、任职条件等内容具体见表9-1。其中：管理岗位指担负领导职责或管理任务的工作岗位，卫生事业单位管理岗位的最高等级和结构比例，根据卫生事业单位的规格、规模和隶属关系，按照干部人事管理权限设置事业单位各等级管理岗位的职员数量，全国事业单位的管理岗位分为10个等级，其中，卫生事业单位管理岗位共8个等级，最高等级为三级职员岗位。

专业技术岗位指从事专业技术工作，具有相应的专业技术水平和能力要求的工作岗位。根据卫生行业特点，专业技术岗位分为卫生专业技术岗位和非卫生专业技术岗位，专业技术岗位的设置以医、药、护、技等卫生专业技术岗位为主体，非卫生专业技术岗位根据工作需要设置。卫生事业单位应保证专业技术岗位占主体，原则上不低于单位岗位总量的80%。卫生事业单位专业技术岗位分为13级，其中1～4级为正高级、5～7级为副高级、8～10级为中级、11～13级为初级。高级、中级、初级岗位之间，以及高级、中级、初级岗位内部不同等级岗位之间的结构比例，根据地区经济、卫生事业发展水平以及卫生事业单位的功能、规格、隶属关系和专业技术水平，实行不同的结构比例控制，其中专业技术高级、中级、初级岗位之间的结构比例全国总体控制目标为1:3:6。二级、三级、四级岗位之间的结构比例为1:3:6；五级、六级、七级岗位之间的结构比例为2:4:4；八级、九级、十级岗位之间的结构比例为3:4:3；十一级、十二级岗位之间的结构比例为5:5。

工勤技能岗位指承担技能操作和维护、后勤保障、服务等职责的工作岗位。工勤技能岗位的最高等级和结构比例按照岗位等级规范、技能水平和工作需要确定。工勤技能岗位包括技术工岗位和普通工岗位，其中技术工岗位分5个等级。普通工岗位不分等级。卫生事业单位工勤技能岗位结构比例，一级、二级、三级岗位的总量占工勤技能岗位总量的比例全国控制目标为25%左右，一级、二级岗位的总量占工勤技能岗位总量的比例全国总体控制目标为5%左右。

根据卫生事业单位职能，以及因业务发展急需聘用高层次人才等特殊需要，经批准可设置特设岗位，不受卫生事业单位岗位总量、最高等级和结构比例的限制。

科学的岗位管理，应该在对机构职能及岗位进行分析的基础上，科学设置岗位职责、岗位数量及岗位结构比例。卫生事业单位要进行科学合理的岗位设置，要坚持按需要设岗、精简高效的原则，充分考虑社会的需求、单位的发展、人才结构和人才培养等多种因素，明确岗位责任、任职条件、聘用期限，做到职责明确、权限清晰、条件合理。

2012年，为提升护理科学管理水平、调动护士积极性、稳定和发展临床护士队伍、提高护理质量和服务水平，更好地为人民群众健康服务，原卫生部印发《关于实施医院护士岗位管理的指导意见》（卫医政发〔2012〕30号），提出医院护理岗位设置分为护理管理岗位、临床护理岗位和其他护理岗位，根据岗位职责，结合工作性质、工作任务、责任轻重和技术难度等要素，明确岗位所需护士的任职条件，根据护理岗位的职责要求合理配置护士数量。

2015年，原国家卫生计生委印发《疾病预防控制中心岗位设置管理指导意见》（国卫疾控发〔2015〕88号），规定疾病预防控制中心要建立岗位管理制度，所有在编人员（国家政策性安排、按照人事管理权限由上级任命和涉密岗位等人员除外）都应当纳入岗位管理，参照《省、市、县三级疾病预防控制中心岗位职责（2015版）》（见附件）设置管理岗、专业技术岗和工勤技能岗等三种工作岗位，并执行相应类别的岗位等级规定。

2015年，国务院办公厅《关于全面推开县级公立医院综合改革的实施意见》（国办发〔2015〕33号）和《关于城市公立医院综合改革试点的指导意见》（国办发〔2015〕38号），提出公立医院深化编制人事制度改革，实行聘用制度和岗位管理制度，人员由身份管理向岗位管理转变，定编定岗不固定人员，形成能进能出、能上能下的灵活用人机制。

2021年，国务院办公厅《关于推动公立医院高质量发展的意见》（国办发〔2021〕18号）进一步要求公立医院落实岗位管理制度，按照医、护、药、技、管等不同类别合理设置岗位，科学编制岗位责任书，实行竞聘上岗、合同管理，激励人才脱颖而出。增加护士配备，逐步使公立医院医护比总体达到1∶2左右。推动护理岗位科学管理，提升护理服务水平。同时，建立主要体现岗位职责和知识价值的薪酬体系，实行以岗定责、以岗定薪、责薪相适、考核兑现。

聘用制。 按照国家的有关规定和事业单位用人制度改革的方向，卫生系统积极稳妥地推进卫生事业单位人事制度改革。2000年3月，中共中央组织部、原人事部、原卫生部印发了《关于深化卫生事业单位人事制度改革的实施意见》，强调要改革卫生事业单位的用人制度，大力推行聘用制。按照公开招聘、择优聘用、平等自愿、协商一致的原则，单位与职工通过签订聘用合同，明确单位与被聘人员的责、权、利，保证双方的合法权益。根据各类不同人员的特点实行相应的聘用办法，打破行政职务、专业技术职务终身制，实行由身份管理向岗位管理的转变。在聘用人员中，对优秀人才和技术骨干可采用不同的聘用办法，实行不同的聘期，给予较高的聘用待遇，相对稳定一批技术骨干。还可根据工作需要采取专职与兼职相结合的方式，聘用部分兼职技术骨干。

卫生管理人员实行职员聘任制。逐步建立符合卫生事业单位行政管理特点的岗位序列和体现管理人员能力、业绩、资历、岗位需要的工资待遇。卫生事业单位中层以上领导干部实行任期目标责任制，可以采用直接聘任、招标聘任、推选聘任、委任等多种任用形式，推行任前"公示制"；卫生专业技术人员实行专业技术职务聘任制；卫生事业单位中的工勤人员实行合同制。

公开招聘制度。 2005年，原人事部印发《事业单位公开招聘人员暂行规定》（已撤销），规定事业单位新进人员除国家政策性安置、按干部人事管理权限由上级任命及涉密岗位等确需使用其他方法选拔任用人员外，都要实行公开招聘，并对招聘范围、条件及程序进行规定。

2006年起，按照事业单位公开招聘的要求，医疗卫生机构专业技术人员、管理人员和工勤人员等需实行公开招聘。公开招聘坚持政府宏观管理与落实用人单位自主权相结合的原则，采取考试考核的方法进行。考试由卫生事业单位自行组织，也可以由政府人事行政部门、卫生事业单位上级主管部门统一组织。

2014年，国务院《事业单位人事管理条例》明确事业单位新聘用工作人员，应当面向社会公开招聘，并对公开招聘程序提出要求，包括制定招聘方案、公布招聘信息、审查应聘人员资格、考试、考察、体检、公示、订立聘用合同、办理聘用手续等环节，要求事业单位需与工作人员订立聘用合同。

2015年国务院办公厅《关于全面推开县级公立医院综合改革的实施意见》（国办发〔2015〕33号）和《关于城市公立医院综合改革试点的指导意见》（国办发〔2015〕38号）均提出，落实公立医院用人自主权，对医院紧缺、高层次人才，可按规定由医院采取考察的方式予以招聘，结果公开。

2016年，中央组织部、人力资源和社会保障部印发《关于进一步做好艰苦边远地区县乡事业单位公开招聘工作的通知》，要求艰苦边远地区在坚持公开招聘基本制度的基础上，适当放宽事业单位公开招聘条件，拓宽招聘渠道。

2017年，国务院办公厅印发《关于建立现代医院管理制度的指导意见》（国办发〔2017〕67号），提出要健全人力资源管理制度，建立健全人员聘用管理、岗位管理、职称管理、执业医师管理、护理人员管理、收入分配管理等制度。

13.2 卫生职称制度

13.2.1 历史沿革

我国职称制度产生和发展经过了三个历史时期，卫生专业技术人员职称制度也大致经历了三个历史阶段：

解放初期和20世纪50、60年代的职称制度。解放初期我国的职称制度基本上是实行技术职务任命制和职务等级工资制。对在旧中国获得的技术职务基本上予以保留，由各单位领导和组织部门考核任命。1952年当时的政务院公布的技术职务暂行工资表中技术职务名称就包括了卫生技术人员。原卫生部于1963年拟订了《卫生技术人员职务名称及晋升暂行条例》（修订草案），并经国务院同意发各省、市、自治区卫生局和部分医药院校参照试行。

职称制度的恢复和重新建立（1978—1983年）。1979年邓小平同志指出：要建立学位制度，也要搞学术和技术职称。在学术技术领域实行技术职称评定制度，充分体现了党和国家尊重知识、尊重人才的知识分子政策，受到广大卫生技术人员的欢迎。1979年，原卫生部颁发《卫生技术人员职称及晋升条例（试行）》，确定了卫生技术人员根据业务性质，分为四类：包括医疗防疫人员、药剂人员、护理人员以及其他技术人员，根据业务水平分为高级（主任、副主任级）、中级（主治或主管级，当时未设主管护师）、初级（师、士级）、员级（卫生防疫员、药剂员、护理员、见习员）。同年还印发了《卫生技术人员技术考核标准》，确定了各类别各专业各级别职称所需具备的条件。

职称制度改革和建立专业技术职务聘任制（1986年至今）。1986年国务院发布了《关于实行专业技术职务聘任制度的规定》，要求建立专业技术职务聘任制度，指出专业技术职务是根据实际工作需要设置的有明确职责、任职条件和任期，并需要具备专门的业务知识和技术水平才能担负的工作岗位，不同于一次获得后而终身拥有的学位、学衔等各种学术、技术称号。并要求在定编定员基础上确定高、中、初专业技术职务结构比例。受聘者有一定的任期，在任职期间领取专业技术职务工资。这一时期，卫生职称工作全面推进。1986年，中央职称改革工作领导小组转发了原卫生部《卫生技术人员职务试行条例》。该条例明确卫生技术职务分为医、药、护、技4类，主任、副主任医（药、护、技）师为高级技术职务，主治（主管）医（药、护、技）师为中级技术职务，医（药、护、技）师（士）为初级技术职务。2000年，原卫生部与中组部、人事部联合印发的《关于深化卫生事业单位人事制度改革的实施意见》中提出："要按照评聘分开、强化聘任的原则，实行专业技术职务聘任制，逐步建立符合卫生行业特点的社会化卫生人才评价体系。"同年，原卫生部、人事部联合印发了《关于加强卫生专业技术职务评聘工作的通知》，逐步建立政府宏观管理、个人自主申请、社会合理评价、单位自主聘任的管理体制。

13.2.2 卫生专业技术资格评审条件

为了使卫生人才评价更加科学、客观、公正，1999年原卫生部、人事部制定《临床医学中高级专业技术资格评审条件（试行）》，对申报临床医学高、中级专业技术资格的学历和资历条件以及破格条件做出规定，各专业评审条件均从专业理论知识和工作经历与能力作出要求，其中工作经历与能力又从医疗保健、教学和科研三方面提出了细化指标。2005年原卫生部、人事部制定《预防医学专业高级专业技术资格标准条件（试行）》《药学专业高级专业技术资格标准条件（试行）》和《护理学专业高级专业技术资格标准条件（试行）》。

目前，卫生系列（含医、药、护、技4类）除其他卫生技术专业没有出台评审条件外，都有了评审条件。标准条件的制定为科学、客观、公正地评价卫生专业技术人才奠定了基础，也为推动社会化卫生人才评价体系建设创造了条件。

13.2.3 卫生专业技术资格评审和考试制度

2000年以前，卫生专业技术初级资格采取转正定职方式确定，中、高级资格主要采取评审方式评定。原人事部制定了系列文件规定规范专业技术资格评审工作，其中，1994年的《专业技术资格评定试行办法》对评定机构的设置、评定组织的建立、评审方法的确定、评审过程的实施、管理和监督等做出了明确规定。

2000年12月，国家人事部、卫生部下发《关于加强卫生专业技术职务评聘工作的通知》（人发〔2000〕114号），提出卫生初、中级专业技术资格逐步实行以考代评和与执业准入制度并轨的考试制度，即参加国家医师资格考试，取得执业助理医师资格，可聘任医士职务；取得执业医师资格，可聘任医师职务。高级专业技术资格采取考试和评审结合的办法取得。2001年原卫生部、人事部印发《临床医学专业技术资格考试暂行规定》《预防医学、全科医学、药学、护理、其他卫生技术等专业技术资格考试暂行规定》及《临床医学、预防医学、全科医学、药学、护理、其他卫生技术等专业技术资格考试实施办法》等文件，建立了初、中级卫生专业技术资格考试制度，初、中级卫生专业技术资格实行以考代评，通过参加全国统一考试取得。

2003年，根据《卫生部办公厅关于护士执业考试与护理专业技术资格考试并轨的通知》，执业护士资格考试与护理初级（士）资格考试并轨，参加卫生专业技术资格护理初级（士）考试合格者，同时取得从事护理专业技术工作的准入资格。

为进一步解决基层卫生人员职称晋升问题，2015年底，人力资源社会和保障部及国家卫生计生委联合印发《关于进一步改革完善基层卫生专业技术人员职称评审工作的指导意见》，明确从健全评审体系、优化评审条件、完善评审标准和建立长效机制等方面完善基层卫生专业技术人员职称评聘工作，不再将论文、外语等作为申报的"硬杠杠"。提出要遵循卫生专业技术人员成长规律和基层卫生工作实际，建立以医疗服务水平、质量和业绩为导向，以社会和业内认可为核心的人才评价机制，坚持德才兼备、服务发展、分层分类、科学评价、注重实际、业绩导向。

2017年1月，中共中央办公厅、国务院办公厅印发《关于深化职称制度改革的意见》，提出以职业分类为基础，以科学评价为核心，以促进人才开发使用为目的，建立科学化、规范化、社会化的职称制度，完善职称系列、健全层级设置、促进职称制度与职业资格制度有效衔接；完善评价标准，以职业属性和岗位需求为基础，分系列修订职称评价标准，实行国家标准、地区标准和单位标准相结合，突出评价专业技术人才的业绩水平和实际贡献；丰富职称评价方式，建立以同行专家评审为基础的业内评价机制，注重引入市场评价和社会评价；对专业性强、社会通用范围广、标准化程度高的职称系列，推进职称评审社会化，下放职称评审权限，进一步推进简政放权、放管结合、优化服务。

2021年，国务院办公厅《关于推动公立医院高质量发展的意见》（国办发〔2021〕18号）进一步要求改革完善人才评价机制，坚持分层分类评价，合理设置评价标准，突出品德能力业绩导向，增加临床工作数量和质量指标，探索实行成果代表作制度，淡化论文数量要求。稳慎下放职称评审权限，探索在岗位设置合理、人事管理完善、具有自主评审意愿的三级公立医院试点自主开展高级职称评审（表13-1）。

表13-1　卫生事业单位岗位设置情况一览表

岗位类别（大类）	岗位类别（小类）	岗位名称（等级）	任职条件	岗位设置原则
管理岗位		厅级正职（三级）	学历要求：一般应具有中专以上文化程度，其中六级以上职员岗位，一般应具有大学专科以上文化程度，四级以上职员岗位一般应具有大学本科以上文化程度 工作年限要求：三级、五级职员岗位，须分别在四级、六级职员岗位上工作两年以上； 四级、六级职员岗位，须分别在五级、七级职员岗位上工作三年以上； 七级、八级职员岗位，须分别在八级、九级职员岗位上工作三年以上	符合增强单位运转效能、提高工作效率、提升管理水平的需要
		厅级副职（四级）		
		处级正职（五级）		
		处级副职（六级）		
		科级正职（七级）		
		科级副职（八级）		
		科员（九级）		
		办事员（十级）		
专业技术岗位	卫生专业技术岗位	特级主任医（药、护、技）师岗（一级）	按照现行卫生专业技术职务评聘的有关规定执行 各省（自治区、直辖市）、国务院各有关部门以及卫生事业单位在国家规定的专业技术高级、中级、初级岗位基本条件基础上，根据本指导意见，结合实际情况，综合考虑各岗位的知识、技能、责任、风险等因素，制定本地区、本部门以及本单位卫生专业技术岗位的具体条件	符合卫生工作和人才成长的规律和特点，适应发展社会公益卫生事业与提高专业水平的需要
		一级主任医（药、护、技）师岗（二级）		
		二级主任医（药、护、技）师岗（三级）		
		三级主任医（药、护、技）师岗（四级）		
		一级副主任医（药、护、技）师岗（五级）		
		二级副主任医（药、护、技）师岗（六级）		
		三级副主任医（药、护、技）师岗（七级）		
		一级主治（主管）医（药、护、技）师岗（八级）		
		二级主治（主管）医（药、护、技）师岗（九级）		
		三级主治（主管）医（药、护、技）师岗（十级）		
		一级医（药、护、技）师岗（十一级）		
		二级医（药、护、技）师岗（十二级）		
		三级医（药、护、技）士岗（十三级）		
	非卫生专业技术岗位	参照相关行业指导意见和标准执行	按现行专业技术职务评聘有关规定和其相应的行业指导意见执行	
工勤技能岗位	技术工	高级技师（一级）	一级、二级工勤技能岗位，须在本工种下一级岗位工作满5年，并分别通过高级技师、技师技术等级考评	适应提高操作维护技能，提升服务水平的要求，满足卫生事业单位业务工作实际需要
		技师（二级）		
		高级工（三级）	三级、四级工勤技能岗位，须在本工种下一级岗位工作满5年，并分别通过高级工、中级工技术等级考核	
		中级工（四级）		
		初级工（五级）	学徒（培训生）学习期满和工人见习、试用期满，通过初级工技术等级考核后，可确定为五级工勤技能岗位	
	普通工	不分等级		

第十四章　卫生人员流动与配置

14.1　卫生人员配备与编制制度

事业单位编制是稳定人才队伍、保障公益性质的重要政治资源。涵盖机构管理、人员管理和待遇保障、财政补助等方面，是重要的政策保障的载体。卫生事业编制制度是国家满足人民医疗卫生服务需要的重要制度保证，保障卫生事业编制、加强医疗卫生机构人员配备，是社会事业公益性的重要体现。

14.1.1　公立医院编制与人员配备

中华人民共和国成立后，为指导和加强公立医院组织建设，合理配备人员，1956年，国务院编制工资委员会和卫生部联合发布《医院、门诊部组织编制原则（草案）》，为公立医院的发展提供了基本遵循和重要保障。为更好地满足人口快速增长和人民群众日益增加的医疗服务需求，1978年，原卫生部报国务院同意出台了《综合医院组织编制原则试行草案》（〔78〕卫医字第1689号），规定按照医院病床数量配备工作人员，病床与工作人员之比根据各医院的规模和担负的任务，标准范围为1:（1.3～1.7）。其中，300床位以下的按1:（1.30～1.40）计算，300～500床位的按1:（1.40～1.50）计算，500床位以上的按1:（1.60～1.70）计算。行政管理和工勤人员占总编的28%～30%，其中行政管理人员占总编的8%～10%；卫生技术人员占总编的70%～72%，在卫生技术人员中，医师、中医师占25%，护理人员占50%，药剂人员占8%，检验人员占4.6%，放射人员占4.4%，其他卫技人员占8%。同时，对医院承担的科研教学任务以及对口支援、保障性任务等院外任务再增编5%～25%。这一政策一直沿用至今，对促进医疗卫生事业健康发展起到了重要保障作用。

2018年底，全国共有各级各类公立医院12032家。其中卫生健康（含中医药）部门所属公立医院8682家（以下均为此口径数据），实际开放床位444.9万张，共核定人员编制351.27万人，实有在岗人员531.72万人。其中，在编人员占52.47%、编外人员占47.53%，空编率20.57%。目前公立医院编制管理存在的主要问题，一是编制标准低，不能适应医疗服务需求和公立医院职责任务的变化。国家现行的公立医院编制标准文件远低于目前OECD国家的床人比平均水平，美国排名前三的医院分别为1:4.08、1:3.69、1:4.76，新加坡最大的公立医院为1:4.67。并且该标准多年未予调整，与医疗服务需求和改革发展不相匹配。40多年来，全国诊疗人次数增长了约7倍、住院人次数增长了约12倍，公立医院承担的对口支援、援外医疗以及公共卫生等任务明显增加。长期以来的低标准运行，导致我国卫生人力资源配备不足，医务人员长期超负荷、高强度工作，公立医院一直处于"战时"状态，难以有效应对突发疫情等公共卫生事件。二是公立医院编制没有按文件规定足额核定，且所核定编制要控制使用。2018年，公立医院开放床位与全部在职人员之比为1:1.20、开放床位与核定编制数之比为1:0.79、开放床位与实际在编人员之比仅为1:0.63，均远远达不到1978年1689号文件标准。近年来，小部分地区出台了当地新的公立医院编制标准文件，但实际工作中，这些新核定的编制并未按标准下达给医院。同时，医院空编的使用也受到限制，医院没有使用编制的自主权。在这种情况下，医院一方面通过编外用人缓解人员压力；另一方面尽可能压缩人员配备，尤其压缩护士的数量。各类卫生人员中，护士的编外比例最高。而公立医院的人事管理、薪酬制度、养老保险、投入保障甚至户口、干部选任、高层次人才引进等政策均依托于编制，大量编外用人引发公立医院人员流失、队伍不稳定隐患，不利于卫生健康事业的可持续发展。

2009年新一轮医改以来，尤其是党的十八大以来，各地按照党中央、国务院决策部署，积极探索人事编制制度改革。一是根据核定床位动态核增编制，修订完善编制标准，按照床人比例规定相应核增一定的编制数。二是编制周转池制度，安徽省在全省存量事业编制总量内调剂一定规模事业编制，建立公立医院事业编制周转池，依托县域医共体建立乡镇卫生院编制周转池。三是医共体范围内统筹调配使用，山西省组建集中统一的医疗集团，现有编制由医疗集团统一管理、使用和调配。四是推进编制备案制改革，部分地区在保留现有审批编制的基础上，对新增人员积极探索备案制管理，实现同岗同薪同待遇。

14.1.2　乡镇卫生院编制

乡镇卫生院人员编制按照总量控制、分类核定、统筹使用的办法进行配备。原则上，乡镇卫生院人员编制按照服务人口1‰左右的比例核定，具体由各省根据本地区乡镇卫生院服务人口、交通状况以及财政承受能力等实际情况确定具体标准。在人员结构上，乡镇卫生院专业技术人员所占编制不得低于编制总额的90%，其中公共卫生人员所占编制不得低于专业技术人员编制数的25%。在核定的编制内首先要保证全科医师的配备，乡镇卫生院管理工作尽可能由医务人员兼职，乡镇卫生院领导职数由各地根据实际情况核定。

14.1.3　社区卫生服务机构编制

社区卫生服务机构按每万名居民配备2～3名全科医师、1名公共卫生医师，每个社区卫生服务中心在总编制内配备一定比例的中医类别执业医师。全科医师与护士的比例按1:1的标准配备，其他人员不超过社区卫生服务中心编制总数的5%。具体某一社区卫生服务中心的编制，可根据所承担的职责任务、服务人口、服务半径等因素核定。服务人口在5万居民以上的社区卫生服务中心，核编标准可适当降低。

14.1.4　疾病预防控制中心编制

疾病预防控制中心人员编制以省（自治区、直辖市）为单位，按照总量控制、分级核定、统筹使用的办法进行配备，原则上按照各省（自治区、直辖市）常住人口万分之1.75的比例核定，地域面积在50万平方公里以上且人口密度小于25人/平方公里的省（自治区），可按照不高于本地区常住人口万分之三的比例核定。疾病预防控制中心以省为单位实行人员编制总量控制、统筹安排、动态调整。在人员结构上，疾病预防控制中心专业技术人员所占编制不低于编制总额的85%，其中卫生技术人员不得低于70%。疾病预防控制中心综合管理工作尽可能由专业技术人员兼任，后勤服务工作逐步实行社会化。

14.1.5　村卫生室人员配备

虽然不属于事业单位，但国家对村卫生室人员也制定了配备依据。根据辖区服务人口、农村居民医疗卫生服务现状和预期需求以及地理条件等因素，原则上按照每千服务人口不低于1名的比例配备村卫生室人员。具体标准由省级卫生计生行政部门制定。

表14-1　医疗卫生机构人员编制标准

适用范围	出台日期	政策文件	编制要求
城市综合医院/医学院校的综合性附属医院/县医院，专科医院/门诊部参照执行	1978.12	《综合医院组织编制原则试行草案》	根据医院病床数确定人员编制标准。其中，300床位以下的按1:（1.30～1.40）计算，300～500床位的按1:（1.40～1.50）计算，500床位以上的按1:（1.60～1.70）计算。对各类人员的结构，要求行政管理和工勤人员占总编的28%～30%，其中行政管理人员占总编的8%～10%；卫生技术人员占总编的70%～72%，在卫生技术人员中，医师、中医师占25%，护理人员占50%，药剂人员占8%，检验人员占4.6%，放射人员占4.4%，其他卫技人员占8%。
中医院、中医学院附属医院和中医科研单位附属医院	1986	《全国中医医院组织机构及人员编制标准》（试行）	人员编制按病床与工作人员1:（1.3～1.7）计算。其中，行政管理、其他技术人员和工勤人员占总编的28%～30%，其中行政管理人员占总编的6%～8%，其他技术人员占总编的2%；卫生技术人员占总编的70%～72%。在医药人员中，中医药人员要逐步达到70%以上。
乡镇卫生院	2011.5	《关于乡镇卫生院机构编制标准的指导意见》	人员编制按照总量控制、分类核定、统筹使用的办法进行配备。原则上，乡镇卫生院人员编制按照服务人员1‰左右的比例核定，具体由各省、自治区、直辖市根据本地区乡镇卫生院服务人口、交通状况以及财政承受能力等实际情况确定具体核编标准，并核定编制总量。在人员结构上，乡镇卫生院专业技术人员所占编制不得低于编制总额的90%，其中公共卫生人员所占编制不得低于专业技术人员编制数的25%。在核定的编制内首先要保证全科医师的配备。乡镇卫生院管理工作尽可能由医务人员兼职，乡镇卫生院领导职数由各地根据实际情况核定。
社区卫生服务中心	2006.8	《城市社区卫生服务机构设置和编制标准指导意见》	按每万名居民配备2～3名全科医师，1名公共卫生医师。每个社区卫生服务中心在医师总编制内配备一定比例的中医类别执业医师。全科医师与护士的比例按1:1的标准配备。其他人员不超过社区卫生服务中心编制总数的5%。具体某一社区卫生服务中心的编制，可根据该中心所承担的职责任务、服务人口、服务半径等因素核定。服务人口在5万居民以上的社区卫生服务中心，核编标准可适当降低。
疾病预防控制中心	2014.1	《关于印发疾病预防控制中心机构编制标准指导意见的通知》	人员编制以省、自治区、直辖市为单位，按照总量控制、分级核定、统筹使用的办法进行配备，原则上按照各省、自治区、直辖市常住人口（以第六次全国人口普查数据为准）万分之1.75的比例核定，地域面积在50万平方公里以上且人口密度小于25人/平方公里的省、自治区，可按照不高于本地区常住人口万分之三的比例核定。疾病预防控制中心以省为单位实行人员编制总量控制、统筹安排、动态调整。在人员结构上，疾病预防控制中心专业技术人员所占编制不低于编制总额的85%，其中卫生技术人员不得低于70%。疾病预防控制中心综合管理工作尽可能由专业技术人员兼任，后勤服务工作逐步实行社会化。
卫生监督机构	2010	《关于切实落实监管职责进一步加强食品安全与卫生监督工作的意见》	按照"权责一致、编随责增、人事相宜、保障履职"的原则，综合考虑辖区人口、工作量、服务范围和经济水平等因素，参照辖区每万名常住人口配备1～1.5名卫生监督员的标准设定。
妇幼保健机构	1986.1	《各级妇幼保健机构编制标准》（试行）	县以上（含县）妇幼保健机构的人员编制总额，一般按人口的1:10 000配备；地广人稀、交通不便的地区和大城市按人口的1:5000配备；人口稠密的省按1:15 000配备。妇幼保健院卫生技术人员占总人数的75%～80%。妇幼保健所卫生技术人员占总人数的80%～85%。各级妇幼保健机构领导职数，可根据实际情况和不同规模分别确定：市（州、盟）以上妇幼保健院为2～4人，妇幼保健所为1～3人（包括专职支部书记、副书记在内）。
村卫生室	2014	村卫生室管理办法（试行）	根据辖区服务人口、农村居民医疗卫生服务现状和预期需求以及地理条件等因素，原则上按照每千服务人口不低于1名的比例配备村卫生室人员。具体标准由省级卫生计生行政部门制订。

14.2　卫生人才流动

　　"十三五"期间，为缓解区域、城乡人才配备差距，国家出台一系列政策措施和人才项目工程，引导卫生人才向基层、中西部地区、边远贫困地区流动。

14.2.1 引导卫生人才流动的主要政策

2016年中共中央办公厅、国务院办公厅印发《关于深化职称制度改革的意见》，明确对在艰苦边远地区和基层一线工作的专业技术人才，淡化或不作论文要求，不作职称外语和计算机应用能力要求。

2016年中央组织部、人力资源和社会保障部印发《关于进一步做好艰苦边远地区县乡事业单位公开招聘工作的通知》，对基层贫困地区引入人才做了明确规定，放宽招聘人员的年龄、学历和专业要求，同时要求各地注重对本地或周边地区生源的招聘。

2016年，为贯彻落实《关于推进分级诊疗制度建设的指导意见》（国办发〔2015〕70号），原国家卫生计生委联合国家中医药管理局发布《关于推进分级诊疗试点工作的通知》（国卫医发〔2016〕45号），提出通过组建医疗联合体、对口支援、医师多点执业等方式，鼓励城市二级以上医院医师到基层医疗卫生机构多点执业，或者定期出诊、巡诊，促进医疗资源向基层和农村流动，提高基层服务能力。

2017年4月，国务院办公厅出台《关于推进医疗联合体建设和发展的指导意见》（国办发〔2017〕32号），提出探索分区域、分层次组建多种形式的医联体，在城市主要组建医疗集团、在县域主要组建医疗共同体、跨区域组建专科联盟、在边远贫困地区发展远程医疗协作网等形式，促进医联体内部优质医疗资源上下贯通。

2018年，国务院办公厅印发《关于改革完善全科医生培养与使用激励机制的意见》（国办发〔2018〕3号），规定对经住院医师规范化培训合格到农村基层执业的全科医生，可实行"县管乡用"（县级医疗卫生机构聘用管理、乡镇卫生院使用）。对经助理全科医生培训合格到村卫生室工作的助理全科医生，可实行"乡管村用"（乡镇卫生院聘用管理、村卫生室使用）。

2019年，中共中央办公厅印发《关于鼓励引导人才向艰苦边远地区和基层一线流动的意见》，意见明确要完善人才管理政策，畅通人才向艰苦边远地区和基层一线流动渠道。坚持从艰苦边远地区和基层一线实际出发，因地制宜、分类施策，完善编制管理、职称评审、人才招录和柔性流动政策，为人才引得进、留得住、用得好提供制度保障。

2019年，为全面加强贫困地区卫生健康人才队伍建设，国家卫生健康委办公厅印发《关于进一步加强贫困地区卫生健康人才队伍建设的通知》，要求各地全面落实现有人才培养开发、流动配置、使用评价、激励保障政策措施，鼓励引导人才向贫困地区流动；通过创新上下联动的用才机制、精准实施全科医生特岗计划、健全人才智力帮扶协作机制、因地制宜加强本土人才培养力度、完善基层卫生健康人才招聘政策等措施，引导人才向基层流动。

14.2.2 卫生人才项目和工程

对口支援项目。①万名医师支援农村卫生工程。2005年，为进一步做好城市支援农村卫生工作，提高农村医疗服务水平，方便农村患者就近得到较好医疗服务，原卫生部等三部委实施"万名医师支援农村卫生工程"。经过十多年的持续推进，"万名医师支援农村卫生工程"对缓解居民"看病难"问题、加强农村卫生人才培养、促进城市医疗资源合理流动等发挥了积极作用。②三级医院对口帮扶贫困县县级医院。2016—2017年，原国家卫生计生委会同国务院扶贫办等部门印发《关于加强三级医院对口帮扶贫困县县级医院的工作方案》和《关于调整部分地方三级医院对口帮扶贫困县县级医院对口关系的通知》，确定963家三级医院和834个贫困县的1180家县级医院建立"一对一"的帮扶关系。③国家医疗队巡回医疗。对县医院进行人员培训、技术支持和管理指导，为群众提供高水平的医疗服务。④医疗人才"组团式"援助。按照中央第六次西藏工作座谈会会议精神，2015年起正式开展医疗人才"组团式"援藏，立足"输血变造血"理念，大力推广"师带徒"的人才培养模式，建立了"一对一""一对多""团队带团队""专家带骨干""师傅带徒弟""前线师傅带徒弟＋后方进修提升"等人才培养机制。

人才培养和聘用项目。①西部卫生人才培养项目。为推动农村卫生事业发展，进一步加强农村卫生人才队伍建设，提高农村医疗卫生服务能力。2006年在内蒙古、广西、重庆、四川、贵州、云南、西藏、陕西、甘肃、宁夏、青海省等11个省份开展西部卫生人才培养项目，为西部地区培养一批卫生专业技术骨干，着力提高西部农村的医疗技术水平，至今，西部卫生人才培养项目已扩展到18个省份（含部分东部省份），为中西部地区培养大批骨干人才。②订单定向免费医学生培养项目。为加强基层卫生人才培养，2010年，原国家卫生计生委等五部门联合印发《关于开展农村订单定向医学生免费培养工作的实施意见》，重点为乡镇卫生院及以下医疗机构培养从事全科医疗的卫生人才，医学生在校学习期间免除学费，免缴住宿费，并补助生活费。十年来，全国先后有30个省份开展农村订单定向医学生免费培养工作，中央财政累计投入16亿元，为中西部22个省份3万个乡镇卫生院培养了近5.7万余名定向医学生，从规模上实现为中西部地区每个乡镇卫生院培养1名本科医学生的全覆盖，有效缓解了基层卫生人才短缺问题。③乡镇卫生院招聘执业医师项目。为解决解决部分乡镇卫生院缺乏执业医师的实际困难，从2007年起，安徽、江西、湖北、湖南、重庆、四川、甘肃、新疆等8个省（区、市）的贫困县开展试点，用5年的时间招聘1000名执业医师，吸引和鼓励执业医师到农村服务。④全科医生特岗计划。2013年，针对基层（乡镇）全科医生紧缺的问题，原国家卫生计生委等五部委共同制定了《关于开展全科医生特设岗位计划试点工作的暂行办法》，明确2013年首先在安徽、湖南、四川、云南等4个中西部省份开展全科医生特设岗位计划试点工作，在县级公立医疗机构专门设置，并将所聘全科医生派驻乡镇卫生院工作的非常设岗位。鼓励和引导医疗卫生人才到基层医疗卫生机构从事医疗工作，在一定程度上缓解了基层医疗卫生人才薄弱的问题。2017年，印发《关于进一步做好艰苦边远地区全科医生特设岗位计划实施工作的通知》（国卫人发〔2017〕48号），将全科医生特设岗位计划实施范围逐步扩大到19个省份。

第十五章　卫生健康人力薪酬激励

15.1　岗位绩效工资制度

自2006年起，国家对事业单位实行统一的岗位绩效工资制度，事业单位人员工资由岗位工资、薪级工资、绩效工资和津贴补贴等组成。其中，岗位工资和薪级工资属于基本工资，执行统一的工资标准，一般每2年调整一次。

15.1.1　岗位工资

主要体现工作人员所聘岗位的职责和要求。卫生事业单位岗位分为专业技术岗位、管理岗位和工勤技能岗位，专业技术岗位设置13个等级，管理岗位设置10个等级，工勤技能岗位分为技术工岗位和普通工岗位，技术工岗位设置5个等级，普通工岗位不分等级。不同等级的岗位对应不同的工资标准。

15.1.2　薪级工资

主要体现工作人员的工作表现和资历。专业技术岗位和管理岗位设置65个薪级，工勤技能岗位设置40个薪级，每个薪级对应一个工资标准。年度考核合格以上等次的，每年增加一级薪级工资。

1985年起，在麻风病院（村）和精神病、传染病医院工作的人员，在本人套改工资的基础上向上浮动一级薪级工资，浮动工资满八年予以固定，离开上述单位的，取消固定的浮动工资；已经固定了工资档次的，在本人套改工资的基础上相应高定薪级工资，最多不超过两个薪级。

1988年起，对国家机关和事业单位各级各类医疗卫生机构中从事护理工作的护士、助产士、护师、主管护理、正副主任护师（以下统称"护士"）现行的各级工资标准均提高10%。从事护士工作满20年及其以上，因工作需要，调离护士工作岗位后，在医疗卫生机构从事其他工作的，仍按提高的工资标准执行。从事护士工作满20年及其以上的护士，在医疗卫生机构离休、退休时，其工资标准提高的部分，计入离退休费基数。

15.1.3　绩效工资

绩效工资主要体现实绩和贡献，是收入分配中活的部分。事业单位绩效工资制度实行分步实施：从2009年1月1日起，先在义务教育学校实施；从2009年10月1日起，在专业公共卫生机构和基层医疗卫生事业单位实施；从2010年1月1日起，在其他事业单位实施；2016年中央有关事业单位开始实施绩效工资。

根据2006年《关于印发事业单位收入分配制度改革方案的通知》和2011年《关于深化事业单位工作人员收入分配制度改革的意见》等文件，国家对事业单位绩效工资分配进行总量调控和政策指导，事业单位发放绩效工资不得突破核定的总量。卫生主管部门按照同级人社和财政部门核定的绩效工资总量，按照国家事业单位分类改革所确定的不同类型，实行不同的绩效工资管理办法。单位在核定的绩效工资总量内，按照规范的程序和要求自主分配。

绩效工资分为基础性绩效工资和奖励性绩效工资两部分，基础性绩效工资主要体现地区经济发展、物价水平、岗位职责等因素，不同类型事业单位基础性绩效工资所占比重，可根据实际情况有所区别，一般按月发放。奖励性绩效工资主要体现工作量和实绩贡献等，根据考核结果采取灵活多样的分配方式和办法。

15.1.4 津贴补贴

事业单位津贴补贴，主要包括艰苦边远地区津贴、特殊岗位津贴补贴、国家规定的改革性津贴补贴、保留性津贴补贴以及地方规定不在绩效工资总量范围内发放的其他津贴补贴。

艰苦边远地区津贴主要是根据自然地理环境、社会发展等差异，对在艰苦边远地区工作生活的工作人员给予适当补贴，由国家统一管理。实行岗位绩效工资制以来，国家先后5次调整了艰苦边远地区津贴标准，按照所在区域（一类至六类）、岗位等级，每月185～4160元不等。

卫生事业单位特殊岗位津贴包括卫生防疫津贴、医疗卫生津贴和护龄津贴。1979年，原卫生部、财政部、原国家劳动总局《关于卫生防疫人员实行卫生防疫津贴的通知》提出，自1980年1月1日起，对卫生防疫站从事有毒、害，有传染危险长年外勤的现场卫生防疫人员实行卫生防疫津贴，防疫津贴标准按从事不同类别工作分为一类、二类、三类和四类，分别为每人每月15元、12元、9元、6元。2004年，原人事部、财政部、原卫生部《关于调整卫生防疫津贴标准的通知》提出，从2004年1月1日起，卫生防疫津贴由按月发放改为按工作日发放，标准分别为：一类每人每工作日9元，二类每人每工作日7元，三类每人每工作日5元，四类每人每工作日3元。2020年，人社部、财政部《关于调整卫生防疫津贴标准的通知》，从2020年1月1日起，卫生防疫津贴由按工作日发放改为按月发放，标准分别为：一类每人每月560元，二类每人每月450元，三类每人每月350元，四类每人每月260元。

1979年，国家对医疗卫生单位专职从事或直接接触有毒、有害、有传染危险的人员实行医疗卫生津贴。根据工作量大小、时间长短、条件好坏、防护难易以及危害身体健康程度等情况，按从事不同类别工作分别享受一类、二类、三类、四类医疗卫生津贴，一类每人每月13～15元、二类每人每月10～12元、三类每人每月7～9元、四类每人每月4～6元。2004年起国家不再统一标准，由各单位通过深化内部收入分配改革，对专职从事或接触有毒、有害、有传染的人员制定适当的倾斜政策。

1985年，国家设立护龄津贴，对在各级卫生部门所属的医疗卫生机构中直接护理病人、从事护理技术操作和营养配制的护士（含公共卫生护士）、助产士、护师、主管护师、正副护士长、正副助产士长、护理部正副主任或正副总护士长，除按规定发给工龄津贴外，另外发放护士工龄津贴，从事护理工作满5年不满10年，每月3元；满10年不满15年，每月5元；满15年不满20年，每月7元；满20年以上，每月10元。从事护理工作满20年，因工作需要调离护理工作岗位、仍在医疗卫生事业单位从事其他工作的，也可以发放护士工龄津贴。时至今日仍执行此标准。

改革性津贴补贴是指将事业单位由原来用于职工职务消费和福利待遇的实物补贴，改为向个人直接发放货币补贴。主要包括住房分配货币化改革、物业采暖货币化改革、公务交通货币化改革形成的相关津贴补贴，如住房公积金、住房补贴、提租补贴、物业补贴、采暖补贴等。

15.2 绩效考核与管理制度

2015年12月，原国家卫生计生委、人社部、财政部、国家中医药管理局联合印发《关于加强公立医疗卫生机构绩效评价的指导意见》（国卫人发〔2015〕94号），提出从社会效益、服务提供、综合管理、可持续发展等方面，对公立医院、基层医疗卫生机构、专业公共卫生机构、卫生监督执法机构开展绩效考核，根据考核结果对医疗卫生机构进行奖惩，并与财政补助力度、医保基金支付、薪酬总体水平、医疗卫生机构等级评审等挂钩。

15.2.1 公立医院绩效考核

2017年，《国务院办公厅关于建立现代医院管理制度的指导意见》（国办发〔2017〕67号）提出要健全绩效考核制度。2019年1月，国务院办公厅印发《关于加强三级公立医院绩效考核工作的意见》（国办发〔2019〕4号），建立了包括医疗质量、运营效率、持续发展、满意度评价4个方面55个考核指标（其中26个为国家监测指标），坚持公益性导向，引导三级公立医院进一步落实功能定位，提高医疗服务质量和效率。将绩效考核结果作为公立医院发展规划、重大项目立项、财政投入、经费核拨、绩效工资总量核定、医保政策调整的重要依据，与医院评审评价、国家医学中心和区域医疗中心建设以及各项评优评先工作紧密结合，作为选拔任用公立医院党组织书记、院长和领导班子成员的重要参考。

2019年11月，国家卫生健康委、国家中医药管理局印发《关于加强二级公立医院绩效考核工作的通知》（国卫办医发〔2019〕23号），从医疗质量、运营效率、持续发展、满意度评价4个方面，加强对二级公立医院绩效考核，共28个指标（其中21个为国家监测指标）。

15.2.2 基层医疗卫生机构绩效考核

2020年，国家卫生健康委印发《关于加强基层医疗卫生机构绩效考核的指导意见（试行）》（国卫办基层发〔2020〕9号），从服务提供、综合管理、可持续发展和满意度评价等4个方面，构建42项考核指标。其中，服务提供重点评价基层医疗卫生机构功能定位、服务效率、医疗质量与安全；综合管理重点评价经济管理、信息管理和协同服务；可持续发展重点评价人力配置和人员结构情况；满意度重点评价患者和医务人员两个方面满意度。县级卫生健康行政部门要将绩效考核结果向基层医疗卫生机构进行反馈，基层医疗卫生机构根据考核结果进行改进，改进情况作为下一年度绩效考核的重要内容。强化对绩效考核结果的应用，将考核结果供相关部门在制定财政补助、医保基金支付、薪酬水平等政策，以及基层医疗卫生机构负责人聘任、创建国家卫生乡镇（县城）的参考。

15.2.3 妇幼保健机构绩效考核

2015年12月，原国家卫生计生委印发《关于妇幼健康服务机构标准化建设与规范化管理的指导意见》（国卫妇幼发〔2015〕54号），提出加强对妇幼保健机构的绩效考核，建立以履行公共卫生职能、服务质量及安全、服务数量和群众满意度为核心的考核制度。2019年，试点开展三级妇幼保健院绩效考核，在53个市（地、州）试点开展二级及以下妇幼保健机构绩效考核。在总结试点的基础上，2020年7月，国家卫生健康委办公厅印发《妇幼保健机构绩效考核办法的通知》（国卫办妇幼发〔2020〕7号），从辖区管理、服务提供、运行效率、持续发展、满意度评价等5个方面构建了56项考核指标，按照"三级妇幼保健院"和"二级及以下妇幼保健机构"两档分别确定各项指标的基准值或基准区间。通过孕产妇死亡率等指标考核妇幼保健机构落实辖区管理职责的健康产出、具体措施、工作成效；通过机构活产数辖区占比等指标考核妇幼保健机构服务能力与质量安全、优化服务模式情况、改善医疗服务效果；通过人力资源配比和人员负荷等指标考核医疗资源利用效率、经济运行管理情况、收入结构合理性；通过人才结构指标考核妇幼保健机构医务人员稳定性和成长性，通过教学科研指标考核妇幼保健机构对教学科研的重视程度；通过门诊服务对象、住院服务对象和医务人员满意度评价，衡量服务对象获得感和医务人员积极性。省级卫生健康行政部门对辖区内三级妇幼保健院进行绩效考核，地市级卫生健康行政部门对辖区内二级及以下妇幼保健机构进行绩效考核。

15.2.4 医联体绩效考核

2017年4月，《国务院办公厅关于推进医疗联合体建设和发展的指导意见》（国办发〔2017〕32号），建立与医联体相适应的绩效考核机制，强化考核和制度约束，建立医联体考核指标体系，重点考核医联体技术辐射带动情况、医疗资源下沉情况等，要将三级医院医疗资源下沉情况、与基层医疗卫生机构协作情况以及基层诊疗量占比、双向转诊比例、居民健康改善等指标纳入考核体系，引导三级医院履行责任、完善措施，主动帮扶基层，切实发挥引领作用，引导各级各类医疗机构积极参与。

15.3　卫生人员薪酬制度改革

2016年8月，习近平总书记在全国卫生与健康大会上提出"允许医疗卫生机构突破现行事业单位工资调控水平，允许医疗服务收入扣除成本并按规定提取各项基金后主要用于人员奖励"，即"两个允许"。

15.3.1　公立医院薪酬制度改革试点

2017年1月，人力资源和社会保障部、财政部、原国家卫生计生委、国家中医药管理局等4部门联合印发《关于开展公立医院薪酬制度改革试点工作的指导意见》，在除西藏外的省（自治区、直辖市）选取样本城市开展薪酬制度改革试点。2017年12月，4部门又发出《关于扩大公立意愿薪酬制度改革试点的通知》，要求所有省（区、市）所有地市要至少选择1家公立医院开展试点。改革试点的主要内容，一是积极落实"两个允许"要求，在现有基础上合理确定公立医院薪酬水平，探索具有激励性的薪酬制度，并根据医院考核结果建立动态调整机制。二是优化公立医院薪酬结构，以现行岗位绩效工资制度为基础进行探索完善，合理确定公立医院薪酬结构，注重医务人员长期激励，探索实行年薪制、协议工资制、项目工资制等多种分配模式。三是改革医院主要负责人薪酬，采用年薪制等分配方式，根据医院考评结果、个人履职情况等因素确定具体薪酬水平。四是落实医院内部分配自主权，绩效工资由医院自主分配，体现知识、技术、劳务、管理等要素价值，体现医、药、护、技、管理等不同岗位的差异，兼顾不同学科之间的平衡，适当提高低年资医生薪酬水平，推动编制内外人员同岗同薪同待遇。五是健全以公益性为导向的考核评价机制，制定科学的公立医院考核评价指标体系，定期组织考核，考核结果与薪酬挂钩。

2019年11月，国务院深化医药卫生体制改革领导小组印发《关于以药品集中采购和使用为突破口进一步深化医药卫生体制改革若干政策措施的通知》（国医改发〔2019〕3号），提出落实"两个允许"要求，及时利用好降低药品耗材费用、调整医疗服务价格等增加的医院可支配收入。积极探索完善事业单位绩效工资政策，建立符合医疗卫生行业特点的薪酬制度和科学合理的薪酬分配机制，落实公立医疗卫生机构分配自主权，鼓励和允许各地、各公立医疗机构结合实际改革创新。同年11月，国务院深化医药卫生体制改革领导小组印发《关于进一步推广福建省和三明市深化医药卫生体制改革经验的通知》（国医改发〔2019〕2号）提出落实"两个允许"要求，及时利用好降低药品耗材费用、调整医疗服务价格等增加的医院可支配收入，全面推进公立医院薪酬制度改革，密切监测公立医院人员支出占业务支出的比例及变化情况。

15.3.2　基层医疗卫生机构绩效工资制度改革

2016年5月，国务院医改办、原国家卫生计生委、国家发展改革委、民政部、财政部、人力资源和社会保障部、国家中医药管理局联合印发《关于印发推进家庭医生签约服务指导意见的通知》（国医改办发〔2016〕1号），提出综合考虑社会公益目标任务完成情况、包括签约服务在内的绩效考核情况、事业发展等因素，合理确定基层医疗卫生机构绩效工资总量，使家庭医生通过提供优质签约服务等合理提高收入水平。基层医疗卫生机构内部绩效工资分配可采取设立全科医生津贴等方式，向承担签约服务等临床一线任务的人员倾斜。基层医疗卫生机构收支结余部分可按规定提取奖励基金。

2018年1月，国务院办公厅印发《关于改革完善全科医生培养与使用激励机制的意见》（国办发〔2018〕3号），提出改革完善全科医生薪酬制度，按照"两个允许"的要求，合理核定政府办基层医疗卫生机构绩效工资总量，提升基层医疗卫生机构全科医生工资水平，使其工资水平与当地县区级综合医院同等条件临床医师工资水平相衔接。建立基层医疗卫生机构绩效工资水平正常增长机制。内部绩效工资分配可设立全科医生津贴。推进医疗服务价格改革，体现包括全科医生在内的医务人员技术劳务价值。推进家庭医生签约服务，签约服务费作为家庭医生团队所在基层医疗卫生机构收入组成部分，可用于人员薪酬分配。将服务对象健康状况和居民满意度纳入考核指标，加强签约服务质量考核，考核结果与家庭医生团队的签约服务收入挂钩，确保签约服务质量。

2018年3月，人社部、财政部、原国家卫生计生委印发《关于完善基层医疗卫生机构绩效工资政策保障家庭医生签约服务工作通知》（人社部发〔2018〕17号），允许在基层医疗卫生机构绩效工资内部分配时设立全科医生津贴项目，在绩效工资中单列。2019年5月，国家卫生健康委等印发《关于推进紧密型县域医共体建设的通知》，要求按照"两个允许"要求，推进基层医疗卫生机构逐步建立"公益一类保障与公益二类激励相结合"的运行新机制，进一步完善基层医疗卫生机构绩效工资政策，逐步建立符合医疗卫生行业特点、有利于人才下沉和医共体发展的薪酬制度。

15.3.3 关心关爱医务人员长效机制

新冠肺炎疫情发生以来，习近平总书记多次就保护关心爱护医务人员作出重要批示，党中央、国务院及中央和国家机关各部门贯彻落实习近平总书记重要指示精神，出台了一系列政策文件。2020年2月，国务院办公厅转发了《国家卫生健康委、人力资源和社会保障部、财政部关于改善一线医务人员工作条件切实关心医务人员身心健康的若干措施》（国办发〔2020〕4号），提出从改善医务人员工作和休息条件、维护医务人员身心健康、落实医务人员待遇、提高卫生防疫津贴标准、加强对医务人员的人文关怀、创造更加安全的执业环境、弘扬职业精神做好先进表彰工作等7个方面完善措施，切实保障医务人员权益。2021年5月，国家卫生健康委、人力资源和社会保障部、财政部联合印发《关于建立保护关心爱护医务人员长效机制的指导意见》（国卫人发〔2021〕13号）。

15.4 社会保险制度

《中华人民共和国社会保险法》规定："国家建立基本养老保险、基本医疗保险、工伤保险、失业保险、生育保险等社会保险制度，保障公民在年老、疾病、工伤、失业、生育等情况下依法从国家和社会获得物质帮助的权利。"2011年，中共中央办公厅、国务院办公厅《关于进一步深化事业单位人事改革的意见》提出，完善事业单位及其工作人员参加基本养老、基本医疗、失业、工伤等社会保险政策，逐步建立起独立于单位之外、资金来源多渠道、保障方式多层次、管理服务社会化的社会保险体系。2014年《事业单位人事管理条例》明确规定事业单位及其工作人员依法参加社会保险，工作人员依法享受社会保险待遇。

15.4.1 基本养老保险制度

目前，事业单位养老保险主要依据2015年国务院印发的《关于机关事业单位工作人员养老保险制度改革的决定》（国发〔2015〕2号）执行，实行社会统筹与个人账户相结合的基本养老保险制度。基本养老保险费由单位和个人共同负担。单位缴纳基本养老保险费（以下简称单位缴费）的比例为本单位工资总额的20%，个人缴纳基本养老保险费（以下简称个人缴费）的比例为本人缴费工资的8%，由单位代扣。机关事业单位在参加基本养老保险的基础上，应当为其工作人员建立职业年金。单位按本单位工资总额的8%缴费，个人按本人缴费工资的4%缴费。工作人员退休后，按月领取职业年金待遇。根据职工工资增长和物价变动等情况，统筹安排机关事业单位和企业退休人员的基本养老金调整，建立基本养老金正常调整机制。

15.4.2 基本医疗保险制度

基本医疗保险制度是依法对职工的基本医疗需求给予保障的社会保障制度。事业单位基本医疗保险制度，主要参照国务院《关于建立城镇职工基本医疗保险制度的决定》《中华人民共和国社会保险法》执行。职工应当参加职工基本医疗保险，由用人单位和职工按照国家规定共同缴纳基本医疗保险费。用人单位缴费率应控制在职工工资总额的6%左右，职工缴费率一般为本人工资收入的2%。随着经济发展，用人单位和职工缴费率可作相应调整。建立基本医疗保险统筹基金和个人账户。基本医疗保险基金由统筹基金和个人账户构成。按照2021年国务院办公厅《关于建立健全职工基本医疗保险门诊共济保障机制的指导意见》（国办发〔2021〕14号），在职职工个人账户由个人缴纳的基本医疗保险费计入，计入标准原则上控制在本人参保缴费基数的2%，单位缴纳的基本医疗保险费全部计入统筹基金。

15.4.3　失业保险制度

失业保险制度是为保障失业人员失业期间的基本生活、促进其再就业而建立的社会保障制度。事业单位事业保险制度主要参照《失业保险条例》《中华人民共和国社会保险法》执行，城镇事业单位、城镇事业单位职工依据条例规定缴纳失业保险费。事业单位按照本单位工资总额的百分之二缴纳失业保险费，事业单位职工按照本人工资的百分之一缴纳失业保险费。符合条件的失业人员失业前所在单位和本人按照规定累计缴费时间满1年不足5年的，领取失业保险金的期限最长为12个月；累计缴费时间满5年不足10年的，领取失业保险金的期限最长为18个月；累计缴费时间10年以上的，领取失业保险金的期限最长为24个月。失业保险金的标准，由省、自治区、直辖市人民政府确定，不得低于城市居民最低生活保障标准。

15.4.4　工伤保险制度

工伤保险制度是为因工作遭受事故伤害或者患职业病的职工获得医疗救治和经济补偿的社会保障制度。《中华人民共和国社会保险法》中规定，职工应当参加工伤保险，由用人单位缴纳工伤保险费，职工不缴纳工伤保险费。现行工伤保险费率，自2015年10月1日起，按照不同行业工伤风险类别一类至八类，分别执行不同的工伤保险行业基准费率。一类至八类分别控制在该行业用人单位职工工资总额的0.2%、0.4%、0.7%、0.9%、1.1%、1.3%、1.6%、1.9%左右。同时，通过费率浮动的办法确定每个行业内的费率档次。一类行业分为三个档次，即在基准费率的基础上，可向上浮动至120%、150%，二类至八类行业分为五个档次，即在基准费率的基础上，可分别向上浮动至120%、150%或向下浮动至80%、50%。基准费率的具体标准可根据统筹地区经济产业结构变动、工伤保险费使用等情况适时调整。

15.4.5　生育保险制度

生育保险制度是为维护女职工的基本权益、使她们在生育和流产期间得到必要的经济收入和医疗照顾、保障她们及时恢复健康回到工作岗位的社会保障制度。《中华人民共和国社会保险法》中规定，职工应当参加生育保险，由用人单位按照国家规定缴纳生育保险费，职工不缴纳生育保险费。用人单位已经缴纳生育保险费的，其职工享受生育保险待遇。生育保险待遇包括生育医疗费用和生育津贴两部分。2019年，国务院办公厅《关于全面推进生育保险和职工基本医疗保险合并实施的意见》（国办发〔2019〕10号）要求全面推进生育保险和职工基本医疗保险合并实施，参加职工基本医疗保险的在职职工同步参加生育保险，生育保险基金并入职工基本医疗保险基金。按照用人单位参加生育保险和职工基本医疗保险的缴费比例之和确定新的用人单位职工基本医疗保险费率，个人不缴纳生育保险费。

分报告二

重点人才队伍建设

第十六章　公共卫生人才队伍建设

　　中华人民共和国成立以来，我国公共卫生事业发展已经取得了显著成绩。尤其是2003年严重急性呼吸综合征（SARS）疫情之后，政府进一步增加了对公共卫生体系建设的决心和行动。2009年《关于深化医药卫生体制改革的意见》正式颁布，对公共卫生体系的结构、功能定位及发展方向提出了更高的要求。2016年《"健康中国2030"规划纲要》提出"预防为主、防治结合、关口前移、促进资源下沉"的指导性意见。2019年《国务院关于实施健康中国行动的意见》指出，预防是最经济、最有效的健康策略，并提出到2022年和2030年分别基本实现建立健康促进政策体系和健康公平的目标。纵观一系列公共卫生制度建设的演进历史可以发现，我国公共卫生体系由弱到强，逐步完善各项健康政策、提供健康服务，坚持预防为主防控重大疾病，不断适应社会发展和人民健康的需要。

　　之所以国家始终将公共卫生服务体系建设放在重要位置，是因为其不仅是推进国家基本公共卫生服务项目全面实施的需要，同时也是保障人民健康、维护社会稳定和促进经济发展的关键。建立有效的公共卫生体系首要前提是必须要有一支数量充足、质量过关、专业齐全、素质良好的公共卫生人才队伍，因为公共卫生服务人员作为公共卫生服务的直接提供者，在很大程度上决定了公共卫生服务的可及性、服务质量和投入效果。可以说公共卫生人才培养是公共卫生体系建设的最基础性和根本性工作之一，能否培养高素质和符合新时期需要的公共卫生人才、为群众提供高质量的公共卫生服务，直接关系到健康中国战略下的公共卫生事业健康顺利发展。为此，本文简要回顾了我国公共卫生人才制度政策演变历程，通过分析全国2015—2020年专业公共卫生机构人员的配置情况，总结当前已经取得的进展并剖析未来发展可能面临的挑战，旨在为下一阶段公共卫生人才队伍建设提供决策参考与政策建议。

16.1　中国公共卫生人才相关制度政策演变

　　改革开放以来，为了加强对卫生防疫站人员编制的管理，原国家编制委员会和原卫生部联合下发了《各级卫生防疫站组织编制规定》，文件要求卫生防疫站的人员数量均以全省（自治区、直辖市）为单位的全民所有制医药卫生人员总数百分之七的比例而定编的，随着医药卫生人员的增长需相应增加卫生防疫人员。这一时期，随着医疗领域逐步引入市场机制，公共卫生机构出现了一定的逐利趋势，忽视了对人才素质的培养。于是原国家卫生部自1985年开始起草《执业医师法》，该法于1999年生效。这标志着公共卫生医师准入制度的正式建立，进一步保障了公共卫生从业者的质量。2003年SARS疫情以来，政府加大对疾病预防控制工作的财政投入，更加注重公共卫生人才队伍和复合人才的梯队建设，强化实践应用与科研的关系，并组织在全国范围内开展公共卫生人员现场流行病学调查与传染病防治知识培训等。原国家卫生计生委不断提高疾病预防控制系统中公共卫生人员的岗位准入条件，出台《关于印发〈各级疾病预防控制机构基本职责〉和〈疾病预防控制工作绩效评估标准〉的通知》，对各级疾病预防控制中心新进公共卫生人员的学历和专业作出规定，在完善公共卫生教育制度的同时，也保证体系内有一定数量的从业公共卫生医师。

　　在公共卫生人员职业晋升方面，2000年出台的《关于深化卫生事业单位人事制度改革的实施意见》以及《关于加强卫生专业技术职务评聘工作的通知》中，深化职称改革、推行执业资格制度为切入点，实行从业准入制。要按照评聘分开、强化聘任的原则，实行专业技术职务聘任制，并推行疾病预防控制工作绩效管理等，实现疾病预防控制工作标准化。此后《预防医学专业高级专业技术资格标准条件（试行）》进一步完善了公共卫生医师职业晋升渠道。2018年出台的《关于分类推进人才评价机制改革的指导意见》指出，对主要从事疾病预防控制等的公共卫生人才，重点考察其流行病学调查、传染病疫情和突发公共卫生事件处置、疾病及危害因素监测与评价等能力。这一系列政策均表明国家一直在致力于建立科学合理的公共卫生人才分类评价机制，以期达到激励引导公共卫生人才职业发展、充分调动工作积极性的目的。在人员薪酬激励方面，事业单位改革前原卫生防疫站用于公共卫生人员工资和福利支出的比例占总经费的45.36%～49.24%。事业单位改革后，疾病预防控制中心成为公益性事业单位，实行收支两条线，公共卫生医师的收入主要来源于财政全额拨款，分基本工资、绩效工资和津贴补贴。

纵观近些年相继出台的相关政策和文件，可以看出国家围绕公共卫生人才体系建设进行了全方位、多领域、多层次的完善补强，从人才培养、人员编制、职称晋升和薪酬激励等不同方面来统筹设计和巩固我国的公共卫生体系建设及其人才管理工作，旨在为国家培养更多更好的高质量、高精尖公共卫生人才，为人民生命安全和身体健康提供公共卫生人才保障。

16.2 公共卫生人才队伍基本情况

本章采用描述性分析对2015—2020年全国疾病预防控制机构人力资源现状与结构分布情况进行比较，主要描述公共卫生人员性别、年龄、工作年限、学历、技术职务、专业等构成情况。数据来源于2015—2020年全国卫生人力资源基本信息数据库。

2015—2020年，全国专业公共卫生机构人员总数和卫生技术人员数呈现上升趋势，年均增长率分别为1.10%和2.75%。其他技术人员数、管理人员数和工勤技能人员数呈下降趋势。其中，管理人员数下降最为明显，从2015年的84375人下降到2020年的58424人，年均下降6.15%。从人口配置来看，2015—2020年，全国每万人口配备专业公共卫生机构人员数量增长幅度较小（表16-1）。

表16-1 全国专业公共卫生机构人力资源基本情况

年份	全国人口数（万人）	公共卫生机构人力资源					
		人员总数（人）	配置比例（万人）	卫生技术人员（人）	其他技术人员（人）	管理人员（人）	工勤技能人员（人）
2015	137232	876848	6.39	639189	60127	84375	93157
2016	138041	870652	6.31	646425	57315	77235	89677
2017	138778	872208	6.29	661616	56201	69106	85285
2018	139308	882671	6.34	678258	56505	64978	82930
2019	139775	896554	6.42	699957	55633	60101	80863
2020	140978	924944	6.56	727229	58210	58424	81081
5年增长率（%）	2.73	5.49	2.68	13.77	-3.19	-30.76	-12.96
5年平均增长率（%）	0.55	1.10	0.54	2.75	-0.64	-6.15	-2.59

注：5年增长率为2020年与2015年数据相比。

16.3　公共卫生人力资源结构分布

16.3.1　性别、年龄构成情况

在性别分布中，2020年全国专业公共卫生机构人员中的男性占27.9%，女性占72.1%，女性占比远高于男性。其中2015—2020年，男性占比下降0.7%，较"十二五"期间变化幅度有所减小。

在年龄分布中，2015年以35～44岁年龄组占比最大，而2020年数据显示25～34岁年龄组占比最大，达32.4%。60岁及以上年龄组占比在5年间呈上升趋势，由2015年的2.4%上升至2020年的2.9%。由此可知，全国公共卫生人员年龄结构以中青年为主，总体逐渐趋于合理（表16-2）。

表16-2　全国专业公共卫生机构人员性别及年龄构成（%）

	2015年	2020年	5年差值
性别			
男	28.6	27.9	−0.7
女	71.4	72.1	0.7
年龄			
<25岁	4.7	5.4	0.7
25～34岁	30.8	32.4	1.6
35～44岁	32.5	28.3	−4.2
45～54岁	25.0	23.7	−1.3
55～59岁	4.7	7.4	2.7
≥60岁	2.4	2.9	0.5

16.3.2　学历、职称构成情况

在学历分布中，2015—2020年期间全国专业公共卫生机构人员学历主要集中在大学本科、大专及中专。截至2020年，全国专业公共卫生机构人员大学本科、大专及中专占比分别为34.2%、38.8%和21.4%。与2015年相比，大学本科占比上升了5.9个百分点，大专和中专占比分别下降了3.1和3.2个百分点。总体来看，人员在学历方面改善明显，学历水平呈上升趋势。

在职称分布中，公共卫生人员中的师级/助理及以下的人员职称约占总人数的60%，其次为中级职称，高级职称人员占比最小，职称结构分布呈现"金字塔"形。2020年高级职称人员比例为9.8%，较2015年增加了2.5个百分点；2020年中级、初级职称人员比例分别为24.8%和29.9%，较2015年分别减少1.8和3.1个百分点；2020年士级、待聘人员比例分别为23.2%和11.4%，与2015年相比士级减少了0.9百分点，待聘增加了2.5个百分点。虽然高级职称比例有所增加，但总体水平仍然偏低，中高级职称人员仍然相对缺乏（表16-3）。

表16-3　全国专业公共卫生机构人员学历及职称构成（%）

	2015年	2020年	5年差值
学历			
研究生	2.8	3.9	1.1
大学本科	28.3	34.2	5.9

续 表

	2015年	2020年	5年差值
大专	41.9	38.8	-3.1
中专	24.6	21.4	-3.2
技校	0.2	0.2	0.0
高中及以下	2.1	1.6	-0.5
技术职称			
正高级	1.2	1.9	0.7
副高级	6.1	7.9	1.8
中级	26.6	24.8	-1.8
师级/助理	33.0	29.9	-3.1
士级	24.1	23.2	-0.9
待聘	8.9	11.4	2.5

16.3.3 工龄构成情况

截至2020年，全国专业公共卫生机构人员工龄在5年以下、5～9年、10～19年和20～29年及超过30年的占比分别为16.6%、17.9%、23.2%、23.6%及18.7%。其中工龄在5年以下、5～9年及超过30年的占比有所增加，较2015年分别提高了1.5、2.5及1.5个百分点。专业公共卫生机构人员工龄在10～19年和20～29年的占比有所降低，较2015年分别降低了2.0和3.4个百分点（表16-4）。

表16-4 全国专业公共卫生机构人员工龄构成（%）

	2015年	2020年	5年差值
<5岁	15.1	16.6	1.5
5～9岁	15.4	17.9	2.5
10～19岁	25.2	23.2	-2.0
20～29岁	27.0	23.6	-3.4
≥30岁	17.2	18.7	1.5

16.3.4 专业构成情况

2020年全国专业公共卫生机构人员医学类专业（预防医学、临床医学、医学类其他专业）占比较2015年上升了1.1个百分点，其中临床医学及医学类其他专业占比达71.5%，较2015年上升了3.2个百分点；但预防医学类专业仅占7.5%，比2015年下降了2.1个百分点。2020年非医学类及其他占比分别为6.8%和14.2%（表16-5）。

表16-5 全国专业公共卫生机构人员专业构成（%）

	2015年	2020年	5年差值
预防医学类	9.6	7.5	-2.1
医学类 （不包括预防医学类）	68.3	71.5	3.2
非医学类	4.9	6.8	1.9
其他	17.3	14.2	-3.1

16.4　公共卫生人才发展的成效

2015—2020年期间，全国专业公共卫生机构人员总量持续增长，其中卫生技术人员数量增长较快，全国每万人口配备专业公共卫生人员数量也有一定幅度增长。人员总体学历和职称水平有所提升，尤其以本科及以上学历人员增加显著，医学类专业人员占比平稳增长。整体公共卫生人员素质的不断提高有利于公共卫生事业健康发展，因为公共卫生行业本身属于高科技和技术密集型的行业，从事这一行业的专业技术人员必须具有较高的技术水平。总的来说，我国公共卫生人才队伍发展在"十三五"期间取得了显著成果，这对于对于优化医疗卫生资源配置、保障基本公共卫生服务可及性、推进公共卫生服务朝着公益性、公平性、均等化目标前进起到了至关重要的作用。

16.5　公共卫生人才发展存在问题

16.5.1　公共卫生人员数量仍然短缺

长期以来，我国公共卫生队伍人才短缺的问题在各地都是一种普遍现象，基层公共卫生队伍的人员短缺情况更为突出。按照《全国医疗卫生服务体系规划纲要（2015—2020年）》的要求，到2020年，每千人常住人口公共卫生人员数量应达到0.83人，但计算得到，2019年我国实际每千人口公共卫生人员仅为0.64人，与目标数值仍有一定差距。

16.5.2　公共卫生人才的层次结构不合理

尽管近年来公共卫生人员总体学历和职称水平有所提升，但从公共卫生专业技术要求的角度来看，我国现有的公共卫生队伍在学历结构、专业结构、职称结构等方面仍未能达到要求。应急管理人才、多重背景的高级复合型公共卫生人才匮乏，2020年初新冠肺炎疫情充分暴露了实用性、复合型公共卫生人才队伍是应对突发性公共卫生事件的重要保障。

16.5.3　公共卫生队伍人才流失严重

人才流失问题已经成为全国专业公共卫生机构的共同挑战。一方面疾控机构是从事基本公共卫生服务的公益性事业单位，不能开展面向市场的灵活创收项目，且分配形式在激励作用上还非常单一，疾控从业人员的收入待遇普遍偏低，职业获得感无法得到合理满足，严重影响了公共卫生从业人员的积极性。这在一定程度上造成了疾控人才队伍的不稳定。另一方面，公共卫生领域绝大部分工作人员都属于事业单位专业技术人员，职称或专业技术岗位等级的晋升对个人发展非常重要，但在目前的体制下这条职业发展道路并不畅通。公共卫生从业人员大部分在基层，而越往基层高级职称核准比例越低，这实际上给广大基层公共卫生工作者设置了岗位等级晋升的天花板，进一步限制了从业人员的职业发展空间，加剧了人才流失现象。

16.5.4　专业卫生机构内部培训不足，核心能力有待强化

在应对此次新冠肺炎疫情重大公共卫生事件中，发现公共卫生专业技术人员在实操演练、突发传染病疫情研判、预警能力、现场流行病调查能力以及突发公共卫生事件应急处理能力等方面还有待进一步提升。疾控体系对新发突发传染病疫情应对实践能力培养不够，工作中存在"轻实践重理论"的现象。大部分的培训没有将医学知识与管理学、卫生监督与检疫、应急事件处理等相关内容通过实践相结合，缺乏公共卫生事件的应急处置实操训练，不能进一步巩固所学知识，无法在实践中提高对理论的应用能力，遇到新发传染病时缺乏快速应对能力。

16.6　公共卫生人才发展政策建议

我国专业公共卫生机构长期存在人员数量严重不足、人才队伍结构不尽合理、专业技术人才流

失过多、复合型人才严重短缺的情况，其原因既与当前学科体系和人才培养模式有关，也与人才评价机制和政策导向有密切关系，加强公共卫生与疾控机构专业人才储备和现代化建设迫在眉睫。因此，后疫情时代需大力改革发展公共卫生事业和促进公共卫生人才队伍的现代化建设。

16.6.1 进一步加强对疾病预防控制事业的重视

严格落实政府主体责任，加强对于疾病预防控制事业的重点关注，加大政策支持和投入。明确疾控体系的职能定位，理顺公共卫生体制机制，科学核定疾控机构人员的编制，加大公共卫生机构专业技术人员的比例，增强公共卫生管理人员的管理能力，建立公共卫生机构和医疗机构协同机制，提高公共卫生机构在国家卫生健康事业中的地位，从根本上推进疾病预防控制事业实现可持续发展。

16.6.2 加大对公共卫生从业人员的培训力度，提升业务能力

建立科学有效的公共卫生从业人员培训体系，全面提高公共卫生机构从业人员的业务水平和专业素养。积极搭建公共卫生人才继续医学教育培训平台，鼓励各级各类公共卫生专业技术人员、管理人员更新完善知识体系。培训内容包括与公共卫生相关的新理论、新知识、新技术、新方法，强化专业人员发现、分析、研判和控制公共卫生风险因素的能力。重点加强突发传染病疫情防控应急处置能力的培训，注重与实际工作需要相结合，开展新发突发传染病疫情防控现场应急演练，熟悉应急工作的指挥机制、决策、协调和现场处置的程序。同时，要重视对培训效果的评估，把参加培训的效果与职称晋升、个人绩效考核挂钩，加强对各类人才的后续管理。

16.6.3 健全公共卫生人员奖励激励机制，设计有利的职业发展通道

健全公共卫生人才激励机制，积极推进岗位绩效管理改革。在各级疾控中心建立有别于一般行政单位公务员和事业单位的薪酬制度，探索符合疾控行业特点的薪酬和绩效工资标准。在总量控制范围内，遵循效率优先、兼顾公平的原则，建立与个人贡献、业绩挂钩的分配制度，以充分调动广大公共卫生专业技术人员的积极性、主动性和创造性。此外，建议打破原有的以行政级别为基础的管理人员岗位管理，设计与本单位或本行业特征更为匹配的、更为科学合理的管理类岗位和专业技术类岗位的设置与晋升办法，尤其是为基层公共卫生机构的工作者设计更多的晋升阶梯，打开职业上升通道，使他们有机会通过个人的努力进入更高一些的岗位等级或专业技术等级，强化公共卫生工作者的工作认同感和职业忠诚度。

16.6.4 加强现代公共卫生教育建设，培养好公共卫生人才

从此次疫情中可以看出，社会对公共卫生人才的需求的是多层次、全方位的，既需要防控结合、防治结合的高层次人才，又需要能调查、懂现场、能应急的基层公共卫生人才。为此，应建设公共卫生与预防医学专业从学校教育、毕业后教育到继续医学教育的阶段分明、有机衔接、目标明确的一体化教育体系。一是在保证人才培养质量的前提下，要继续扩大公共卫生与预防医学专业招生规模。二是以培养专业理论知识、培养创新性和领导力为重要内容。积极发展公共卫生硕士专业和博士专业的研究生培养，培养以"岗位胜任力"为导向的高层次实用型公共卫生人才。三是探索和建立适合我国特点的公共卫生和预防医学规范化培训，优化规范化培训方案，建立标准化的培训基地。四是加强针对公共卫生专业人员的继续医学教育。针对基层卫生防疫力量薄弱，高层次人才难以下到基层的问题，可以考虑利用三年制预防医学专科教育，探索预防医学"3＋2"培养模式，为县及县以下医疗和卫生防疫机构培养适宜的公共卫生人才。五是重点培养和发展传染病、流行病、公共卫生应急管理等薄弱学科，在公共卫生专业教育、招生培养、教师队伍建设等核心领域加大投入。

总之，必须高度重视后疫情时代我国公共卫生人才培养，建立现代化的疾病防控体系和高质量人才队伍体系，强化公共卫生人才在卫生体系的地位和作用，从而更好地保障我国经济和社会的可持续发展。

第十七章　中医药人才队伍建设

中医药事业是我国医药卫生事业的重要组成部分。中华人民共和国成立以来，中医药以其独特的理论体系以及中医治病的"简、便、验、廉"特色优势，得到了政府、医疗卫生机构和居民的广泛关注和重视。特别是《中医药发展战略规划纲要（2016—2030年）》和《中华人民共和国中医药法》的出台，确立了中医药事业发展在我国医疗卫生事业中的战略地位。在2019年10月25日召开的全国中医药大会上，习近平总书记强调，要遵循中医药发展规律，加快推进中医药现代化、产业化，坚持中西医并重，推动中医药和西医药相互补充、协调发展，推动中医药事业和产业高质量发展，推动中医药走向世界，充分发挥中医药防病治病的独特优势和作用。

近些年随着疾病谱和健康观念的改变，中医药事业进一步迅速成长和高速发展。目前我国已初步建立了以中医医院为主体的中医医疗体系。其中，中医药人力资源作为提供中医药服务的重要生产要素，在保障居民健康、促进中医药事业发展中占据重要地位。《"健康中国2030"规划纲要》提出建立完善中医药人才培养供需平衡机制。《中医药人才发展"十三五"规划》提出统筹推进符合中医药特点的中医药人才队伍建设工作，使中医药人才规模和素质得到较快提升。可以说中医药人力资源配置情况是否与当前经济与社会发展水平相适应、与居民健康需求相匹配，将直接影响中医卫生服务的质量。注重增强中医药从业人员队伍建设是中医药事业健康发展的根本。因此，评估中医药人才资源的配置情况，不仅有助于中医药事业的可持续发展，更有助于人民健康水平的提高。现从性别、年龄、学历、技术职称等维度对2015—2020年我国中医药人力资源发展情况进行分析，探讨我国中医药人力资源质量及结构发展现状，总结我国中医药人才队伍建设已取得的成绩及存在问题，以期为今后完善中医药人才培养供需平衡机制、促进中医药服务能力持续提升，协调中医药事业与卫生事业、社会经济发展之间的均衡提供参考建议。

17.1　中医药人才队伍基本情况

2015—2020年中医药卫技人员总数、执业（助理）中医医师和中药师（士）的数量都逐年增长，全国中医药人力资源总量增长迅速。2020年全国中医类机构中医药卫技人员总量已达1293207人，与2015年相比，2020年全国中医类机构中医药卫技人员5年增长率为45.72%，5年平均增长率为9.14%；中医执业（助理）医师5年增长率为50.99%，5年平均增长率为10.20%；中药师（士）5年增长率为15.24%，5年平均增长率为3.05%。可以看出在中医药人力资源中，中医执业（助理）医师增长速度较快，而中药师（士）增长速度稍缓。尤其是中药师（士）在总卫技人员所占比例呈现逐年下降趋势，这与全国长久以来"重医轻药"的现状相吻合（表17-1）。

表17-1　全国卫生机构中医药人力资源发展情况

| 年份 | 卫生技术人员总数（人） | 中医药卫生技术人员总数（人） | 执业（助理）中医医师（人） | | | 执业（助理）中医师占总卫生技术人员比例（%） | 中药师（士）（人） | 中药师（士）占总卫生技术人员比例（%） |
			小计（人）	执业中医师（人）	执业助理中医师（人）			
2015	7831902	887483	452190	383145	69045	5.78	113820	1.45
2016	8275503	959704	481590	409275	72315	5.82	116622	1.41
2017	8799897	1041239	527037	448716	78321	5.99	120302	1.37
2018	9325298	1125759	575454	489582	85872	6.17	123913	1.33
2019	9902577	1212245	624783	533620	91163	6.31	127154	1.28
2020	10410702	1293207	682773	578091	104682	6.56	131163	1.26
5年增长率（%）	32.93	45.72	50.99	50.88	51.61	13.49	15.24	-13.10
5年平均增长率（%）	6.59	9.14	10.20	10.18	10.32	2.70	3.05	-2.62

注：5年增长率为2020年与2015年数据相比。卫生技术人员总数（人）取值为全国所有机构卫生技术人员总数。中医药卫生技术人员总数（人）取值为全国中医类机构卫生技术人员总数。2015—2020年执业（助理）中医师数包含村卫生室数据。口径为：全国所有机构中执业类别为中医类医师数。

17.2　中医药人力资源结构分布

17.2.1　性别、年龄构成情况

从性别结构看，2020年全国公立中医类医院的中医药人员中，中医类别执业（助理）医师男性所占比例高于女性17.24个百分点；中药师（士）男性所占比例低于女性21.58个百分点。护理人员中绝大部分为女性，占比达97.12%。2015—2020年，中医类别执业（助理）医师女性占比呈现逐年上升趋势，不同性别之间占比差距逐渐缩小；中药师（士）女性占比也呈现逐年上升趋势，但男女性别之间占比差距逐渐扩大。

从年龄结构看，2015—2020年，小于25岁以下的执业（助理）中医医师、中药师（士）、注册护士占比变化幅度较小。25～34年龄段执业（助理）中医医师、中药师（士）、注册护士占比均有所增加，其中执业（助理）中医医师占比2015年的23.39%上升至2020年的27.58%；中药师（士）占比由2015年的23.11%上升至2020年的27.73%；注册护士占比由2015年的46.79%上升至2020年的50.66%。表明公立中医医院卫生技术人员年龄趋于年轻化。45～54岁及55～59岁年龄段执业（助理）中医医师、中药师（士）和注册护士所占比例呈现逐年下降趋势。60岁以上执业（助理）中医医师在2015—2020年占比下降了1.25个百分点；60岁以上中药师（士）和注册护士在2015—2020年占比较前上升趋势有所减缓。因此近年来中医卫生人才老龄化趋势有所改善（表17-2）。

表17-2　全国公立中医医疗机构中医药人员性别及年龄构成（%）

| | 执业（助理）中医医师 | | 中药师（士） | | 注册护士 | |
	2015年	2020年	2015年	2020年	2015年	2020年
性别						
男	64.44	58.62	44.63	39.21	1.99	2.88
女	35.56	41.38	55.37	60.79	98.01	97.12

续　表

	执业（助理）中医医师		中药师（士）		注册护士	
	2015年	2020年	2015年	2020年	2015年	2020年
年龄						
<25岁	0.11	0.76	2.56	3.17	14.14	14.37
25~34岁	23.39	27.58	23.11	27.73	46.79	50.66
35~44岁	28.30	28.86	26.11	24.10	21.97	20.36
45~54岁	23.37	19.89	29.59	25.47	13.96	10.91
55~59岁	8.10	7.45	10.70	10.67	2.03	2.39
≥60岁	16.72	15.47	7.93	8.85	1.12	1.31

17.2.2　学历、职称构成情况

2015—2020年，我国公立中医医疗机构中医药人员学历水平持续提高，执业（助理）中医医师、中药师（士）和护士的本科及以上学历占比均有所增加。其中，2020年执业（助理）中医医师本科及以上学历占比达49.86%，较2015年增加了5.61个百分点；2020年中药师（士）本科及以上学历占比达29.03%，较2015年增加了9.29个百分点；2020年护士本科及以上学历占比达20.65%，较2015年增加了6.04个百分点。执业（助理）中医医师大专、中专、高中及以下学历占比均呈现下降趋势，中药师（士）和护士大专比例有所增加，中专、高中及以下学历呈现下降趋势。因此公立中医医院卫生技术人员高学历人员所占比例增加。

从技术职称来看，2015—2020年，执业（助理）中医医师正高级职称人员所占比例从4.06%上升至4.20%，副高职称人员比例从12.34%下降至11.40%，中级职称人员比例从29.04%下降至27.20%，师级（助理级）及以下职称所占比例呈上升趋势。2020年，全国中医类医院中医类别执业（助理）医师高、中、初级技术职称聘任比例大致在1：1.7：3.4。2020年，中医类医院聘任的中药师（士）中，高级（正高及副高）技术职称人员占5.55%，中级占21.05%，初级（师级及士级）占66.18%。与2015年相比，中药师（士）高级技术职称聘任所占比例提升1.80个百分点。2020年，全国中医类医院中药师（士）高、中、初级技术职称聘任比例大致在1：4：12（表17-3）。

表17-3　全国公立中医医疗机构中医药人员学历及职称构成（%）

	执业（助理）中医医师		中药师（士）		注册护士	
	2015年	2020年	2015年	2020年	2015年	2020年
学历						
研究生	10.41	13.21	1.73	2.87	0.12	0.18
大学本科	33.84	36.65	18.01	26.16	14.49	20.47
大专	32.02	29.73	30.97	33.29	47.90	48.06
中专	18.89	17.46	33.86	29.35	36.10	30.61
高中及以下	4.63	2.65	14.72	7.65	1.14	0.47
技术职务						
正高级	4.06	4.20	0.63	1.01	0.13	0.30

续　表

	执业（助理）中医医师		中药师（士）		注册护士	
	2015年	2020年	2015年	2020年	2015年	2020年
副高级	12.34	11.40	3.12	4.54	2.01	2.83
中级	29.04	27.20	20.59	21.05	17.81	16.58
师级	44.80	45.41	38.93	37.60	25.64	28.00
士级	6.90	8.14	30.14	28.58	46.50	45.39
待聘	2.86	3.65	6.60	7.22	7.91	6.90

17.2.3　工龄构成情况

从工作年限看，2015—2020年，执业（助理）中医医师中工作小于5年、5～9年和10～19年组所占比例有所增加，其他工作年限组占比有所下降。其中，具有30年以上者从27.63%减少至20.88%，降幅达6.75%；具有20～29年工龄的从20.83%降至17.12%，降幅为3.71%；具有10～19年工龄的从22.47%升至23.28%，增幅为0.81%；工龄在10年以下的人员比例增幅为9.63%。中药师的变化趋势与执业（助理）中医医师大致相同。护士工龄在5～9年和10～19年组占比有所上升，而其它工作年限组占比均有所下降（表17-4）。

表17-4　全国公立中医医疗机构中医药人员工龄构成（%）

工作年限 （年）	执业（助理）中医医师		中药师（士）		注册护士	
	2015年	2020年	2015年	2020年	2015年	2020年
＜5	12.07	20.44	13.56	16.18	29.71	28.74
5～9	17.00	18.26	12.46	17.32	24.15	28.11
10～19	22.47	23.28	18.20	19.14	20.60	23.84
20～29	20.83	17.12	25.16	21.57	16.73	11.72
≥30	27.63	20.88	30.62	25.79	8.81	7.59

17.3　中医药人才发展取得的成效

近年来，随着国家不断重视中医药在深化医疗卫生体制改革和建设健康中国中的独特作用，政府出台了一系列文件推进中医药振兴发展，并持续加大对中医药事业的投入，我国中医药卫生事业发展迎来了前所未有的机遇和挑战。中医药人力资源作为其中最活跃的要素，在中医药事业发展全局中起着核心作用。新医改以来，我国中医药人才队伍建设速度明显加快，在人员总量有较大规模增长的同时，人员综合素质也得到持续改善，中医药人才在性别分布上更加均衡化、人才老龄化趋势有所改善，高级职称和大学本科及以上学历水平占比显著增加。由于这支中医药人才队伍的不断壮大，我国中医药服务可得性和可及性得到明显改善，中医药特色优势得到充分发挥，从而在一定程度上有效减轻了人民群众的医疗负担，进一步放大了深化医改的惠民效果，促使我国医疗卫生事业发展现状与国民日益增长的医疗服务需求之间的差距不断缩小。

17.4　中医药人才发展存在的问题

17.4.1　中医药人才结构层次有待优化

目前中医药从业人员年龄结构不合理、分布不均衡，主要集中在35～54岁，年龄分布呈两头轻、中间重。中医类执业医师从业人员高级（正高及副高）技术职称人员所占比重略有减少，高层次、高技术水平中医药人才仍然匮乏。随着我国中医药事业的定位与职能进一步明晰，人才队伍的专业化程度要求不断提高，对高级专业人才的需求也迅速增长，这要求下一步必须重视高级人才的引进和培养工作，不断提高人员素质，优化人员结构。

17.4.2　中医药卫生技术人员中各人才比例分布不平衡

2015—2020年，全国中医药人力资源规模持续增长，但在总体增长中中医类执业（助理）医师的增长速度是中药师（士）增长速度的3.4倍，执业中药师（士）从业人数严重不足。根据相关文件规定，医生与药剂人员之比应当为1∶0.8，而2020年中医师与中药师的比例仅为1∶0.19，表明中药师（士）严重缺编。而中医与中药本是相互依存、地位等同的，如果中药师（士）的数量与质量得不到提高与改善，不仅影响中药行业自身的传承与发展，同样也影响中医在治疗疾病时的有效程度。

17.4.3　中医药人才激励机制有待健全

由于中医诊疗收费较低，致使大多数中医类医疗机构往往无法满足自身发展所需，中医类从业人员收入待遇较西医低。学生报考时大量涌向西医类专业，而中医药专业往往无人问津，导致中西医人才供需不平衡。因此提高中医类人才福利待遇，合理制定薪酬制度，以降低中医药人员的流失率，并能有力吸引和培养更多中医药后备人才，从而避免"西化"趋势扩大，保证中医药事业可持续发展。

17.5　中医药人才发展政策建议

17.5.1　加强中医药服务人才素质培养，强化人才能力建设

加大政府财政投入，科学制定中医药卫生人力资源培养规划。加强中医药人员岗位培训，建议管理部门制定长期有效的计划，对中医卫生技术人员进行中医专业等级提升轮训和专业培训。通过定期开展各类培训班、继续教育等途径，规范和提高整体中医药机构医疗质量水平和服务能力。另外，在中医药人才培养模式上要打破传统，深化医教协同，重点加强学生临床实践能力的培养，多给学生提供临床实践机会，做到理论与实践密切结合。推进中医药院校综合改革，构建不同层次、不同类型的师承教育模式，建立基层中医药服务人才队伍培养长效机制，减少中医药人才流失。

17.5.2　完善中医药人才激励机制，优化薪酬制度

完善体现中医药行业特点的中医药专业技术人员评价体系，探索科学合理的职称评定、人才培训、进人和用人的激励机制。同时坚持向优秀人才和关键岗位倾斜的原则，建立按岗定酬、按任务定酬、按业绩定酬等分配激励制度。优化薪酬管理制度，吸引高精尖的中医药临床和科研人才，营造良好福利待遇、制度留人的氛围，实现人才引得来、用得好、留得住，以加快中医类医疗卫生机构人力资源的现代化发展进程、充分发挥中医特色和提升中医诊疗技术水平的目标。

17.5.3　保证各类中医药人才供需均衡发展，更好发挥中医特色

明确各级各类医疗机构中医药人员所占比例，合理设置中医类医师、药师、护理等岗位和服务领域，提高对中药师（士）和护士培养的重视力度，缩小其各项待遇与中医师之间的差距，保证为

患者提供更全面、准确、优质的中医药服务。同时，加强院校与用人单位的协同协作，培养适应中药产业发展和中药研发的中药专业人才，探索建立临床中药师培训与准入机制。此外，为控制中医院西化的趋势，建议相关管理部门从国家政策层面调整中医诊疗技术和方法费用，或给予鼓励性财政补贴，充分体现中医药技术人员应有的劳动价值，更好地发挥中医医院的中医治疗特色、改变中医医院西化格局以及弘扬我国中医药文化。

第十八章　全科人才队伍建设

2016年《"健康中国2030"规划纲要》的印发，使基层医疗卫生工作再次成为我国卫生工作的重点和中心。按照新医改"保基本、强基层、建机制"的基本原则，各级政府不断加大投入，基层医疗卫生工作较前已经取得了较大进展，但是医疗卫生人才问题仍旧是制约基层医疗卫生服务水平与发展的瓶颈。因此，要继续加快改进基层医疗卫生服务体系，缓解居民日益增长的健康需求与基层卫生服务提供短缺的矛盾，加强全科人才队伍建设势在必行。

全科医生被称为居民健康的"守门人"，是指经过全科医学的专门培训，以初级医疗保健机构为主要实践场所，为社区内的人员提供综合性的卫生服务（如预防性保健、常见疾病的治疗及转院诊治、居民健康管理、慢性病管理以及患者诊后康复管理等一体化服务）的医务人员。一系列政策文件均表明全科医生是决定我国基层医疗卫生服务的关键因素。2011年《关于建立全科医生制度的指导意见》文件出台，充分肯定了建立全科医生制度建设的重要性和必要性，指出全科医生是保障和改善城乡居民健康的迫切需要、提高基层医疗卫生服务水平的客观要求以及促进医疗卫生服务模式转变的重要举措。同时文中提出了到2020年，基本实现城乡每万居民拥有2～3名合格的全科医生，到2030年基本实现城乡每万居民拥有5名合格的全科医生的目标。此后，党的十九大报告强调实施健康中国战略必须要加强全科医生建设，完善全科医学架构，我国全科医学进入到了快速发展的新阶段。新冠疫情爆发后，全科医生除本职工作外，还承担了社区疫情监测、管理疑似新型冠状病毒肺炎或轻症患者等重要工作。习近平总书记在2020年2月14日中央全面深化改革委员会第十二次会议中再次指出：要持续加强全科医生培养、分级诊疗等制度建设，健全防治结合、联防联控、群防群治工作机制。因此，可以说全科医生的公平合理配置不仅是实现卫生服务公平目标的基本保障，也是维护和增进居民健康、提高基层疫情防控能力和医疗卫生服务、实现"首诊在基层"的分级诊疗模式的重要力量。本章运用描述性方法对2015—2020年全国全科医生配置现状进行比较，分析我国全科医生数量和每万人口全科医生拥有量及变化趋势情况，根据存在问题提出优化建议，旨在为深化医药卫生体制改革、制定卫生与健康"十四五"规划制定提供参考思路。

18.1　全科人才队伍基本情况

总体上看，2015—2020年我国全科医生的发展较为迅速，全科医生总数一直处于增长趋势。2020年全科医生总数比2015年增加22万人，增长率为116.71%。其中，截至2020年底，基层医疗机构的全科医生数量由2015年的154832增加至332159人，乡镇卫生院的全科医生人数最多，为179411人（表18-1）。

2020年全国注册为全科医学专业的人数为255867人，较2015年增长了274.27%；全国取得全科医生培训合格证的人数为152953人，较2015年增长了27.16%。可见，注册为全科医学专业的医师增长率远高于取得培训合格证书，导致2018年以后全国注册为全科医学专业的医师数量超过了取得培训合格证书的医师数量，而在2018年之前，注册为全科医学专业的医师数量一直低于取得培训合格证书的医师数量。社区卫生服务中心（站）注册为全科医学专业人数在2017年之前多于卫生院，2017年之后低于卫生院。另外在2015年—2020年社区卫生服务中心（站）取得全科医生培训合格证的人数呈负增长趋势（表18-2）。

表18-1　我国全科医生发展情况

年份	全科医生总数	医院	基层医疗卫生机构	社区卫生服务中心（站）			卫生院		
				合计	社区卫生服务中心	社区卫生服务站	合计	街道卫生院	乡镇卫生院
2015	188649	31382	154832	73288	60334	12954	81528	553	80975
2016	209083	34654	171855	78337	64013	14324	93505	714	92791
2017	252717	49400	199392	83933	68369	15564	112185	1285	110900
2018	308740	51071	253974	95603	78397	17206	136263	1725	134538
2019	365082	60499	300351	103841	85359	18482	163528	1870	161658
2020	408820	72090	332159	110190	90734	19456	181460	2049	179411
5年增长率（%）	116.71	129.72	114.53	50.35	50.39	50.19	122.57	270.52	121.56
5年平均增长率（%）	23.34	25.94	22.91	10.07	10.08	10.04	24.51	54.10	24.31

注：5年增长率为2020年与2015年数据相比。本表全科医生数为注册为全科医学专业人数和取得全科医生培训合格证人数相加之和。

表18-2　注册为全科医学和取得全科医生培训合格证医生情况

年份	注册为全科医学专业的人数				取得全科医生培训合格证的人数			
	合计	医院	社区卫生服务中心（站）	卫生院	合计	医院	社区卫生服务中心（站）	卫生院
2015	68364	8936	33169	25568	120285	22446	40119	55960
2016	77631	9517	36513	30938	131452	25137	41824	62567
2017	96235	11223	41327	41604	156482	38177	42606	70581
2018	156800	20966	56506	64966	151940	30105	39097	71297
2019	210622	26931	68001	91271	154460	33568	35840	72257
2020	255867	36396	78447	112128	152953	35694	31743	69332
5年增长率（%）	274.27	307.30	136.51	338.55	27.16	59.02	-20.88	23.90
5年平均增长率（%）	54.85	61.46	27.30	67.71	5.43	11.80	-4.18	4.78

注：卫生院包括街道卫生院和乡镇卫生院。

18.2　我国各省级行政区全科医生分布及配置公平性比较

按服务人口的分布来说，我国2020年每万居民全科医生数达2.89人，与2015年相比增长率为110.95%，已经实现2020年每万名居民有2～3名全科医生的政策目标。其中东部地区人均占有的全科医生资源数最高，并且高于全国总体平均的人均占有水平，对于中部地区和西部地区差异不是十分明显，但是均低于全国总体平均的人均占有水平。可见在我国全科医生的地域性配置仍存在较大的差距，东部地区的配置相对较好，中西部地区的配置较差，尤其是以西部地区的配置水平最差，全科医生严重短缺，这与西部地区基层医卫生服务需求的缺口形成鲜明对比。

从各省级层级来看，全科医生按照服务人口平均拥有量来看，2020年最高的省份是江苏（5.86人），其次是北京（4.53人）、浙江（4.28人），最低的省份是陕西（1.55人），其他每万居民全科医生数低于2名的省份有江西（1.78人）和贵州（1.96人）。从2015年与2020年相比来看，全国各省的发展速度均较快，但不同省份之间增长速度有所差异，其中江苏、吉林、天津和湖南发展较快，每万居民全科医生数增加值超过2人，值得一提的是西藏、青海、云南和宁夏等较西部偏远地区全科医生数也有了较大水平的提升，这些省份2020年每万居民全科医生数均超过了2名（表18-3）。

表18-3　我国各省级行政区全科医师按人口配置情况

	全科医生数			每万人口全科医生数		
	2015年	2020年	5年差值	2015年	2020年	5年差值
总　计	188649	408820	220171	1.37	2.89	1.52
东　部	104015	207862	103847	1.83	3.43	1.60
中　部	45344	106306	60962	1.05	2.53	1.48
西　部	39290	92698	53408	1.06	2.42	1.36
北　京	8269	9918	1649	3.81	4.53	0.72
天　津	2144	5051	2907	1.39	3.64	2.25
河　北	9286	18995	9709	1.25	2.55	1.30
山　西	4014	7033	3019	1.10	2.01	0.91
内蒙古	3085	6042	2957	1.23	2.51	1.28
辽　宁	3624	11771	8147	0.83	2.76	1.93
吉　林	2891	7992	5101	1.05	3.32	2.27
黑龙江	4320	6942	2622	1.13	2.18	1.05
上　海	7352	9876	2524	3.04	3.97	0.93
江　苏	20841	49628	28787	2.61	5.86	3.25
浙　江	21627	27628	6001	3.90	4.28	0.38
安　徽	7360	18501	11141	1.20	3.03	1.83
福　建	5122	10145	5023	1.33	2.44	1.11
江　西	3319	8031	4712	0.73	1.78	1.05
山　东	9920	24760	14840	1.01	2.44	1.43
河　南	10349	24358	14009	1.09	2.45	1.36
湖　北	6970	13847	6877	1.19	2.40	1.21
湖　南	6121	19602	13481	0.90	2.95	2.05
广　东	14955	37177	22222	1.38	2.95	1.57

续　表

	全科医生数			每万人口全科医生数		
	2015年	2020年	5年差值	2015年	2020年	5年差值
广　西	4671	13149	8478	0.97	2.62	1.65
海　南	875	2913	2038	0.96	2.89	1.93
重　庆	2872	8769	5897	0.95	2.74	1.79
四　川	10394	25213	14819	1.27	3.01	1.74
贵　州	3147	7572	4425	0.89	1.96	1.07
云　南	4289	9481	5192	0.90	2.01	1.11
西　藏	161	730	569	0.50	2.00	1.50
陕　西	2126	6144	4018	0.56	1.55	0.99
甘　肃	3312	6516	3204	1.27	2.60	1.33
青　海	961	1625	664	1.63	2.74	1.11
宁　夏	565	1638	1073	0.82	2.27	1.45
新　疆	3707	5819	2112	1.57	2.25	0.68

18.3　全科人才发展取得的成效

近年来由于政府开展以全科医生为重点的基层医疗卫生队伍建设，我国全科医生人才取得了一些突破性进展。首先，全科医生总体数量增长明显，到2020年底全国全科医生已达到近40.88万人，比2015年增长了116.71%，全国每万人口全科医生数达2.89人，实现了2020年城乡每万名居民有2～3名合格的全科医生的目标。其次，政府对全国不同地区全科医生的配置进行了合理规划、投入大量资金来加强基础设施；同时，相继出台了一系列政策文件，如《关于进一步做好农村订单定向医学生免费培养工作的意见》《关于改革完善全科医生培养与使用激励机制的意见》等，2018年乡村全科执业助理医师考试在试点基础上全面推开。通过规范化培训、基层在岗医师转岗培训、全科医生定向培养、提升基层在岗医师学历层次等方式、多渠道培养全科医生，全科医生业务能力水平有了显著提升，这都在一定程度上促进了我国全科医疗事业的发展。另外，在各省级行政区全科医生分布及配置公平性方面，我国各地区全科医生的发展差距在逐渐缩小，西藏、青海等西部偏远地区也获得了长足进步，进一步促进全国各地区基层卫生服务可及性的公平性。总之，近五年我国全科医生人才发展取得了显著成效，这对降低医疗费用、合理利用卫生资源、开展慢性病管理、最大限度满足公众健康需求等方面起着了至关重要的作用。

18.4　全科人才发展存在的问题

18.4.1　全科医生总体发展趋势良好，但仍存在需求缺口

虽然近几年我国全科医生总体发展较为迅速，但与发达国家之间仍然存在一定的差距，如法国每千人拥有1.60名全科医生、澳大利亚每千人拥有1.40名全科医生、美国每千人拥有1.00名全科医生。

18.4.2　全国各地区间全科医生分布不均，且区域间发展速度存在差异

我国全科医生资源的配置存在区域性差异，全科医生人力资源东中西部的比较结果显示，东部地区全科医生的数量、每万人口的全科医生数指标等均远高于中部和西部。而经济水平较低地区全科医生发展缓慢、建设水平较低的现象突出，特别是在经济发展水平较低的社区卫生服务中心和乡镇卫生院，其全科医生普遍存在年龄偏大、学历和职称偏低、专业能力较低等问题，阻碍基层医疗卫生事业的发展。

18.4.3　全科医生注册率仍有待提高，教育培养体系尚不完善

全科医生注册率通常可以反映全科医生的职业吸引力，2020 年我国注册为全科医学专业的人数分别占全科医生总数的 62.59%，37.41% 取得合格证书而未注册的全科医生虽然已经具备提供全科医疗服务的能力，但并不向公众提供全科医疗服务，因而不是真正意义上的全科医生，这加剧了全科医生短缺现象。原因可能是全科医生的发展吸引有所不足，仍处于初步探索阶段，教育培养体系尚不完善，全科医生专业型人才较为匮乏。

18.5　全科人才发展政策建议

18.5.1　完善全科医生培养制度，加强全科医生人才队伍建设

全科医生是保障基层首诊、家庭医生签约服务高效实现的重要条件。我国必须落实全科医生相关政策制度，继续完善并加强全科医生人才培养体系建设，在保证全科医生数量增长的同时注重全科医生的质量培养。加大政府财政投入，推进全科医生教育体系的改革，不断扩大全科医学学科招生，构建高等医学院校教育、全科医生基地培训和全科继续医学教育在内的全科医生培养体系，构建起以 "5＋3" 全科医生为主体、"3＋2" 助理全科医生为补充的人才队伍教育体系，从而不断推进全科医生专业发展、提高全科医疗质量。

18.5.2　保障全国各区域间全科医生发展的均衡性

由于受经济与人口交互作用的影响，全科医生主要集中于经济发展程度较高的东部地区，西部偏远地区全科人才则发展受限。因此，我国必须注重各区域间卫生服务水平的公平性和可及性，适当给予落后地区政策倾斜，加大对全科医生建设水平较弱地区的支持力度。在配置全科医生时，应综合考虑各地市的经济情况、人口地理因素以及机构服务半径和服务水平等诸多条件，根据不同省份的全科医生发展状况有针对性地制定出切实可行的方针政策，不断提高不同经济发展水平地区全科医生配置的公平性。

18.5.3　提高全科医生岗位吸引力，引导吸引更多全科医生流入

积极推进全科医生培养模式的转变，通过建立健全全科医生的激励机制和绩效考核机制、全面提高其薪酬待遇、完善职称晋升政策和拓展其职业发展空间等方式，提高全科医生岗位吸引力和社会地位，吸引更多医学生选择全科医学专业。全科医生研究较为成熟的学校还可成立全科医生医学系和全科医生医学学院，建立全科医生培养基地，推进全科医学医、教、研协调发展。同时引导已取得培训合格证书的医师将执业范围注册为全科医生，提高全科医生专业注册率，进而解决全科医生配置总量不足问题，进一步促进基层医疗卫生人力资源管理体系的改革和完善。

第十九章　其他临床人才队伍建设

医学人才是推进健康中国建设的关键生产力，也是办好人民满意医药卫生事业的基础。《"健康中国2030"规划纲要》提出，要"加强医教协同，建立完善医学人才培养供需平衡机制"。具体来说，就是要以临床医学为重点，探索建立以行业需求为导向的医学人才培养供需平衡机制。但目前一些医学专业人才紧缺问题十分明显，如儿科、精神科、康复科、急诊科等。特别是在基层医疗卫生机构这些专业人才缺乏情况更是突出，已成为制约我国医疗卫生事业发展的瓶颈问题。

为了破解儿科、精神科、康复科等专业科室医疗人才紧缺的困境，2017年，国务院颁布了《关于深化医教协同进一步推进医学教育改革与发展的意见》，这份以深化医教协同为主题的文件提出到2020年实现"医学教育管理体制机制改革取得突破""医学人才使用激励机制得到完善"等目标，并且文件列出的2020年的目标中，还特别强调了儿科、精神科等紧缺人才培养要得到加强。为了了解中国儿科、精神科、康复科及急诊科人力资源配置和提供服务现状，本研究基于卫生统计年鉴及卫生人力基本信息数据库的资源数据和资料，分析这些专业学科卫生人力资源现状，合理评价其卫生人力资源配置公平性，旨在为政府部门制定相关优化人力资源配置的政策、满足人民群众医疗服务需求提供参考依据。

19.1　儿科人才队伍基本情况

2015—2020年全国儿科（助理）医师总体数量呈增长趋势，2020年较2015年医师数增加了59.39%，每万人口儿科（助理）医师数从每万人口0.65人上升至1.00人。值得注意的是，虽然儿科医师总体数量提高，但5年间其在总体医师中的占比变化情况不大。因此，其他医师增长速度远超儿科医师的增长，儿科医师人力资源发展较为缓慢（表19-1）。

表 19-1　全国卫生机构儿科卫生人力资源发展情况

年份	儿科（助理）医师数（人）	儿科（助理）医师占总医师比例（%）	每万人口儿科（助理）医师数
2015	88830	3.71	0.65
2016	93430	3.81	0.68
2017	97632	3.83	0.70
2018	108009	3.86	0.78
2019	127741	3.91	0.91
2020	141587	3.86	1.00
5年增长率（%）	59.39	4.04	53.85
5年平均增长率（%）	11.88	00.81	10.77

19.2 精神科人才队伍基本情况

2015—2020年全国精神科（助理）医师总体数量呈现增长趋势，2020年较2015年增加了74.61%。每万人口精神科（助理）医师数有一定幅度提升，但是数据水平仍然偏低。与儿科医师占比类似，5年间精神科医师虽然总体数量提高，但其在总体医师中的占比上升较为缓慢。因此，精神科医师的增长速度也低于其他类别医师的增长速度，精神科医师短缺现象较为突出（表19-2）。

表19-2 全国卫生机构精神科执业（助理）医师发展情况

年份	精神科（助理）医师数（人）	精神科（助理）医师占总医师比例（%）	每万人口精神科（助理）医师数
2015	26440	0.87	0.19
2016	29676	0.93	0.21
2017	32205	0.95	0.23
2018	35711	0.99	0.26
2019	44469	1.15	0.32
2020	46168	1.13	0.33
5年增长率（%）	74.61	29.89	73.68
5年平均增长率（%）	14.92	5.98	14.74

19.3 康复医学科人才队伍基本情况

2015—2020年，全国康复医学（助理）医师总体数量呈现增长趋势，从2015年的24617人上升至2020年的50254人，5年增长率达104.14%。每万人口康复科（助理）医师数也有一定幅度提升，从2015年每万人口平均0.18名康复医师增长至0.36名，但是数据水平仍然偏低，提示康复医师缺口较大（表19-3）。

表19-3 全国卫生机构康复医学执业（助理）医师发展情况

年份	康复医学（助理）医师数（人）	康复医学（助理）医师占总医师比例（%）	每万人口康复医学（助理）医师数
2015	24617	0.81	0.18
2016	29038	0.91	0.21
2017	30849	0.91	0.22
2018	36072	1.00	0.26
2019	47176	1.22	0.34
2020	50254	1.23	0.36
5年增长率（%）	104.14	51.85	100.00
5年平均增长率（%）	20.83	10.37	20.00

19.4 急诊医学科人才队伍基本情况

2015—2020年，全国急诊医学（助理）医师总体数量呈现上升趋势，从2015年的56831人增加至2020年的81305人，5年增长率达43.06%。但5年间急诊医学（助理）医师在总医师中所占比例仅上升了0.12%，2020年占比为1.99%，提示急诊科医师占比水平仍然较低，医师数量相对较少，存在学科短板（表19-4）。

表19-4 全国卫生机构急诊医学执业（助理）医师发展情况

年份	急诊医学（助理）医师数（人）	急诊医学（助理）医师占总医师比例（%）	每万人口急诊医学（助理）医师数
2015	56831	1.87	0.41
2016	59990	1.88	0.43
2017	63732	1.88	0.46
2018	68535	1.9	0.49
2019	75791	1.96	0.54
2020	81305	1.99	0.58
5年增长率（%）	43.06	6.42	41.46
5年平均增长率（%）	8.61	1.28	8.29

19.5 发展存在的问题

19.5.1 部分专业人力资源总量不足，工作负荷过大

数据显示全国大部分地区均存在儿科、精神科、康复科及急诊科医生数量不足现象，人员紧缺问题未从根本上缓解。这些科室执业医师工作负荷过大，远远超过了医师合理工作负荷，不仅损害医师健康水平，而且会影响其工作质量，不利于患者满意度的提升。此外，儿科、精神科、康复科等专业相较于其他临床科室，用药量少、辅助检查少、收费项目少，经济效益较低，导致医务人员工作积极性不高，人才流失、人力不足加剧，这些都进一步制约了科室的可持续发展。另外，随着人口老龄化进程不断加快，康复医学人才数量完全无法与庞大的康复医疗服务需求人数相对应。

19.5.2 学科建设不完善，人员素质有待提升

儿科、精神科、康复科等医学专业开放较晚，学科建设和教育体系并不是很成熟。除个别综合实力较强的三甲医院外，大部分医疗机构相关学科建设不完善，未达到三级学科建设水平。且早一批的儿科、精神科、康复医学专业的学生对理论体系学习并不全面，对专业的独特性及重要性缺乏比较深刻的认知，人员素质有待提升。从很多医学院校的教学培养方案来看，课程设计不够科学合理，尚且需要根据实际情况进行课程教学计划和方案上的调整与完善。

19.5.3 部分专业卫生人才地区间分布不公平现象突出

急需紧缺科室医师资源大多集中在人口密集和经济发达地区，而地域广阔、人口较为分散、经济落后地区医师资源较少。全国各地区之间存在较大的差异性，这对卫生资源的可获得性产生较大影响，导致不同区域相应医疗服务利用不公平。主要原因是经济发达的地区具有较好的工作环境、薪酬水平、晋升条件等激励因素，可以吸引医学人才聚集。留在偏远地区的医师又倾向于选择经济效益好、发展前景广阔的科室或风险系数相对小的科室，比如普外科、骨科、妇产科等，造成偏远城区急需紧缺人才资源更为缺乏。

19.6 发展政策建议

19.6.1 采取切实可行的措施加强紧缺人才队伍建设

一方面，重视紧缺人才队伍培养，逐步增加和完善相关专科医务人员培养计划，建立健全儿科、精神科和康复科等医师准入和管理制度。广泛开展岗位培训和转岗培训，多途径加大紧缺临床科室医生的培养力度，放宽这些医师职称晋升条件，增加相关学科发展机会，吸引更多人才主动从事这些资源缺乏的医学专业。另一方面，提高急需专业人才临床科室福利待遇，应根据高风险、高责任、高压力、高负荷的工作情况完善医务人员绩效管理政策，合理确定医疗服务价格，在薪酬分配、人才培养和经费安排等方面制定向相关科室医生倾斜的方法，从而充分调动医务人员工作积极性，切实提高这些数量紧缺医生的待遇水平。

19.6.2 优化学科建设体系，培养高素质、高水平临床应用型人才

政府应该出台相关政策来引导医学改革向儿科、精神科、康复科等医学专业倾斜，规范并完善相关医学专业人才培养的方案、计划和体系，培养符合居民健康需求的高素质、高水平复合应用型人才。在医学院校要加强实践教学并完善其教学内容，可通过建立以学生为主体的实验教学体系，加强医学生动手操作能力和综合思维能力，强化理论专业技能；其次，还要注重校外实践教学，加强临床教学主体职能，做到医教协同发展，使学生的临床见习、实习规范化，重点提高学生解决实际问题的能力，加强学生综合素质的培养。对于在职的医务人员，医疗机构应加大机构内部培训力度，构建老带新、传帮带、上下联动、全面提升的人才培养模式，并通过邀请专家教授来院讲座交流等形式拓宽人员知识体系，鼓励学科医、教、研全面发展提升。

19.6.3 给予相关政策倾斜，促进急需紧缺医疗资源布局均衡化

在儿科、精神科、康复科及急诊科等人才匮乏资源的配置规划和配置政策上，政府应针对不同地区制定更有针对性的发展措施来协调区域资源水平，将资源指标纳入当地卫生健康服务体系规划中。充分评估当地各个临床资源配置现状及需求缺口，通过政府财政投入倾斜、医保支付及医疗服务价格调整等促进紧缺资源增加，缓解因地理、人口、经济等因素带来的医疗资源不足、分布不均、就医不公平等现象。并可通过医联体建设整合优质专业资源，带动实现自上而下的改良。同时结合农村卫生人才队伍建设工作，制定相应政策引导基层急需紧缺卫生人力资源发展，给予一定的倾斜如增设基层卫生人才补助等来吸引儿科、精神科、康复科等专业人才扎根基层，促进急需紧缺医疗资源布局均衡化，缓解经济相对欠发达地区相关医疗服务资源不足的问题。

19.6.4 改善医生执业环境，提高社会认同感

新时期医疗环境下，医患纠纷问题不仅仅是一个单纯的医疗问题，已经演变为一个社会问题。社会舆论对解决医患纠纷的作用越来越大。媒体对负面医疗信息的连续报道和炒作所引发的社会舆论，在一定程度上影响着公众对医患关系的认知。因此要加快构建和谐医患关系，减轻医生工作压力。首先，要提升临床医生的沟通技能，营造良好的沟通氛围，如开展医患沟通的相关培训。其次，要鼓励媒体加大对儿科、精神科、康复科、急诊科等科室工作性质和工作强度的宣传，增加社会对这些科室医生的认可度和尊敬度。最后，应当畅通医疗纠纷投诉渠道，完善投诉反馈制度，推动医疗纠纷依法解决。制定相应的规章条例，保护临床医生的从业安全。提高儿科、精神科、康复科、急诊科医生在医院中和社会上的地位。总之，应该采取多种措施共同来保障急需短缺人力资源队伍的可持续发展。

附　　录

附录一　卫生健康人力基本情况

附表1-1 全国卫生人员数及构成

	2015年	2016年	2017年	2018年	2019年	2020年
总人数	10693881	11172945	11748972	12300325	12928335	13474992
卫生技术人员	8007537	8454403	8988230	9529179	10154010	10678019
乡村医生和卫生员	1031525	1000324	968611	907098	842302	795510
其他技术人员	399712	426171	451480	476569	503947	529601
管理人员	472620	483198	509093	529045	543750	561157
工勤技能人员	782487	808849	831558	858434	884326	910705
构成（%）	100.0	100.0	100.0	100.0	100.0	100.0
卫生技术人员	74.88	75.67	76.50	77.47	78.54	79.24
乡村医生和卫生员	9.65	8.95	8.24	7.37	6.52	5.90
其他技术人员	3.74	3.81	3.84	3.87	3.90	3.93
管理人员	4.42	4.32	4.33	4.30	4.21	4.16
工勤技能人员	7.32	7.24	7.08	6.98	6.84	6.76
增长速度（%）	4.50	4.48	5.16	4.69	5.11	4.23
卫生技术人员	5.50	5.58	6.31	6.02	6.56	5.16
乡村医生和卫生员	−2.50	−3.02	−3.17	−6.35	−7.14	−5.56
其他技术人员	5.30	6.62	5.94	5.56	5.74	5.09
管理人员	4.70	2.24	5.36	3.92	2.78	3.20
工勤技能人员	3.60	3.37	2.81	3.23	3.02	2.98

注：卫生人员和卫生技术人员总计中包括公务员中卫生监督员1万名。

附表1-2 全国卫生技术人员数

	2015年	2016年	2017年	2018年	2019年	2020年
人数	8007537	8454403	8988230	9529179	10154010	10678019
执业（助理）医师	3039135	3191005	3390034	3607156	3866916	4085689
执业医师	2508408	2651398	2828999	3010376	3210515	3401672
执业助理医师	530727	539607	561035	596780	656401	684017
注册护士	3241469	3507166	3804021	4098630	4445047	4708717
药师（士）	423294	439246	452968	467685	483420	496793
技师（士）	293680	308873	325909	342914	362518	560563
其他	1009959	1008113	1015298	1012794	996109	826257
构成（%）	100.0	100.0	100.0	100.0	100.0	100.0
执业（助理）医师	37.95	37.74	37.72	37.85	38.08	38.26
注册护士	40.48	41.48	42.32	43.01	43.78	44.10
药师（士）	5.29	5.20	5.04	4.91	4.76	4.65
技师（士）	3.67	3.65	3.63	3.60	3.57	5.25
其他	12.61	11.92	11.30	10.63	9.81	7.74
增长速度（%）	5.50	5.58	6.31	6.02	6.56	5.16
执业（助理）医师	5.10	5.00	6.24	6.40	7.20	5.66
注册护士	7.90	8.20	8.46	7.74	8.45	5.93
药师（士）	3.30	3.77	3.12	3.25	3.36	2.77
技师（士）	5.20	5.17	5.52	5.22	5.72	54.63
其他	0.10	-0.18	0.71	-0.25	-1.65	-17.05

注：卫生人员和卫生技术人员总计中包括公务员中卫生监督员1万名。

附表1-3 卫生人员性别、年龄及工作年限构成（%）

| | 卫生技术人员 | | 其中 | | | | | | | | 管理人员 | |
| | | | 执业（助理）医师 | | 注册护士 | | 药师（士） | | 技师（士） | | | |
	2015年	2020年	2015年	2020年	2015年	2020年	2015年	2020年	2015年	2020年	2015年	2020年
总计	100.0	100.0	100.0	100.0	100.0	100.0	100.0	100.0	100.0	100.0	100.0	100.0
按性别分												
男	30.3	27.6	55.1	52.4	2.0	2.9	35.7	31.7	42.6	38.8	48.2	45.0
女	69.7	72.4	44.9	47.6	98.0	97.1	64.3	68.3	57.4	61.2	51.8	55.0
按年龄分												
25岁以下	8.1	8.9	0.1	0.8	14.1	14.4	4.1	4.3	5.8	8.7	2.3	3.0
25~34岁	37.9	40.0	23.5	27.9	46.8	50.7	32.3	36.1	37.5	42.1	24.6	27.4
35~44岁	26.8	24.8	35.2	31.2	22.0	20.4	27.8	26.2	27.8	24.0	29.5	27.2
45~54岁	18.1	16.5	24.4	22.8	14.0	10.9	24.2	21.4	19.7	16.1	31.3	27.6
55~59岁	3.9	4.7	5.9	7.1	2.0	2.4	7.0	7.2	5.2	5.2	7.8	9.9
60岁及以上	5.1	5.1	11.0	10.2	1.1	1.3	4.6	4.8	4.1	3.9	4.5	4.9
按工作年限分												
5年以下	23.7	24.9	10.5	18.5	29.7	28.7	17.4	17.3	21.3	25.7	14.0	16.7
5~9年	20.0	23.1	16.0	18.2	24.1	28.1	16.4	21.2	18.0	23.0	12.8	16.8
10~19年	22.4	23.1	27.1	23.7	20.6	23.8	21.5	22.6	22.9	21.2	20.5	21.0
20~29年	19.6	16.2	25.2	21.4	16.7	11.7	23.3	20.6	21.2	16.6	27.9	22.0
30年及以上	14.2	12.7	21.3	18.1	8.8	7.6	21.4	18.2	16.6	13.5	24.9	23.5

附表1-4 卫生人员职称及学历构成（%）

| | 卫生技术人员 | | 其中 | | | | | | | | 管理人员 | |
| | | | 执业（助理）医师 | | 注册护士 | | 药师（士） | | 技师（士） | | | |
	2015年	2020年	2015年	2020年	2015年	2020年	2015年	2020年	2015年	2020年	2015年	2020年
按学历分												
研究生	4.7	5.9	10.3	13.8	0.1	0.2	2.4	4.3	2.7	3.7	3.5	5.9
大学本科	25.9	36.2	38.9	45.7	14.5	28.7	21.9	37.0	26.3	40.3	32.1	42.1
大专	38.9	38.4	30.6	27.5	47.9	47.8	35.0	33.6	41.3	39.7	39.3	33.8
中专	28.2	18.4	18.3	12.1	36.3	23.0	32.7	21.6	26.7	15.2	16.2	11.9
高中及以下	2.3	1.0	2.0	0.9	1.1	0.4	7.9	3.5	2.9	1.1	8.9	6.3
按技术职称分（评）												
主任级	1.8	2.2	4.6	5.1	0.2	0.3	0.7	1.0	0.8	1.3	2.0	2.0
副主任级	5.8	6.7	12.8	12.9	2.1	2.9	3.2	4.5	4.7	5.5	6.4	6.2
主治（管）级	20.6	19.8	30.1	26.7	17.9	16.4	20.2	21.0	22.4	19.6	16.1	13.3
师级	29.5	31.1	38.1	38.1	24.1	27.0	35.6	35.8	31.9	31.5	14.8	12.6
士级	30.1	31.2	8.1	10.8	46.0	46.7	30.6	29.3	28.7	32.3	13.4	13.1
未评	12.2	9.0	6.4	6.5	9.8	6.8	9.8	8.4	11.5	9.9	47.3	52.7
按技术职务分（聘）												
主任级	1.7	2.1	4.4	4.8	0.1	0.3	0.6	1.0	0.7	1.2	3.4	3.8
副主任级	5.9	6.8	12.9	13.2	2.0	2.8	3.2	4.6	4.7	5.6	9.9	10.3
主治（管）级	21.3	20.7	31.3	28.1	17.8	16.6	20.8	22.1	23.2	20.9	26.7	23.5
师级	31.2	31.9	41.4	39.0	25.6	28.0	36.3	35.9	32.9	31.4	26.4	23.7
士级	29.6	29.9	7.7	9.7	46.5	45.4	31.4	29.3	29.2	31.6	20.7	21.1
待聘	10.3	8.6	2.3	5.2	7.9	6.9	7.7	7.2	9.2	9.3	13.0	17.6

注：研究生包括博士、硕士、未获得博士和硕士学位者。

附表1-5 执业（助理）医师性别、年龄、学历及职称构成（%）

分类	合计		临床		中医		口腔		公共卫生	
	2015年	2020年	2015年	2020年	2015年	2020年	2015年	2020年	2015年	2020年
总　计	100.0	100.0	100.0	100.0	100.0	100.0	100.0	100.0	100.0	100.0
按性别分										
男	55.1	52.4	53.7	51.9	64.1	58.4	52.9	49.8	55.3	49.8
女	44.9	47.6	46.3	48.1	35.9	41.6	47.1	50.2	44.7	50.2
按年龄分										
25岁以下	0.1	0.8	0.1	0.7	0.1	0.8	0.3	0.5	0.1	0.5
25～34岁	23.5	27.9	22.9	24.2	24.2	27.9	33.0	21.5	17.7	21.5
35～44岁	35.2	31.2	36.9	32.7	28.1	28.6	32.6	25.9	31.3	25.9
45～54岁	24.4	22.8	24.4	24.9	23.2	19.8	20.4	31.3	33.3	31.3
55～59岁	5.9	7.1	5.4	7.4	8.0	7.5	5.2	12.8	10.1	12.8
60岁及以上	11.0	10.2	10.3	10.1	16.4	15.4	8.4	8.1	7.5	8.1
按工作年限分										
5年以下	10.5	18.5	10.0	15.8	12.6	20.4	14.2	11.9	6.9	11.9
5～9年	16.0	18.2	15.7	17.3	17.3	18.5	19.7	13.8	10.5	13.8
10～19年	27.1	23.7	28.2	24.4	22.3	23.1	28.1	18.2	20.3	18.2
20～29年	25.2	21.4	25.9	23.8	20.6	17.0	20.8	27.1	32.5	27.1
30年及以上	21.3	18.1	20.1	18.7	27.2	20.9	17.1	29.0	29.8	29.0
按学历分										
研究生	10.3	13.8	10.6	14.5	11.0	15.0	8.6	9.1	4.7	9.1
大学本科	38.9	45.7	40.8	47.5	34.2	40.1	29.0	44.3	29.7	44.3
大专	30.6	27.5	29.9	25.9	31.3	28.4	38.4	26.3	31.9	26.3
中专	18.1	12.1	17.3	11.5	18.6	14.0	21.5	18.0	28.2	18.0
高中及以下	2.0	0.9	1.3	0.6	4.8	2.5	2.3	2.3	5.3	2.3
按聘任技术职务分										
正高级	4.4	4.8	4.7	5.6	4.1	4.3	2.2	3.5	2.2	3.5
副高级	12.9	13.2	13.7	15.1	12.2	11.5	7.3	12.3	8.4	12.3
中级	31.3	28.1	32.0	30.3	28.8	27.4	26.3	32.9	34.7	32.9
师级/助理	41.4	39.0	40.0	37.7	45.1	45.1	51.1	38.5	42.2	38.5
士级	7.7	9.7	7.5	7.9	6.9	8.0	9.6	9.9	10.8	9.9
待聘	2.3	5.2	2.2	3.4	2.9	3.7	3.5	2.9	1.7	2.9

附表1-6　各类别执业（助理）医师数

	合计		执业医师		执业助理医师	
	2015年	2020年	2015年	2020年	2015年	2020年
人数（万人）	**303.9**	**408.6**	**250.8**	**340.2**	**53.1**	**68.4**
临床类别	232.2	300.7	191.3	250.5	40.9	50.3
中医类别	45.2	68.3	38.3	57.8	6.9	10.5
口腔类别	15.4	27.8	12.5	22.1	2.9	5.7
公共卫生类别	11.1	11.8	8.8	9.7	2.4	2.0
构成（%）	**100.0**	**100.0**	**100.0**	**100.0**	**100.0**	**100.0**
临床类别	76.4	73.6	76.3	73.6	80.5	73.5
中医类别	14.9	16.7	15.3	17.0	8.6	15.4
口腔类别	5.1	6.8	5.0	6.5	6.4	8.3
公共卫生类别	3.7	2.9	3.5	2.9	4.5	2.9

附表1-7　全科医生数

	合计		注册为全科医学专业的人数		取得全科医生培训合格证的人数	
	2015年	2020年	2015年	2020年	2015年	2020年
总　计	1883649	408820	68364	255867	120285	152953
其中：医院	31382	72090	8936	36396	22446	35694
社区卫生服务中心（站）	73288	110190	33169	78447	40119	31743
乡镇卫生院	80975	179411	25434	110862	55541	68549

注：全科医生数指注册为全科医学专业和取得全科医生培训合格证的执业（助理）医师数之和。2020年注册为乡村全科执业助理医师数为6.3万人。

附表1-8　东、中、西部地区卫生人员数

	2015年	2016年	2017年	2018年	2019年	2020年
卫生人员数（人）	**10693881**	**11172945**	**11748972**	**12300325**	**12928335**	**13474992**
东部	4584329	4793644	5052211	5321062	5572120	5791429
中部	3204929	3322701	3443254	3568196	3728846	3898623
西部	2894623	3046600	3243507	3401067	3617369	3774940
#卫生技术人员	8007537	8454403	8988230	9529179	10154010	10678019
东部	3519912	3711318	3945466	4201484	4444050	4649335
中部	2338546	2452631	2576192	2711267	2885436	3054296
西部	2139079	2280454	2456572	2606428	2814524	2964388
执业（助理）医师	3039135	3191005	3390034	3607156	3866916	4085689
东部	1365434	1440049	1534231	1650531	1769413	1854494
中部	910221	946830	998488	1048786	1108666	1185189
西部	763480	804126	857315	907839	988837	1046006
注册护士	3241469	3507166	3804021	4098630	4445047	4708717
东部	1435002	1546121	1666956	1800611	1918910	2016924
中部	953688	1023720	1095126	1171717	1283374	1370974
西部	852779	937325	1041939	1126302	1242763	1320819
管理人员	472620	483198	509093	529045	543750	561157
东部	189708	194865	210201	220187	226582	235031
中部	142374	144115	149106	154922	159026	165126
西部	140538	144218	149786	153936	158142	161000

注：卫生人员和卫生技术人员总计中包括公务员中卫生监督员1万名。

附表1-9　东、中、西部地区卫生人员构成（%）

	2015年	2016年	2017年	2018年	2019年	2020年
卫生人员构成（%）	**100.0**	**100.0**	**100.0**	**100.0**	**100.0**	**100.0**
东部	42.9	42.9	43.0	43.3	43.1	43.0
中部	30.0	29.7	29.3	29.0	28.8	29.0
西部	27.1	27.3	27.6	27.7	28.0	28.0
#卫生技术人员	100.0	100.0	100.0	100.0	100.0	100.0
东部	44.0	43.9	43.9	44.1	43.8	43.6
中部	29.2	29.0	28.7	28.5	28.4	28.6
西部	26.7	27.0	27.3	27.4	27.7	27.8
执业（助理）医师	100.0	100.0	100.0	100.0	100.0	100.0
东部	44.9	45.1	45.3	45.8	45.8	45.4
中部	30.0	29.7	29.5	29.1	28.7	29.0
西部	25.1	25.2	25.3	25.2	25.6	25.6
注册护士	100.0	100.0	100.0	100.0	100.0	100.0
东部	44.3	44.1	43.8	43.9	43.2	42.8
中部	29.4	29.2	28.8	28.6	28.9	29.1
西部	26.3	26.7	27.4	27.5	28.0	28.1
管理人员	100.0	100.0	100.0	100.0	100.0	100.0
东部	40.1	40.3	41.3	41.6	41.7	41.9
中部	30.1	29.8	29.3	29.3	29.2	29.4
西部	29.7	29.8	29.4	29.1	29.1	28.7

附表1-10 城乡卫生人员数及构成

	2015年	2016年	2017年	2018年	2019年	2020年
卫生人员数（人）	10693881	11172945	11748972	12300325	12928335	13474992
城市	5127704	5487317	5892116	6263898	6665163	7030095
农村	5556177	5675628	5846856	6026427	6253172	6434897
#卫生技术人员数	8007537	8454403	8988230	9529179	10154010	10678019
城市	4220110	4527708	4871918	5190988	5538282	5854980
农村	3777427	3916695	4106312	4328191	4605728	4813039
执业（助理）医师	3039135	3191005	3390034	3607156	3866916	4085689
城市	1537630	1647676	1778114	1907404	2045670	2173709
农村	1501505	1543329	1611920	1699752	1821246	1911980
注册护士	3241469	3507166	3804021	4098630	4445047	4708717
城市	1892835	2063019	2244366	2417653	2603260	2761481
农村	1348634	1444147	1559655	1680977	1841787	1947236
管理人员	472620	483198	509093	529045	543750	561158
城市	273050	287296	311991	328090	344256	359717
农村	199570	195902	197102	200955	199494	201441
卫生人员构成（%）						
城市	47.99	49.16	50.15	50.92	51.55	52.17
农村	52.01	50.84	49.85	49.08	48.45	47.83
#卫生技术人员						
城市	52.77	53.62	54.20	54.47	54.54	54.83
农村	47.17	46.33	45.69	45.42	45.36	45.07
执业（助理）医师						
城市	50.59	51.64	52.45	52.88	52.90	53.20
农村	49.41	48.36	47.55	47.12	47.10	46.80
注册护士						
城市	58.39	58.82	59.00	58.99	58.57	58.65
农村	41.61	41.18	41.00	41.01	41.43	41.35
管理人员						
城市	57.77	59.46	61.28	62.02	63.31	64.10
农村	42.23	40.54	38.72	37.98	36.69	35.90

注：卫生人员和卫生技术人员总计中包括公务员中卫生监督员1万名。

附表1-11　各地区卫生人员数

	合计		卫生技术人员		执业（助理）医师		注册护士		管理人员	
	2015年	2020年	2015年	2020年	2015年	2020年	2015年	2020年	2015年	2020年
总　计	10693881	13474992	8007537	10678019	3039135	4085689	3241469	4708717	472620	561157
东部地区	4584329	5791429	3519912	4649335	1365431	1854494	1435002	2016924	189708	235031
北　京	289204	348066	225440	276147	85232	107716	94626	117944	16750	21893
天　津	118111	143185	90748	114033	35871	49236	33804	42714	9463	10254
河　北	533286	674956	372747	519556	166881	239665	132837	201377	18918	23420
辽　宁	348525	401501	264419	316136	104552	126188	110976	142745	18380	19532
上　海	208444	261404	170125	214368	62983	78364	75436	97151	11723	13738
江　苏	618945	823261	487005	665488	189216	267789	203998	294159	27128	34797
浙　江	491008	659781	405620	548024	158056	217677	159945	233067	16874	24044
福　建	281330	351036	212931	278376	77984	105509	90450	122471	8632	11918
山　东	855706	1027917	618192	813449	237118	329174	254170	355651	27590	33564
广　东	768482	1006226	617975	829396	228539	306017	254098	374457	30415	36852
海　南	71288	94096	54710	74362	19002	27159	24662	35188	3835	5019
中部地区	3204929	3898623	2338546	3054296	910221	1185189	953688	1370974	142374	165126
山　西	294851	351369	213995	268354	90216	108767	83344	116339	11630	15970
吉　林	214193	272940	158963	212103	67245	85090	60719	95420	13525	15811
黑龙江	285914	310391	215264	242527	82708	96088	80955	102278	16468	17465
安　徽	377387	503172	280768	412110	107792	164229	119303	188182	14161	17785
江　西	291574	367797	210927	286112	76807	104866	89579	129251	8202	11452
河　南	771088	940491	519939	706795	198616	276390	205366	304335	34991	38572
湖　北	475747	538003	367902	428494	135997	159701	165077	200020	19569	22788
湖　南	494175	614460	370788	497801	150840	190058	149345	235149	23828	25283
西部地区	2894623	3774940	2139079	2964388	763480	1046006	852779	1320819	140538	161000
内蒙古	212499	254843	162327	202317	64238	80570	61223	83443	10040	12174
广　西	374817	472215	274659	371983	91585	125515	113202	167487	17718	16666
重　庆	227095	301617	166708	237686	60973	88706	69954	109417	11131	15080
四　川	646542	824459	472169	632211	181480	234473	190602	285807	30574	37427
贵　州	259144	366886	187282	287754	63384	97537	76032	131472	13130	17349
云　南	304551	458856	227998	366516	79567	122581	93278	173175	9393	11939
西　藏	29094	41027	14341	22730	6213	9453	3190	6843	901	1467
陕　西	349892	445293	265381	363483	79496	113863	104317	155481	24606	27196
甘　肃	181445	228975	129454	181223	49610	63511	47782	81363	12122	7887
青　海	48440	64290	35422	48926	13791	18303	13194	19678	1320	2036
宁　夏	52568	71979	41497	58627	15860	22240	16135	25972	2011	2887
新　疆	208536	244500	161841	190932	57283	69254	63870	80681	7592	8892

注：卫生人员和卫生技术人员总计中包括公务员中卫生监督员1万名。

附表1-12 卫生人员地区及年龄别构成（%）

| | 按城乡分 | | | | 按东中西部分 | | | | | |
| | 城市 | | 农村 | | 东部 | | 中部 | | 西部 | |
	2015年	2020年	2015年	2020年	2015年	2020年	2015年	2020年	2015年	2020年
卫生技术人员	**100.0**	**100.0**	**100.0**	**100.0**	**100.0**	**100.0**	**100.0**	**100.0**	**100.0**	**100.0**
25岁以下	8.0	8.4	8.2	9.5	7.4	8.2	6.1	5.9	8.6	9.9
25～34岁	40.9	41.3	34.6	38.3	37.1	38.7	33.1	38.8	36.8	44.3
35～44岁	24.2	25.3	29.7	24.3	28.1	26.6	29.6	25.6	26.1	22.6
45～54岁	17.3	14.9	19.1	18.5	17.6	16.1	22.1	19.2	18.9	14.7
55～59岁	3.9	4.7	3.9	4.8	4.1	4.6	4.4	5.5	3.9	4.0
60岁及以上	5.7	5.4	4.5	4.7	5.8	5.7	4.8	5.0	5.7	4.5
执业（助理）医师	**100.0**	**100.0**	**100.0**	**100.0**	**100.0**	**100.0**	**100.0**	**100.0**	**100.0**	**100.0**
25岁以下	0.1	0.4	0.2	0.7	0.1	0.9	0.1	0.5	0.1	1.0
25～34岁	26.1	25.7	20.5	22.9	25.7	28.1	20.6	24.3	22.5	31.4
35～44岁	32.3	33.0	38.4	30.8	35.0	31.9	36.3	31.6	34.3	29.4
45～54岁	23.2	21.5	25.7	27.8	22.0	21.5	27.6	25.7	25.3	22.1
55～59岁	5.8	7.8	6.0	7.9	5.8	6.7	6.0	8.2	6.0	6.7
60岁及以上	12.5	11.6	9.2	9.9	11.4	10.8	9.5	9.7	11.8	9.4
注册护士	**100.0**	**100.0**	**100.0**	**100.0**	**100.0**	**100.0**	**100.0**	**100.0**	**100.0**	**100.0**
25岁以下	13.4	10.8	15.1	12.0	14.4	15.1	11.8	10.4	16.1	17.0
25～34岁	49.4	51.1	43.2	50.6	47.0	48.0	45.4	51.7	48.0	53.8
35～44岁	20.2	22.7	24.5	21.0	22.3	21.9	23.4	20.7	19.9	17.7
45～54岁	13.5	11.1	14.5	12.4	13.1	11.0	16.2	13.1	13.1	8.8
55～59岁	2.2	2.7	1.8	2.7	2.0	2.5	2.2	2.8	1.8	1.8
60岁及以上	1.3	1.6	0.8	1.3	1.2	1.6	0.9	1.2	1.2	1.0
管理人员	**100.0**	**100.0**	**100.0**	**100.0**	**100.0**	**100.0**	**100.0**	**100.0**	**100.0**	**100.0**
25岁以下	2.5	2.2	2.0	2.1	2.5	3.1	1.6	1.9	2.7	3.8
25～34岁	26.2	27.5	22.7	23.0	25.7	28.2	20.2	23.2	27.6	30.2
35～44岁	26.4	28.0	33.2	26.8	28.8	28.7	30.9	25.8	28.9	26.5
45～54岁	31.2	26.2	31.4	31.4	29.6	25.7	34.3	31.2	30.4	26.7
55～59岁	8.5	10.5	7.0	11.2	8.4	9.3	8.2	11.9	6.7	8.9
60岁及以上	5.2	5.7	3.6	5.6	4.9	5.0	4.8	6.0	3.7	3.8

附表1-13 卫生人员地区及学历别构成（%）

| | 按城乡分 | | | | 按东中西部分 | | | | | |
| | 城市 | | 农村 | | 东部 | | 中部 | | 西部 | |
	2015年	2020年	2015年	2020年	2015年	2020年	2015年	2020年	2015年	2020年
卫生技术人员	**100.0**	**100.0**	**100.0**	**100.0**	**100.0**	**100.0**	**100.0**	**100.0**	**100.0**	**100.0**
研究生	8.2	8.9	0.8	1.0	6.0	7.6	3.7	4.4	2.8	3.3
大学本科	32.6	36.1	18.4	22.7	29.2	35.6	22.8	25.8	21.7	25.8
大专	37.1	36.3	40.9	43.2	36.7	34.7	41.8	43.7	42.9	43.0
中专	20.7	18.0	36.2	31.4	26.2	21.3	29.7	25.0	30.3	26.9
高中及以下	1.4	0.7	3.4	1.7	2.0	0.9	1.9	1.0	2.2	0.9
执业（助理）医师	**100.0**	**100.0**	**100.0**	**100.0**	**100.0**	**100.0**	**100.0**	**100.0**	**100.0**	**100.0**
研究生	18.0	20.7	2.3	2.3	13.5	16.7	8.4	10.0	6.4	7.7
大学本科	47.1	46.7	35.1	35.1	41.9	43.7	35.3	37.8	36.9	41.3
大专	23.2	22.3	37.8	37.8	26.8	25.7	33.6	32.6	34.5	32.1
中专	10.4	9.5	23.3	23.3	15.8	12.9	21.2	18.6	19.8	17.6
高中及以下	1.2	0.7	1.5	1.5	2.0	1.0	1.5	1.0	2.4	1.2
注册护士	**100.0**	**100.0**	**100.0**	**100.0**	**100.0**	**100.0**	**100.0**	**100.0**	**100.0**	**100.0**
研究生	0.2	0.3	0.0	0.0	0.2	0.2	0.1	0.2	0.1	0.1
大学本科	19.3	26.2	12.3	12.3	17.9	27.5	13.4	16.5	9.6	13.4
大专	49.9	47.7	48.5	48.5	45.6	42.9	50.0	53.4	49.7	50.9
中专	29.8	25.4	38.5	38.5	35.3	28.8	35.4	29.5	39.2	35.1
高中及以下	0.8	0.4	0.6	0.6	1.0	0.4	1.1	0.5	1.4	0.5
管理人员	**100.0**	**100.0**	**100.0**	**100.0**	**100.0**	**100.0**	**100.0**	**100.0**	**100.0**	**100.0**
研究生	5.9	7.8	0.8	0.8	5.1	7.5	2.4	3.6	2.6	3.7
大学本科	40.5	44.1	26.3	26.3	36.8	42.7	27.1	31.2	30.8	36.2
大专	35.5	31.0	40.2	40.2	35.3	29.5	41.4	38.5	42.8	37.0
中专	11.4	11.7	22.6	22.6	14.4	13.9	19.6	18.4	15.1	15.7
高中及以下	6.6	5.5	10.1	10.1	8.5	6.3	9.5	8.3	8.8	7.4

附表1-14 卫生人员地区及技术职称（聘）别构成（%）

	按城乡分				按东中西部分					
	城市		农村		东部		中部		西部	
	2015年	2020年	2015年	2020年	2015年	2020年	2015年	2020年	2015年	2020年
卫生技术人员	**100.0**	**100.0**	**100.0**	**100.0**	**100.0**	**100.0**	**100.0**	**100.0**	**100.0**	**100.0**
主任级	2.7	2.9	0.6	1.0	2.3	2.8	1.8	1.8	1.3	1.5
副主任级	7.7	7.9	3.8	5.4	7.0	8.0	6.6	6.5	6.0	6.8
主治（管）级	23.2	22.8	19.2	18.1	24.6	24.6	25.1	21.3	20.8	17.5
师级	30.8	32.1	31.7	31.8	33.9	33.0	31.9	33.2	32.9	32.8
士级	25.9	25.8	33.7	34.9	25.8	24.6	29.9	31.9	33.3	34.7
待聘	9.8	8.5	11.0	8.8	6.4	7.0	4.7	5.3	5.7	6.7
执业（助理）医师	**100.0**	**100.0**	**100.0**	**100.0**	**100.0**	**100.0**	**100.0**	**100.0**	**100.0**	**100.0**
主任级	6.9	6.8	2.4	2.4	5.2	6.0	4.1	4.0	3.1	3.5
副主任级	16.7	15.5	10.3	10.3	13.7	14.2	12.5	11.9	12.0	12.7
主治（管）级	32.7	30.5	25.2	25.2	31.9	30.0	31.7	27.6	29.9	25.1
师级	37.4	36.6	41.9	41.9	39.7	36.3	40.8	41.1	45.1	41.5
士级	3.9	5.4	15.0	15.0	6.9	8.0	8.8	11.1	8.0	11.3
待聘	2.5	5.2	5.2	5.2	2.7	5.5	2.1	4.3	2.0	6.0
注册护士	**100.0**	**100.0**	**100.0**	**100.0**	**100.0**	**100.0**	**100.0**	**100.0**	**100.0**	**100.0**
主任级	0.2	0.4	0.2	0.2	0.2	0.4	0.1	0.2	0.1	0.2
副主任级	2.4	2.9	2.7	2.7	1.9	3.0	2.3	2.5	1.8	2.8
主治（管）级	18.5	17.8	14.8	14.8	18.7	19.9	19.8	16.1	14.2	12.0
师级	26.4	29.0	26.5	26.5	28.1	29.7	23.8	27.0	23.1	26.4
士级	44.4	42.4	49.6	49.6	42.0	39.2	47.5	48.4	53.3	52.1
待聘	8.1	7.4	6.2	6.2	9.0	7.9	6.4	5.6	7.5	6.6
管理人员	**100.0**	**100.0**	**100.0**	**100.0**	**100.0**	**100.0**	**100.0**	**100.0**	**100.0**	**100.0**
主任级	4.9	4.8	1.9	1.9	3.9	4.3	3.1	3.3	3.0	3.4
副主任级	12.5	12.0	7.3	7.3	10.2	10.4	9.8	10.3	9.6	10.3
主治（管）级	28.9	25.4	20.4	20.4	26.3	24.3	29.5	26.1	24.0	20.0
师级	24.9	23.0	25.0	25.0	27.1	24.0	25.6	24.5	26.0	22.5
士级	15.2	15.5	31.0	31.0	17.6	16.4	23.3	24.9	22.6	24.1
待聘	13.7	19.3	14.3	14.3	14.8	20.6	8.6	11.0	14.8	19.6

附表1-15　按主办单位分卫生技术人员数

	2015年	2016年	2017年	2018年	2019年	2020年
卫生技术人员数（人）	8007537	8454403	8988230	9529179	10154010	10678019
政府办医疗卫生机构	5939733	6218706	6508120	6761870	7090253	7363747
社会办医疗卫生机构	1004891	1052808	1122715	1221166	1334603	1425079
个人办医疗卫生机构	1052913	1172889	1347395	1536143	1719154	1879181
#执业（助理）医师数	3039135	3191005	3390034	3607156	3866916	4085689
政府办医疗卫生机构	2100337	2191923	2292126	2386951	2507964	2614421
社会办医疗卫生机构	449534	463951	490091	530793	593864	634648
个人办医疗卫生机构	489264	535131	607817	689412	765088	836620
注册护士数	3241469	3507166	3804021	4098630	4445047	4708717
政府办医疗卫生机构	2471436	2646484	2820977	2969197	3169283	3307371
社会办医疗卫生机构	384492	414139	452094	502978	548667	592786
个人办医疗卫生机构	385541	446543	530950	626455	727097	808558

附表1-16　按主办单位分卫生技术人员构成（%）

	2015年	2016年	2017年	2018年	2019年	2020年
卫生技术人员	100.0	100.0	100.0	100.0	100.0	100.0
政府办医疗卫生机构	74.27	73.64	72.49	71.03	69.90	68.96
社会办医疗卫生机构	12.57	12.47	12.50	12.83	13.16	13.35
个人办医疗卫生机构	13.17	13.89	15.01	16.14	16.95	17.60
#执业（助理）医师	100.0	100.0	100.0	100.0	100.0	100.0
政府办医疗卫生机构	69.11	68.69	67.61	66.17	64.86	63.99
社会办医疗卫生机构	14.79	14.54	14.46	14.71	15.36	15.53
个人办医疗卫生机构	16.10	16.77	17.93	19.11	19.79	20.48
注册护士	100.0	100.0	100.0	100.0	100.0	100.0
政府办医疗卫生机构	76.24	75.46	74.16	72.44	71.30	70.24
社会办医疗卫生机构	11.86	11.81	11.88	12.27	12.34	12.59
个人办医疗卫生机构	11.89	12.73	13.96	15.28	16.36	17.17

附表1-17 各类医疗卫生机构人员数

卫生机构分类	机构数（个）	卫生人员（人）	卫生技术人员	执业（助理）医师	注册护士	其他技术人员	管理人员	工勤技能人员
2015年								
总计	983528	10693881	8007537	3039135	3241469	399712	472620	782487
医院	27587	6132793	5071151	1692766	2407632	243190	305064	513388
基层医疗卫生机构	920770	3603162	2257701	1101934	646607	80981	69452	163503
专业公共卫生机构	31927	866848	639189	230880	178255	60127	84375	93157
其他机构	3244	81078	39496	13555	8975	15414	13729	12439
2020年								
总计	1022922	13474992	10678019	4085689	4708717	5296901	561157	910705
医院	35394	8111981	6774764	2282574	3388445	334591	385352	617274
基层医疗卫生机构	970036	4339745	3123955	1536381	1057420	118788	104802	196690
专业公共卫生机构	14492	924944	727229	251828	248395	58210	58424	81081
其他机构	3000	98322	52071	14906	14457	18012	12579	15660

注：卫生人员和卫生技术人员总计中包括公务员中卫生监督员1万名。

附表1-18 各类医疗卫生机构人员构成（%）

卫生机构分类	机构数（个）	卫生人员（人）	卫生技术人员	执业（助理）医师	注册护士	其他技术人员	管理人员	工勤技能人员
2015年								
总计	100.0	100.0	100.0	100.0	100.0	100.0	100.0	100.0
医院	2.8	57.3	63.3	55.7	74.3	60.8	64.5	65.6
基层医疗卫生机构	93.6	33.7	28.2	36.3	19.9	20.3	14.7	20.9
专业公共卫生机构	3.2	8.1	8.0	7.6	5.5	15.0	17.9	11.9
其他机构	0.3	0.8	0.5	0.4	0.3	3.9	2.9	1.6
2020年								
总计	100.0	100.0	100.0	100.0	100.0	100.0	100.0	100.0
医院	3.5	60.2	63.4	55.9	72.0	6.3	68.7	67.8
基层医疗卫生机构	94.8	32.2	29.3	37.6	22.5	2.2	18.7	21.6
专业公共卫生机构	1.4	6.9	6.8	6.2	5.3	1.1	10.4	8.9
其他机构	0.3	0.7	0.5	0.4	0.3	0.3	2.2	1.7

注：卫生人员和卫生技术人员总计中包括公务员中卫生监督员1万名。

附表1-19　2015年各类医疗卫生机构人员数

卫生机构分类	合计	卫生技			
		小计	执业（助理）医师	执业医师	注册护士
总　计	10693881	8007537	3039135	2508408	3241469
一、医院	6132793	5071151	1692766	1573093	2407632
综合医院	4435065	3701442	1227399	1146680	1789729
中医医院	824022	694827	248027	227793	292609
中西医结合医院	93209	77830	27829	25891	34548
民族医院	23156	18875	7637	6416	5809
专科医院	746161	571315	180377	165005	280958
口腔医院	42942	34189	15958	14672	13080
眼科医院	41601	27369	8702	7901	13213
耳鼻喉科医院	6585	4982	1728	1544	2273
肿瘤医院	77898	63870	18991	18565	32505
心血管病医院	17484	14446	4354	4034	7391
胸科医院	10511	8824	2573	2519	4803
血液病医院	1719	1307	338	327	665
妇产（科）医院	84046	62474	20363	18613	31350
儿童医院	60573	51116	15660	15120	25798
精神病医院	136988	103932	27413	24728	57198
传染病医院	50738	40490	12274	11901	20330
皮肤病医院	9292	6741	2262	2032	2850
结核病医院	10869	8617	2496	2421	4512
麻风病医院	923	598	255	193	171
职业病医院	3741	2714	997	951	1143
骨科医院	42670	33478	11249	9279	14766
康复医院	36441	26650	8095	6990	11326
整形外科医院	4351	2589	866	779	1345
美容医院	15967	8064	2864	2568	4112
其他专科医院	90822	68865	22939	19868	32127
护理院	11180	6862	1497	1308	3979
二、基层医疗卫生机构	3603162	2257701	1101934	731851	646607
社区卫生服务中心（站）	504817	431158	181670	146047	153393
社区卫生服务中心	397301	335979	138516	110895	116688
社区卫生服务站	107516	95179	43154	35152	36705
卫生院	1287211	1086421	444376	255573	301200
街道卫生院	9514	7889	3487	2193	2319
乡镇卫生院	1277697	1078532	440889	253380	298881
中心卫生院	546932	466276	188282	115402	135191
乡卫生院	730765	612256	252607	137978	163690
村卫生室	1197160	165635	145567	49304	20068
门诊部	159464	132913	66577	58861	45565
综合门诊部	89089	75332	36431	32795	25829
中医门诊部	17848	13974	8131	7625	2632
中西医结合门诊部	3482	3099	1596	1447	964
民族医门诊部	104	84	47	37	20
专科门诊部	48941	40424	20372	16957	16120
诊所、卫生所、医务室、护理站	454510	441574	263744	222066	126381
诊所	370933	360897	217074	184484	103253
卫生所、医务室	83261	80391	46605	37534	22935
护理站	316	286	65	48	193

注：①人员数合计中包括公务员中卫生监督员1万名，乡村医生和卫生员1091863人；②本表村卫生室人员数不包括乡镇卫生院在村卫生室工作的人员数（这部分人员计入乡镇卫生院中）。

附表1-19　续表1

术人员					其他 技术 人员	管理 人员	工勤技 能人员
药师 （士）	技师 （士）	检验师（士）	其他	见习医师			
423294	**428929**	**293680**	**864710**	**225270**	**399712**	**472620**	**782487**
266443	273910	178305	430400	155866	243190	305064	513388
178272	199933	130479	306109	112952	164996	210677	357950
53953	36841	23318	63397	25224	31783	34111	63301
4799	4037	2678	6617	2217	3687	4583	7109
1937	863	537	2629	811	1272	1213	1796
27167	32003	21141	50810	14404	41104	53788	79954
630	793	313	3728	850	2140	2884	3729
1222	1036	741	3196	871	3636	4829	5767
290	285	165	406	146	318	578	707
2825	3904	1959	5645	1533	4000	4329	5699
516	727	453	1458	375	835	1078	1125
403	555	349	490	173	583	542	562
66	133	123	105	38	159	161	92
2748	4225	2994	3788	1092	4423	6529	10620
2525	3101	2329	4032	1440	2706	2901	3850
5055	4364	2999	9902	2864	6816	8824	17416
2449	3088	2388	2349	904	2672	3410	4166
666	456	404	507	110	688	787	1076
446	670	469	493	189	575	656	1021
64	51	45	57	9	81	94	150
130	174	139	270	111	394	290	343
1673	2192	1098	3598	1229	1998	2964	4230
1370	1272	810	4587	816	2445	2756	4590
97	100	70	181	29	436	510	816
332	330	256	426	148	1668	2262	3973
3660	4547	3037	5592	1477	4531	7404	10022
315	233	152	838	258	348	692	3278
134495	88106	57831	286559	54961	80981	69452	163503
33909	20431	14607	41755	9648	20305	20790	32564
28349	18339	13015	34087	8405	16698	15865	28759
5560	2092	1592	7668	1243	3607	4925	3805
75177	58222	36647	207446	39326	58152	42644	99994
546	385	263	1152	221	498	442	685
74631	57837	36384	206294	39105	57654	42202	99309
32381	26953	16596	83469	17782	21704	16373	42579
42250	30884	19788	122825	21323	35950	25829	56730
7691	7097	4920	5983	1315	2438	5753	18360
4673	5220	3564	3179	566	1234	2802	9721
1848	470	371	893	232	367	760	2747
262	178	125	99	16	45	57	281
9	4	3	4	2	2	3	15
899	1225	857	1808	499	790	2131	5596
17718	2356	1657	31375	4672	86	265	12585
15443	1479	965	23648	3794	41	96	9899
2273	873	688	7705	873	35	162	2673
2	4	4	22	5	10	7	13

附表1-19 续表2

机构类别	合计	卫生技			
		小计	执业（助理）医师	执业医师	注册护士
三、专业公共卫生机构	876848	639189	230880	192126	178255
疾病预防控制中心	190930	141698	70709	59972	13798
省属	10848	7579	3868	3775	185
地级市（地区）属	42592	31924	16863	15792	2154
县级市（区）属	57686	42800	21425	18094	4656
县属	72801	54159	26251	20357	6236
其他	7003	5236	2302	1954	567
专科疾病防治院（所、站）	50496	38672	16188	13658	11988
专科疾病防治院	19726	15127	5588	4935	5964
传染病防治院	1689	1245	375	351	602
结核病防治院	3286	2548	780	735	1280
职业病防治院	5464	4051	1552	1478	1431
其他	9287	7283	2881	2371	2651
专科疾病防治所（站、中心）	30770	23545	10600	8723	6024
口腔病防治所（站、中心）	2296	1891	1077	886	463
精神病防治所（站、中心）	1009	858	320	235	393
皮肤病与性病防治所（中心）	6388	4848	2111	1802	1291
结核病防治所（站、中心）	9063	6782	2805	2341	1655
职业病防治所（站、中心）	2156	1660	829	784	295
地方病防治所（站、中心）	851	607	344	302	53
血吸虫病防治所（站、中心）	5681	4353	1992	1551	1161
药物戒毒所（中心）	285	145	58	43	43
其他	3041	2401	1064	779	670
健康教育所（站、中心）	2140	968	481	418	130
妇幼保健院（所、站）	351257	291361	105832	93643	124414
省属	18591	15403	4931	4909	7973
地级市（地区）属	106462	88606	29426	28384	41944
县级市（区）属	106577	88386	33148	29532	36640
县属	113325	93702	36343	29139	35715
其他	6302	5264	1984	1679	2142
妇幼保健院	314593	261619	90910	80969	116431
妇幼保健所	19605	15947	8105	7236	4187
妇幼保健站	16335	13237	6502	5208	3668
生殖保健中心	724	558	315	230	128
急救中心（站）	14969	7759	3398	3107	3276
采供血机构	32966	23498	3571	3059	11105
卫生监督所（中心）	80710	67942	0	0	0
省属	2583	2160	0	0	0
地级市（地区）属	15927	13418	0	0	0
县级市（区）属	24642	20277	0	0	0
县属	27096	21684	0	0	0
其他	462	403	0	0	0
计划生育技术服务机构	153380	67291	30701	18269	13544
四、其他机构	81078	39496	13555	11338	8975
疗养院	14758	8912	3108	2795	3925
卫生监督检验（监测）机构	539	235	106	98	6
医学科学研究机构	11581	5818	2013	1939	678
医学在职培训机构	13199	6200	2262	1754	1379
临床检验中心（所、站）	11739	5706	608	553	223
其他	28225	12552	5427	4168	2759

附表1-19 续表3

术人员					其他技术人员	管理人员	工勤技能人员
药师（士）	技师（士）	检验师（士）	其他	见习医师			
20501	62212	53370	137341	13912	60127	84375	93157
2737	26907	25079	27547	2681	14413	14240	20579
98	1892	1859	1536	100	1347	845	1077
469	8202	7872	4236	774	3281	3514	3873
906	7540	7029	8273	691	4122	4457	6307
1197	8535	7627	11940	1010	4918	4812	8912
67	738	692	1562	106	745	612	410
2742	3710	2867	4044	803	3287	3360	5177
992	1311	1024	1272	419	1345	1182	2072
68	95	71	105	30	128	51	265
129	223	164	136	84	158	274	306
246	424	357	398	132	541	366	506
549	569	432	633	173	518	491	995
1750	2399	1843	2772	384	1942	2178	3105
28	26	11	297	23	107	144	154
39	27	20	79	6	58	33	60
603	405	376	438	115	354	403	783
502	959	645	861	94	659	781	841
48	256	204	232	24	180	155	161
22	80	71	108	9	44	71	129
264	434	352	502	43	353	323	652
9	18	12	17	3	10	114	16
235	194	152	238	67	177	154	309
42	33	26	282	18	603	395	174
12558	21019	16158	27538	8774	15987	15898	28011
558	1200	980	741	322	760	776	1652
3686	6015	4859	7535	2940	5113	5137	7606
3889	6473	4971	8236	2594	4955	4745	8491
4230	6949	5049	10465	2794	4836	4952	9835
195	382	299	561	124	323	288	427
11347	18345	14029	24586	8089	14145	13413	25416
671	1615	1330	1369	440	1006	1309	1343
519	1002	758	1546	235	781	1123	1194
21	57	41	37	10	55	53	58
129	87	65	869	440	992	1305	4913
306	6050	6013	2466	186	2967	2288	4213
0	0	0	57942	0	2029	5737	5002
0	0	0	2160	0	55	212	156
0	0	0	13418	0	328	1279	902
0	0	0	20277	0	773	1944	1648
0	0	0	21684	0	871	2252	2289
0	0	0	403	0	2	50	7
1987	4406	3162	16653	1010	19849	41152	25088
1855	4701	4174	10410	531	15414	13729	12439
476	525	366	878	190	952	1717	3177
0	95	93	28	0	24	233	47
335	451	385	2341	41	3311	1460	992
435	258	167	1866	63	3520	1658	1821
11	2762	2742	2102	47	1846	1231	2956
591	610	421	3165	190	5142	7154	3377

附表1-20　2020年各类医疗卫生机构人员数

机构分类	合计	卫生技			
		小计	执业（助理）医师	执业医师	注册护士
总　计	13474992	10678019	4085689	3401672	4708717
一、医院	8111981	6774764	2282574	2128410	3388445
综合医院	5578928	4723029	1589521	1490656	2392992
中医医院	1127425	958516	343792	319301	433444
中西医结合医院	149371	126062	46285	42988	59595
民族医院	44594	36537	14418	12534	13355
专科医院	1164756	901974	281572	256937	471852
口腔医院	78143	61511	27792	24798	27952
眼科医院	91211	60180	19020	17095	30273
耳鼻喉科医院	8716	6704	2274	1989	3353
肿瘤医院	103954	87397	27568	26943	45193
心血管病医院	28079	23376	7267	6919	12729
胸科医院	11386	9771	2947	2901	5493
血液病医院	3733	2753	610	561	1478
妇产（科）医院	113566	85290	28230	26328	44860
儿童医院	78221	66563	21470	21081	33217
精神病医院	239228	185214	45432	40490	111525
传染病医院	65547	53906	16772	16360	27801
皮肤病医院	12153	9282	3020	2726	4451
结核病医院	9110	7438	2161	2092	4005
麻风病医院	546	367	156	119	119
职业病医院	4363	3383	1147	1110	1629
骨科医院	70385	56837	18302	15074	28325
康复医院	75484	58731	16417	14239	26202
整形外科医院	6245	4089	1519	1434	2135
美容医院	39604	21743	8146	7202	11594
其他专科医院	125082	97439	31322	27476	49518
护理院	46907	28646	6986	5994	17207
二、基层医疗卫生机构	4339745	3123955	1536381	1037403	1057420
社区卫生服务中心（站）	647875	558404	233761	192139	219574
社区卫生服务中心	520534	444035	181752	149124	169581
社区卫生服务站	127341	114369	52009	43015	49993
卫生院	1497346	1281192	526006	316100	413200
街道卫生院	16116	13766	5890	3823	4650
乡镇卫生院	1481230	1267426	520116	312277	408550
中心卫生院	644748	556222	225244	143113	186436
乡卫生院	836482	711204	294872	169164	222114
村卫生室	1048776	256849	224943	61266	31906
门诊部	406441	335736	162470	139029	140793
综合门诊部	152942	129223	60765	54985	51256
中医门诊部	41015	32139	19224	17623	7267
中西医结合门诊部	7033	6107	3056	2747	2294
民族医门诊部	200	157	84	78	41
专科门诊部	205251	168110	79341	63596	79935
诊所、卫生所、医务室、护理站	739307	691774	389201	328869	251947
诊所	637155	603507	342001	290372	219612
卫生所、医务室	94049	86353	47071	38385	30707
护理站	8103	1914	129	112	1628

注：①卫生人员数合计包括获得"卫生监督员"证书的公务员1万人、乡村医生和卫生员795510人；②本表村卫生室人员数不包括乡镇卫生院在村卫生室工作的人员数（这部分人员计入乡镇卫生院中）。

附表1-20　续表1

术人员					其他技术人员	管理人员	工勤技能人员
药师（士）	技师（士）	检验师（士）	其他	见习医师			
496793	**560563**	**379962**	**826257**	**182628**	**529601**	**561157**	**910705**
315091	358597	230102	430057	120999	334591	385352	617274
201224	252087	161745	287205	85022	212272	246550	397077
65090	50183	31648	66007	20404	48305	44239	76365
6930	6569	4237	6683	1408	5622	7773	9914
2939	1840	1089	3985	825	3169	1930	2958
37785	47194	30946	63571	12955	61817	81681	119284
916	1472	578	3379	798	3776	5554	7302
2587	2580	1831	5720	1161	7721	10248	13062
333	368	213	376	106	378	693	941
3577	5505	2644	5554	656	5218	5509	5830
812	1164	691	1404	229	1177	1787	1739
415	574	377	342	63	763	405	447
135	338	314	192	16	272	431	277
3410	5636	4199	3154	796	5177	7968	15131
3132	4069	2943	4675	807	3134	4255	4269
7991	7267	5024	12999	3795	12274	14530	27210
2897	3961	3052	2475	603	3500	4088	4053
796	589	521	426	84	609	999	1263
344	550	394	378	100	615	477	580
34	32	30	26		38	59	82
146	257	189	204	13	346	306	328
2349	3386	1724	4475	1378	2561	4387	6600
2447	2580	1593	11085	812	4009	5433	7311
133	142	95	160	35	466	542	1148
712	694	556	597	151	3939	4487	9435
4619	6030	3978	5950	1352	5844	9523	12276
1123	724	437	2606	385	3406	3179	11676
157001	118515	76756	254638	48649	118788	104802	196690
39966	26430	18895	38673	7553	27263	24457	37751
34487	24514	17391	33701	6948	23671	19072	33756
5479	1916	1504	4972	605	3592	5385	3995
80215	76499	47771	185272	35663	70293	42609	103252
814	772	504	1640	292	776	540	1034
79401	75727	47267	183632	35371	69517	42069	102218
34746	34635	21313	75161	16144	28103	16543	43880
44655	41092	25954	108471	19227	41414	25526	58338
11824	12876	8375	7773	1668	12241	23735	34634
5499	8775	5520	2928	365	4007	7175	12453
3531	794	634	1323	268	1537	2959	4377
381	281	185	95	11	196	349	380
17	2	2	13		5	23	15
2396	3024	2034	3414	1024	6496	13229	17409
24996	2710	1715	22920	3765	8991	14001	21053
22869	1974	1146	17051	3274	7147	11833	13587
2124	736	569	5715	488	1551	1782	1956
3			154	3	293	386	5510

附表1-20　续表2

机构分类	合计	卫生技			
		小计	执业（助理）医师	执业医师	注册护士
三、专业公共卫生机构	924944	727229	251828	222747	248395
疾病预防控制中心	194425	145229	71736	62387	15916
省属	10873	7690	4276	4206	148
地级市（地区）属	44447	33731	18232	17202	2126
县级市（区）属	63292	47187	23636	20619	5756
县属	69016	51560	23354	18359	7255
其他	6797	5061	2238	2001	631
专科疾病防治院（所、站）	49596	38045	14861	12652	13864
专科疾病防治院	21279	16434	5655	5103	7175
传染病防治院	1987	1533	420	409	837
结核病防治院	3446	2676	702	666	1384
职业病防治院	6983	5257	2060	1976	1978
其他	8863	6968	2473	2052	2976
专科疾病防治所（站、中心）	28317	21611	9206	7549	6689
口腔病防治所（站、中心）	2629	2200	1157	1029	716
精神病防治所（站、中心）	2080	1731	499	381	896
皮肤病与性病防治所（中心）	6445	4895	1917	1617	1556
结核病防治所（站、中心）	7142	5290	2186	1808	1436
职业病防治所（站、中心）	1414	1121	525	494	266
地方病防治所（站、中心）	521	373	190	170	40
血吸虫病防治所（站、中心）	4755	3690	1785	1343	1053
药物戒毒所（中心）	324	133	62	51	42
其他	3007	2178	885	656	684
健康教育所（站、中心）	2324	970	426	369	167
妇幼保健院（所、站）	514734	428809	152076	136820	196000
省属	30504	25810	9004	8978	12553
地级市（地区）属	150561	127058	42842	41649	62288
县级市（区）属	162300	134198	49030	44230	59904
县属	163042	134729	48673	39716	58052
其他	8327	7014	2527	2247	3203
妇幼保健院	477092	399026	137649	124416	186909
妇幼保健所	21122	16915	8507	7549	4932
妇幼保健站	16204	12617	5799	4759	4084
生殖保健中心	316	251	121	96	75
急救中心（站）	21324	11672	5114	4614	4932
采供血机构	39129	28529	3854	3384	15150
卫生监督所（中心）	78783	64378	—	—	—
省属	2222	1803	—	—	—
地级市（地区）属	12709	10213	—	—	—
县级市（区）属	495	317	—	—	—
县属	53353	42041	—	—	—
其他	4	4	—	—	—
计划生育技术服务机构	24629	9597	3761	2521	2366
四、其他医疗卫生机构	98322	52071	14906	13112	14457
疗养院	11122	7184	2604	2348	3125
卫生监督检验（监测）机构	193	154	28	21	2
医学科学研究机构	10379	4290	1545	1500	278
医学在职培训机构	9136	4218	1309	1032	1138
临床检验中心（所、站）	29028	14092	1817	1684	904
统计信息中心	1563	102	40	39	6
其他	36901	22031	7563	6488	9004

附表1-20　续表3

术人员					其他 技术 人员	管理 人员	工勤技 能人员
药师 （士）	技师 （士）	检验师（士）	其他	见习医师			
23519	71906	62780	131581	12625	58210	58424	81081
2871	29338	27597	25368	2887	16802	13891	18503
58	1960	1949	1248	77	1729	622	832
420	8795	8511	4158	865	4064	3371	3281
986	8889	8329	7920	900	5131	4774	6200
1335	8888	8053	10728	982	5077	4556	7823
72	806	755	1314	63	801	568	367
2590	3512	2787	3218	502	3652	3327	4572
1014	1429	1166	1161	305	1586	1479	1780
90	138	121	48	39	69	231	154
160	258	206	172	79	139	328	303
269	534	430	416	91	794	456	476
495	499	409	525	96	584	464	847
1576	2083	1621	2057	197	2066	1848	2792
33	40	8	254	22	139	132	158
83	54	37	199	15	94	74	181
600	458	431	364	55	449	362	739
387	748	523	533	42	589	593	670
34	187	141	109	9	92	99	102
20	49	47	74	8	43	42	63
212	344	276	296	12	300	283	482
10	12	7	7	2	45	109	37
197	191	151	221	32	315	154	360
36	39	33	302	9	571	545	238
17204	31200	24780	32329	8373	25410	22655	37860
788	1899	1675	1566	266	1172	1292	2230
5038	8850	7476	8040	2355	7774	6606	9123
5633	9884	7807	9747	2385	8198	7420	12484
5496	10140	7481	12368	3282	7755	7022	13536
249	427	341	608	85	511	315	487
16082	28435	22578	29951	7978	22962	19953	35151
647	1735	1430	1094	200	1373	1420	1414
462	1010	757	1262	191	1057	1266	1264
13	20	15	22	4	18	16	31
156	116	93	1354	631	1676	1540	6436
259	6984	6934	2282	100	3516	2322	4762
—	—	—	64378	—	2345	7123	4937
—	—	—	1803	—	42	277	100
—	—	—	10213	—	353	1375	768
—	—	—	317	—	40	61	77
—	—	—	42041	—	1910	5410	3992
—	—	—	4	—	—	—	—
403	717	556	2350	123	4238	7021	3773
1182	11545	10324	9981	355	18012	12579	15660
324	494	324	637	98	969	1112	1857
1	113	113	10		26	9	4
174	274	226	2019	30	4138	1213	738
243	181	111	1347	65	2845	1068	1005
31	8097	7964	3243	25	4155	3439	7342
8	1	1	47	3	886	505	70
401	2385	1585	2678	134	4993	5233	4644

附录二　医院人力情况

附表2-1 全国医院人员数

	2015年	2016年	2017年	2018年	2019年	2020年
人员总数	**6132793**	**6542137**	**6976524**	**7375273**	**7782171**	**8111981**
卫生技术人员	5071151	5415066	5784712	6129201	6487497	6774764
#执业（助理）医师	1692766	1803462	1932530	2053527	2174264	2282574
注册护士	2407632	2613367	2822446	3020813	3237987	3388445
药师（士）	266443	278730	287837	297638	307570	315091
技师（士）	273910	291553	310191	326174	344461	358597
其他技术人员	243190	267460	283864	300986	320600	334591
管理人员	305064	320158	345536	361216	373120	385352
工勤技能人员	513388	539453	562412	583870	600954	617274

附表2-2 2020年医院人员数
（按城乡/登记注册类型/主办单位/管理类别/医院等级分）

医疗机构分类	合计	卫生技术人员	执业（助理）医师	注册护士	药师（士）	技师（士）	其他技术人员	管理人员	工勤技能人员
总　　计	8111981	6774764	2282574	3388445	315091	358597	334591	385352	617274
按城乡分									
城市	5109532	4245907	1452901	2139862	193827	216591	215319	266785	381521
农村	3002449	2528857	829673	1248583	121264	142006	119272	118567	235753
按登记注册类型分									
公立医院	6212939	5292442	1785809	2653472	248662	275845	258234	250418	411845
民营医院	1899042	1482322	496765	734973	66429	82752	76357	134934	205429
按主办单位分									
政府办	5857817	4996117	1683154	2511666	233977	259344	246692	228613	386395
社会办	1088506	863497	290030	427216	39221	46804	39855	75535	109619
个人办	1165658	915150	309390	449563	41893	52449	48044	81204	121260
按管理类别分									
其中：非营利性	6980854	5914761	1997902	2958807	276868	310856	285515	299194	481384
营利性	1131127	860003	284672	429638	38223	47741	49076	86158	135890
按医院等级分									
其中：三级医院	3949604	3365213	1140006	1731715	144882	163318	164327	170629	249435
二级医院	2946042	2464016	806695	1216310	120618	139135	117205	128641	236180
一级医院	609254	488328	179948	219527	27471	30737	24730	40663	55533

附表2-3　各类医院人员数

卫生机构分类	机构数（个）	人员数（人）	卫生技术人员	执业（助理）医师	注册护士	其他技术人员	管理人员	工勤技能人员
2015年								
合计	27587	6132793	5071151	1692766	2407632	243190	305064	513388
综合医院	17430	4435065	3701442	1227399	1789729	164996	210677	357950
中医医院	3267	824022	694827	248027	292609	31783	34111	63301
中西医结合医院	446	93209	77830	27829	34548	3687	4583	7109
民族医院	253	23156	18875	7637	5809	1272	1213	1796
专科医院	6023	746161	571315	180377	280958	41104	53788	79954
护理院	168	11180	6862	1497	3979	348	692	3278
2020年								
合计	35394	8111981	6774764	2282574	3388445	334591	385352	617274
综合医院	20133	5578928	4723029	1589521	2392992	212272	246550	397077
中医医院	4426	1127425	958516	343792	433444	48305	44239	76365
中西医结合医院	732	149371	126062	46285	59595	5622	7773	9914
民族医院	324	44594	36537	14418	13355	3169	1930	2958
专科医院	9021	1164756	901974	281572	471852	61817	81681	119284
护理院	758	46907	28646	6986	17207	3406	3179	11676

附表2-4　各类医院人员构成（％）

卫生机构分类	机构数（个）	人员数（人）	卫生技术人员	执业（助理）医师	注册护士	其他技术人员	管理人员	工勤技能人员
2015年								
合计	100.0	100.0	100.0	100.0	100.0	100.0	100.0	100.0
综合医院	63.2	72.3	73.0	72.5	74.3	67.8	69.1	69.7
中医医院	11.8	13.4	13.7	14.7	12.2	13.1	11.2	12.3
中西医结合医院	1.6	1.5	1.5	1.6	1.4	1.5	1.5	1.4
民族医院	0.9	0.4	0.4	0.5	0.2	0.5	0.4	0.3
专科医院	21.8	12.2	11.3	10.7	11.7	16.9	17.6	15.6
护理院	3.8	1.0	0.7	0.4	0.9	0.7	1.6	4.3
2020年								
合计	100.0	100.0	100.0	100.0	100.0	100.0	100.0	100.0
综合医院	56.9	68.8	69.7	69.6	70.6	63.4	64.0	64.3
中医医院	12.5	13.9	14.1	15.1	12.8	14.4	11.5	12.4
中西医结合医院	2.1	1.8	1.9	2.0	1.8	1.7	2.0	1.6
民族医院	0.9	0.5	0.5	0.6	0.4	0.9	0.5	0.5
专科医院	25.5	14.4	13.3	12.3	13.9	18.5	21.2	19.3
护理院	2.1	0.6	0.4	0.3	0.5	1.0	0.8	1.9

附表2-5 医院人员性别、年龄及工作年限构成（%）

	卫生技术人员		执业（助理）医师		注册护士		管理人员	
	2015年	2020年	2015年	2020年	2015年	2020年	2015年	2020年
总计	100.0	100.0	100.0	100.0	100.0	100.0	100.0	100.0
按性别分								
男	27.2	25.6	56.2	53.5	56.2	3.4	44.2	42.5
女	72.8	74.4	43.8	46.5	43.8	96.6	55.8	57.5
按年龄分								
25岁以下	9.5	7.3	0.1	0.4	0.1	11.1	2.8	2.2
25~34岁	42.6	43.7	28.1	28.3	28.1	53.1	26.1	28.9
35~44岁	24.1	25.4	34.3	33.5	34.3	21.1	25.7	26.7
45~54岁	17.1	15.1	24.1	21.9	24.1	11.1	31.9	26.3
55~59岁	3.3	4.7	5.3	7.8	5.3	2.6	8.5	10.5
60岁及以上	3.5	3.8	8.1	8.2	8.1	1.1	5.0	5.4
按工作年限分								
5年以下	27.2	22.3	12.5	16.1	12.5	24.2	16.4	15.4
5~9年	21.6	26.0	18.2	20.6	18.2	29.9	13.4	19.1
10~19年	20.7	25.7	27.1	26.4	27.1	26.7	17.1	22.0
20~29年	18.1	14.1	24.0	19.7	24.0	11.0	26.1	18.9
30年及以上	12.3	12.0	18.2	17.3	18.2	8.3	27.1	24.6

附表2-6　医院人员学历及技术职务职称（%）

	卫生技术人员		执业（助理）医师		注册护士		管理人员	
	2015年	2020年	2015年	2020年	2015年	2020年	2015年	2020年
按学历分								
研究生	6.7	8.3	16.6	21.7	0.2	0.3	4.8	7.7
大学本科	31.1	40.6	50.5	52.8	16.7	31.9	35.4	45.0
大专	38.5	36.5	23.2	19.3	50.3	48.2	36.8	31.3
中专	22.3	14.0	9.0	5.9	31.9	19.3	14.5	10.0
高中及以下	1.4	0.5	0.8	0.3	1.0	0.3	8.5	6.0
按技术职称分（评）								
正高级	2.4	2.8	6.9	7.5	0.2	0.4	0.2	2.6
副高级	7.2	7.8	17.4	16.8	2.4	3.2	2.4	7.5
中级	21.9	21.1	32.2	29.8	18.5	17.2	18.5	15.5
师级	28.5	30.6	34.5	34.5	24.0	28.0	24.0	13.4
士级	29.0	29.5	3.9	5.9	45.4	44.2	45.4	12.3
不详	11.1	8.1	5.2	5.4	9.5	6.9	9.5	48.6
按技术职务分（聘）								
正高级	2.3	2.7	6.6	7.2	0.2	0.3	0.2	4.6
副高级	7.2	7.9	17.5	17.0	2.3	3.1	2.3	11.7
中级	22.1	21.7	33.0	30.9	18.4	17.4	18.4	25.1
师级	29.5	31.0	36.8	35.0	25.3	28.9	25.3	23.9
士级	28.4	28.2	3.9	5.5	45.5	43.0	45.5	18.6
待聘	10.5	8.6	2.2	4.4	8.3	7.3	8.3	16.2

注：2015年为第一学历；2020年为最高学历。

附表2-7　各地区医院卫生人员数

	合计		卫生技术人员		其他技术人员		管理人员		工勤技能人员	
	2015年	2020年	2015年	2020年	2015年	2020年	2015年	2020年	2015年	2020年
总　计	6132793	8111981	5071151	6774764	243190	334591	305064	385352	513388	617274
东部地区	2750046	3553407	2275245	2960380	113249	157960	128585	159613	232967	275454
北　京	207209	237782	163112	191323	10486	10854	13053	14963	20558	20642
天　津	82955	96635	67514	80281	2526	3724	7090	6949	5825	5681
河　北	294350	404408	242115	337699	15803	20851	12770	17970	23662	27888
辽　宁	228870	278955	186851	229286	9054	13017	12428	13297	20537	23355
上　海	140943	170824	117209	145015	6945	7683	7902	9375	8887	8751
江　苏	371366	489434	311831	406220	11849	22306	16874	22211	30812	38697
浙　江	310061	419464	256721	346790	11620	18312	12254	16053	29466	38309
福　建	155241	200836	129875	167731	6019	8722	5823	7750	13524	16633
山　东	454752	593574	384734	506927	23872	29999	17303	22897	28843	33751
广　东	462389	606026	381778	504650	14029	20773	20469	24499	46113	56104
海　南	41910	55469	33505	44458	1046	1719	2619	3649	4740	5643
中部地区	1765305	2331736	1466399	1958763	72143	96018	90536	115802	136227	161153
山　西	170976	216395	141099	180098	7959	9420	8358	11512	13560	15365
吉　林	125668	168899	100879	136197	5088	7503	8753	10740	10948	14459
黑龙江	180305	207397	147735	170332	6144	7376	11622	12469	14804	17220
安　徽	217783	306549	182946	263437	9737	13176	9611	12878	15489	17058
江　西	146310	207283	125717	177430	5119	7214	5415	8002	10059	14637
河　南	396420	548924	326135	461209	17231	23864	19185	26110	33869	37741
湖　北	264040	316394	221475	265735	10925	13784	13106	15501	18534	21374
湖　南	263803	359895	220413	304325	9940	13681	14486	18590	18964	23299
西部地区	1617442	2226838	1329507	1855621	57798	80613	85943	109937	144194	180667
内蒙古	124660	155581	102077	129097	5948	7839	6941	9000	9694	9645
广　西	182604	248607	148968	206640	4862	8108	8679	10756	20095	23103
重　庆	130092	181563	104074	146646	4262	5898	8032	10960	13724	18059
四　川	359394	482639	290670	391777	12026	16467	20238	25200	36460	49195
贵　州	145481	215786	121120	183687	6432	7446	7890	11189	10039	13464
云　南	178411	265711	149773	228549	7577	10385	6771	8634	14290	18143
西　藏	10652	18650	8256	14071	603	1377	723	1146	1070	2056
陕　西	207121	276082	174066	236099	1948	2296	14998	18857	16109	18830
甘　肃	83649	132883	69473	113157	3901	6426	3621	4331	6654	8969
青　海	28655	40160	24088	33760	1383	2447	936	1375	2248	2578
宁　夏	34613	45952	28880	38263	1729	2056	1593	2204	2411	3429
新　疆	132110	163224	108062	133875	7127	9868	5521	6285	11400	13196

附表2-8 各地区医院卫生技术人员数

	执业（助理）医师		注册护士		药师（士）		技师（士）	
	2015年	2020年	2015年	2020年	2015年	2020年	2015年	2020年
总　计	1692766	2282574	2407632	3388445	266443	315091	273910	358597
城　市	1063075	1452901	1542983	2139862	161014	193827	165377	216591
农　村	629691	829673	864649	1248583	105429	121264	108533	142006
东部地区	777629	1037226	1073084	1450112	123054	143897	117010	149931
北　京	56971	68831	76227	89975	8687	9576	8016	9511
天　津	24412	31579	28250	34152	3832	4378	3370	4201
河　北	93248	130718	106282	157490	10843	13831	13582	18246
辽　宁	66516	82195	88580	114271	9826	10261	10280	12299
上　海	38559	47532	57911	71534	6319	6967	6830	8255
江　苏	102024	140084	153566	206335	16385	19285	14969	20057
浙　江	86071	119119	119938	168523	15320	18800	13087	17673
福　建	42019	55575	64349	84983	7445	8710	6598	8505
山　东	133132	181331	183621	251744	19590	23028	19411	24514
广　东	123983	165608	177794	248250	23003	26889	18991	24211
海　南	10694	14654	16566	22855	1804	2172	1876	2459
中部地区	496847	661220	708915	1002919	75992	87835	82630	106165
山　西	51793	62673	64863	89701	6909	7969	7984	10374
吉　林	38735	47372	45442	70432	5132	5954	5136	7306
黑龙江	52042	60694	65138	82713	8018	7964	8799	9032
安　徽	59358	89170	92664	137468	8802	11317	10288	13114
江　西	40088	57271	62764	91802	7851	9402	7658	10326
河　南	108406	155783	154631	229019	16516	20159	19438	27222
湖　北	72003	89032	113855	138037	11129	11841	11343	13597
湖　南	74422	99225	109558	163747	11635	13229	11984	15194
西部地区	418290	584128	625633	935414	67397	83359	74270	102501
内蒙古	34642	44733	47080	62551	5857	6640	5621	6579
广　西	44527	63464	73030	106110	8021	10050	7843	11246
重　庆	31648	46784	52057	76379	5122	6225	5138	7662
四　川	93268	127025	141171	201637	14400	17756	15108	20398
贵　州	36965	56545	57398	94926	5336	6796	7201	10061
云　南	45823	68879	70789	118517	7355	9851	8214	11639
西　藏	3617	5324	2440	5071	496	784	511	919
陕　西	48466	66761	80379	115830	8684	10227	11057	14962
甘　肃	25942	35115	30212	57680	3628	4797	4240	7014
青　海	8571	11335	10510	15495	1224	1838	1420	2185
宁　夏	9916	13197	12814	18839	1725	2124	1613	2008
新　疆	34905	44966	47753	62379	5549	6271	6304	7828

附表2-9　医院卫生技术人员分地区年龄构成（%）

| | 按城乡分 | | | | 按东中西部分 | | | | | |
| | 城市 | | 农村 | | 东部 | | 中部 | | 西部 | |
	2015年	2020年	2015年	2020年	2015年	2020年	2015年	2020年	2015年	2020年
卫生技术人员	**100.0**	**100.0**	**100.0**	**100.0**	**100.0**	**100.0**	**100.0**	**100.0**	**100.0**	**100.0**
25岁以下	9.0	8.7	10.3	10.7	9.7	9.7	7.4	6.9	11.3	11.6
25～34岁	44.2	44.6	39.8	44.0	43.2	42.5	40.3	43.6	43.8	48.1
35～44岁	23.4	25.0	25.2	22.0	24.4	25.3	25.5	24.4	22.1	21.1
45～54岁	16.6	14.1	17.8	14.9	16.1	14.5	19.6	16.2	16.1	12.5
55～59岁	3.3	4.3	3.4	4.3	3.2	4.3	3.8	5.0	3.1	3.6
60岁及以上	3.5	3.3	3.5	4.0	3.5	3.8	3.4	3.8	3.6	3.1
执业（助理）医师	**100.0**	**100.0**	**100.0**	**100.0**	**100.0**	**100.0**	**100.0**	**100.0**	**100.0**	**100.0**
25岁以下	0.1	0.5	0.2	0.9	0.1	0.6	0.1	0.4	0.1	0.8
25～34岁	29.7	32.5	25.5	32.0	30.0	31.7	24.9	29.2	27.9	36.5
35～44岁	33.5	33.2	35.6	30.1	34.2	32.8	34.8	32.6	33.9	30.1
45～54岁	23.7	19.8	24.9	21.6	22.6	20.1	26.8	22.2	24.0	19.3
55～59岁	5.2	7.1	5.5	6.7	5.1	6.9	5.6	7.9	5.3	6.2
60岁及以上	7.9	7.0	8.4	8.7	8.0	7.9	7.6	7.7	8.8	7.1
注册护士	**100.0**	**100.0**	**100.0**	**100.0**	**100.0**	**100.0**	**100.0**	**100.0**	**100.0**	**100.0**
25岁以下	14.1	13.4	16.6	15.7	15.4	15.2	12.5	10.6	17.1	16.3
25～34岁	50.9	52.5	45.2	53.0	48.9	49.7	48.4	54.3	49.3	55.9
35～44岁	19.3	20.5	20.8	17.4	20.4	20.9	20.8	19.6	17.9	16.8
45～54岁	13.2	10.5	14.7	10.3	13.0	10.8	15.5	11.8	13.2	8.5
55～59岁	1.8	2.2	1.9	2.5	1.7	2.4	2.2	2.7	1.7	1.8
60岁及以上	0.7	0.9	0.7	1.0	0.7	1.1	0.7	1.0	0.8	0.7
管理人员	**100.0**	**100.0**	**100.0**	**100.0**	**100.0**	**100.0**	**100.0**	**100.0**	**100.0**	**100.0**
25岁以下	2.8	2.9	2.6	3.6	2.9	3.0	1.9	2.3	3.5	4.0
25～34岁	27.4	31.1	23.1	29.0	27.6	30.4	22.4	27.3	27.6	33.4
35～44岁	24.9	26.8	27.6	24.4	25.9	27.8	26.5	24.5	24.8	25.1
45～54岁	31.0	25.1	33.9	27.7	29.8	24.8	34.9	28.5	32.0	24.9
55～59岁	8.6	9.6	8.2	10.1	8.6	9.2	9.0	11.7	7.6	8.6
60岁及以上	5.2	4.5	4.6	5.3	5.2	4.7	5.3	5.6	4.5	4.0

附表2-10　医院卫生技术人员分地区学历构成（%）

| | 按城乡分 | | | | 按东中西部分 | | | | | |
| | 城市 | | 农村 | | 东部 | | 中部 | | 西部 | |
	2015年	2020年	2015年	2020年	2015年	2020年	2015年	2020年	2015年	2020年
卫生技术人员	100.0	100.0	100.0	100.0	100.0	100.0	100.0	100.0	100.0	100.0
研究生	10.0	10.9	1.4	1.6	8.8	10.2	5.6	6.0	4.1	4.4
大学本科	34.6	38.8	25.5	28.7	33.8	39.8	29.3	31.3	28.3	31.1
大专	36.6	35.1	41.6	43.5	35.3	32.9	41.6	43.1	40.7	41.8
中专	17.9	14.8	29.6	25.3	20.7	16.5	22.2	18.8	25.5	22.1
高中及以下	1.0	0.5	2.0	1.0	1.3	0.6	1.4	0.8	1.5	0.7
执业（助理）医师	100.0	100.0	100.0	100.0	100.0	100.0	100.0	100.0	100.0	100.0
研究生	24.5	27.8	3.3	4.3	21.2	25.3	13.7	15.6	10.5	11.9
大学本科	52.9	51.0	46.5	50.4	51.3	50.1	48.7	49.5	50.8	53.5
大专	16.6	15.8	34.3	31.7	18.9	17.7	27.2	25.7	27.2	24.5
中专	5.6	5.1	14.7	12.9	7.7	6.5	9.8	8.8	10.8	9.7
高中及以下	0.5	0.3	1.2	0.6	0.9	0.4	0.6	0.4	0.7	0.4
注册护士	100.0	100.0	100.0	100.0	100.0	100.0	100.0	100.0	100.0	100.0
研究生	0.2	0.4	0.0	0.0	0.2	0.3	0.1	0.2	0.1	0.1
大学本科	21.1	29.4	9.0	13.8	20.5	31.5	15.6	19.4	11.0	15.9
大专	51.3	48.2	48.6	51.5	48.0	43.9	53.2	55.1	51.4	52.4
中专	26.7	21.6	41.0	34.1	30.4	23.9	30.1	24.9	36.3	31.1
高中及以下	0.7	0.3	1.4	0.5	0.8	0.3	0.9	0.4	1.3	0.4
管理人员	100.0	100.0	100.0	100.0	100.0	100.0	100.0	100.0	100.0	100.0
研究生	6.6	9.0	1.0	1.2	6.4	9.4	3.5	5.0	3.7	4.7
大学本科	40.8	45.3	23.6	29.9	39.6	45.3	31.7	35.6	32.8	39.5
大专	34.8	29.6	41.1	38.5	33.5	27.6	38.8	36.5	39.7	34.5
中专	11.4	10.8	21.2	19.8	12.7	12.0	16.4	14.9	15.1	14.0
高中及以下	6.4	5.3	13.1	10.6	7.8	5.7	9.5	8.0	8.7	7.3

附表2-11 医院卫生技术人员分地区职称（聘）构成（%）

	按城乡分				按东中西部分					
	城市		农村		东部		中部		西部	
	2015年	2020年	2015年	2020年	2015年	2020年	2015年	2020年	2015年	2020年
卫生技术人员	**100.0**	**100.0**	**100.0**	**100.0**	**100.0**	**100.0**	**100.0**	**100.0**	**100.0**	**100.0**
正高级	3.1	3.3	1.0	1.5	2.8	3.4	2.1	2.2	1.5	1.9
副高级	8.2	8.5	5.6	6.8	7.6	8.6	7.3	7.2	6.4	7.5
中级	22.5	22.8	21.5	19.4	22.9	24.6	23.8	20.9	19.0	17.4
师级	29.5	31.4	29.4	30.6	30.8	31.4	28.4	31.1	28.3	30.6
士级	26.2	25.0	31.9	33.9	24.6	23.0	30.2	31.7	33.2	33.6
待聘	10.4	8.8	10.7	7.7	11.4	9.0	8.2	6.8	11.6	9.0
执业（助理）医师	**100.0**	**100.0**	**100.0**	**100.0**	**100.0**	**100.0**	**100.0**	**100.0**	**100.0**	**100.0**
正高级	8.9	8.6	2.9	4.0	7.8	8.5	6.2	5.8	4.8	5.1
副高级	19.6	17.9	14.1	14.3	18.2	17.6	17.2	15.3	16.6	16.1
中级	32.1	30.6	34.6	28.7	32.9	31.7	33.5	29.0	32.6	27.6
师级	34.4	33.0	40.8	37.9	35.3	32.0	36.3	37.3	40.1	37.1
士级	2.7	4.4	5.8	9.9	3.3	4.8	4.7	7.8	4.1	7.8
待聘	2.4	5.6	1.8	5.3	2.4	5.4	2.1	4.8	1.8	6.3
注册护士	**100.0**	**100.0**	**100.0**	**100.0**	**100.0**	**100.0**	**100.0**	**100.0**	**100.0**	**100.0**
正高级	0.2	0.4	0.1	0.3	0.2	0.5	0.2	0.3	0.1	0.3
副高级	2.5	3.2	1.9	2.9	2.2	3.3	2.7	2.8	2.1	3.2
中级	18.7	18.6	17.7	15.0	19.3	20.8	20.1	16.4	14.8	12.6
师级	26.5	30.5	23.3	26.8	28.2	31.1	22.9	27.4	22.8	27.7
士级	43.4	39.4	49.3	49.4	40.4	36.1	47.4	47.2	52.8	49.8
待聘	8.7	7.9	7.6	5.7	9.7	8.3	6.8	5.9	7.4	6.6
管理人员	**100.0**	**100.0**	**100.0**	**100.0**	**100.0**	**100.0**	**100.0**	**100.0**	**100.0**	**100.0**
正高级	5.1	5.2	2.1	2.9	4.7	5.0	3.9	4.2	3.8	4.2
副高级	12.7	12.4	9.0	9.7	11.5	11.4	11.8	12.0	11.3	11.7
中级	28.7	25.8	26.1	22.5	27.2	25.7	31.1	27.4	25.7	21.3
师级	25.0	23.6	27.5	24.1	26.9	24.5	24.7	23.9	25.2	22.6
士级	14.9	15.1	24.6	27.9	15.4	14.2	20.2	22.6	19.6	21.2
待聘	13.5	17.8	10.8	13.0	14.4	19.1	8.4	9.9	14.4	19.0

附表2-12 不同等级公立医院人员数

	2015年	2016年	2017年	2018年	2019年	2020年
人员总数	**5101595**	**5339525**	**5548735**	**5748267**	**6001557**	**6212939**
卫生技术人员	4276938	4491172	4684677	4867846	5098390	5292442
#执业（助理）医师	1424166	1493663	1564304	1631146	1712873	1785809
注册护士	2052071	2188318	2306804	2414000	2552706	2653472
药师（士）	224978	231571	233667	238210	159605	248662
技师（士）	226203	236779	245657	253998	265843	275845
其他技术人员	196832	211606	218638	231035	247265	258234
管理人员	228948	231264	238771	241493	246128	250418
工勤技能人员	398877	405483	406649	407893	409774	411845
三级医院人员数	**2586725**	**2793362**	**2956905**	**3183868**	**3438825**	**3702208**
卫生技术人员	2178199	2361702	2507860	2707137	2932495	3168753
#执业（助理）医师	714911	779687	835162	906949	992453	1077018
注册护士	1097898	1203601	1283342	1390195	1510229	1630251
药师（士）	102829	109688	113358	120395	128526	137593
技师（士）	105484	114383	121532	130492	141715	153505
其他技术人员	104244	115643	119773	130613	145224	156492
管理人员	117574	121949	129648	138294	145734	152714
工勤技能人员	186708	194068	199624	207824	215372	224249
二级医院人员数	**2193914**	**2249427**	**2318114**	**2316108**	**2330681**	**2291118**
卫生技术人员	1838372	1888957	1953956	1958854	1977221	1945033
#执业（助理）医师	611736	623787	645339	647905	649248	641167
注册护士	850669	888680	595747	941772	964171	948713
药师（士）	104861	105961	933691	104874	103496	100006
技师（士）	104351	107184	105803	110914	112358	111183
其他技术人员	79440	83569	87607	89922	91836	902095
管理人员	92459	91568	92894	88563	87258	85290
工勤技能人员	183643	185333	183657	178769	174366	168700
一级医院人员数	**191612**	**185669**	**169310**	**152172**	**142318**	**134451**
卫生技术人员	156806	151956	138916	124393	116372	110038
#执业（助理）医师	60565	58524	53819	48612	45463	43136
注册护士	59935	58837	54201	48707	46538	44396
药师（士）	10679	10363	9346	8361	7800	7101
技师（士）	10087	9797	8932	7978	7485	7028
其他技术人员	7425	7125	6664	6138	6006	5811
管理人员	11236	10861	9801	8863	7956	7251
工勤技能人员	16145	15727	13929	12778	11984	11351

注：公立医院包括三级、二级、一级及未定等级医院。

附表2-13　2020年公立医院卫生技术人员年龄、学历、职称构成（%）

	公立医院	三级医院	二级医院	一级医院
总　计	100.0	100.0	100.0	100.0
按年龄分				
25岁以下	7.4	6.9	8.3	6.0
25~34岁	45.2	47.0	43.3	28.8
35~44岁	25.4	26.0	24.4	26.3
45~54岁	15.8	14.4	17.5	27.0
55~59岁	4.3	4.1	4.4	7.0
60岁及以上	1.8	1.5	2.0	4.9
按学历分				
研究生	8.9	13.7	1.7	1.3
大学本科	38.7	44.2	30.6	22.2
大专	35.7	30.7	43.6	42.7
中专	16.0	11.0	23.2	31.2
高中及以下	0.6	0.4	0.9	2.6
按技术职务分（聘）				
正高级	3.0	4.0	1.5	0.8
副高级	8.5	9.5	7.1	6.3
中级	23.1	24.0	21.5	25.0
师级	32.1	32.5	31.5	32.2
士级	24.4	20.5	30.6	29.3
待聘	8.9	9.6	8.0	6.4

附表2-14　2020年公立医院执业（助理）医师年龄、学历、职称构成（%）

	公立医院	三级医院	二级医院	一级医院
总　计	100.0	100.0	100.0	100.0
按年龄分				
25岁以下	0.4	0.2	0.6	0.5
25~34岁	33.9	35.9	31.8	17.7
35~44岁	33.4	34.3	32.2	29.1
45~54岁	21.6	19.5	24.3	33.3
55~59岁	7.0	6.9	7.0	10.4
60岁及以上	3.7	3.1	4.2	9.0
按学历分				
研究生	22.9	35.0	4.4	2.7
大学本科	54.6	54.8	55.8	35.0
大专	16.7	7.7	29.7	40.9
中专	5.5	2.3	9.6	19.2
高中及以下	0.3	0.2	0.5	2.3
按技术职务分（聘）				
正高级	7.6	10.1	3.8	1.9
副高级	17.4	19.1	14.9	11.9
中级	30.4	30.3	30.2	33.4
师级	33.3	31.2	36.4	37.2
士级	5.6	3.1	9.2	12.1
待聘	5.8	6.1	5.5	3.6

附表2-15 2020年公立医院注册护士年龄、学历、职称构成（%）

	公立医院	三级医院	二级医院	一级医院
总　计	100.0	100.0	100.0	100.0
按年龄分				
25岁以下	11.0	10.4	11.9	9.9
25～34岁	53.2	54.3	51.9	38.5
35～44岁	21.2	21.7	20.2	23.7
45～54岁	12.0	11.1	13.0	22.7
55～59岁	2.2	2.1	2.4	3.9
60岁及以上	0.5	0.4	0.5	1.3
按学历分				
研究生	0.3	0.4	0.0	0.1
大学本科	27.2	35.7	13.1	11.1
大专	48.9	46.6	53.3	43.9
中专	23.3	17.0	33.1	42.8
高中及以下	0.4	0.3	0.5	2.0
按技术职务分（聘）				
主任级	0.4	0.5	0.2	0.1
副主任级	3.7	4.1	3.0	2.7
主治（管）级	19.5	20.6	17.4	21.2
师级	31.7	33.3	29.2	29.2
士级	36.9	32.5	44.1	42.2
待聘	7.9	9.0	6.0	4.6

附表2-16 2020年公立医院管理人员年龄、学历、职称构成（%）

	公立医院	三级医院	二级医院	一级医院
总　计	100.0	100.0	100.0	100.0
按年龄分				
25岁以下	2.6	2.5	3.0	1.8
25～34岁	30.4	32.7	27.0	20.2
35～44岁	25.4	25.8	24.7	25.1
45～54岁	27.8	26.0	30.8	34.1
55～59岁	10.4	10.0	10.9	13.0
60岁及以上	3.3	3.0	3.6	5.8
按学历分				
研究生	8.2	12.0	1.6	1.6
大学本科	44.4	50.0	35.2	30.9
大专	29.6	24.9	37.6	40.3
中专	12.0	8.9	17.4	19.4
高中及以下	5.7	4.2	8.2	7.8
按技术职务分（聘）				
主任级	4.7	5.5	3.4	2.0
副主任级	12.4	13.2	10.9	10.0
主治（管）级	25.7	26.0	25.2	25.0
师级	24.9	25.0	24.4	26.6
士级	17.0	13.1	24.6	25.2
待聘	15.2	17.2	11.5	11.3

附表2-17　2020年公立医院领导年龄、学历、技术职务构成（%）

	总计	党委（副）书记	院长	副院长
三级医院	100.0	100.0	100.0	100.0
按年龄分				
34岁及以下	0.59	1.20	0.38	0.48
35～44岁	8.27	6.73	5.41	9.36
45～54岁	43.82	42.32	39.05	45.35
55岁及以上	47.32	49.75	55.16	44.81
按学历分				
研究生	27.92	28.42	37.39	25.35
大学本科	63.05	62.68	56.32	64.89
大专	8.00	7.92	5.70	8.61
中专	0.91	0.90	0.60	0.99
技校	0.04	0.00	0.00	0.07
高中及以下	0.07	0.04	0.00	0.10
按技术职务分（聘）				
正高级	56.05	49.07	70.02	54.24
副高级	28.81	31.81	20.13	30.23
中级	10.54	12.19	6.93	11.04
初级	3.32	4.77	1.97	3.32
待聘	1.28	2.15	0.95	1.16
二级医院				
按年龄分				
34岁及以下	0.59	0.76	0.38	0.62
35～44岁	11.51	10.11	7.77	12.98
45～54岁	51.00	47.21	51.56	51.64
55岁及以上	36.90	41.92	40.30	34.75
按学历分				
研究生	5.91	6.91	10.00	4.37
大学本科	65.33	61.29	68.76	65.14
大专	24.62	26.72	19.65	25.74
中专	3.71	4.23	1.44	4.32
技校	0.01	0.00	0.00	0.02
高中及以下	0.41	0.84	0.11	0.40
按技术职务分（聘）				
正高级	24.87	24.07	33.49	22.40
副高级	41.82	37.36	41.03	42.94
中级	25.09	27.21	19.29	26.43
初级	7.57	10.25	5.62	7.64
待聘	0.65	1.11	0.58	0.59

附表2-18　2020年各地区中医医院人员数

| 地　　区 | 合计 | 卫生技术人员 | | | | | | | | 其他技术人员 | 管理人员 | 工勤技能人员 |
		小计	执业（助理）医师	执业医师	注册护士	药师（士）	技师（士）	其他			
总　　计	1127425	958516	343792	319301	433444	65090	50183	66006	48305	44239	76365
东　部	465752	395103	150435	141297	172274	28697	19024	24673	21501	17612	31536
中　部	350974	298157	107010	97784	137428	20186	16576	16957	15327	14525	22965
西　部	310699	265256	86347	80220	123742	16207	14583	24376	11477	12102	21864
北　京	31405	25259	10824	10404	9671	2298	1247	1219	1361	1895	2890
天　津	13331	11467	5237	5106	4149	1002	533	546	632	681	551
河　北	53836	45056	18916	16698	18399	2516	2410	2815	3230	1876	3674
山　西	22403	18789	7270	6589	7992	1368	1159	1000	1232	837	1545
内蒙古	13356	11205	3866	3483	4912	817	636	974	671	621	859
辽　宁	31072	24688	9336	8751	10771	1909	1273	1399	2022	1700	2662
吉　林	24247	19527	7374	6805	8683	1352	1046	1072	1317	1597	1806
黑龙江	29364	23882	9113	8358	10039	1751	1331	1648	960	1746	2776
上　海	10722	9175	3586	3574	3804	809	492	484	528	610	409
江　苏	67361	58165	21860	21226	26963	4044	2590	2708	2996	2235	3965
浙　江	61152	51919	19152	18394	22911	4027	2554	3275	2618	1802	4813
安　徽	41557	36326	13187	12353	17105	2267	1805	1962	1805	1393	2033
福　建	25824	22261	7993	7556	9855	1741	1219	1453	1185	838	1540
江　西	35034	30673	10928	10203	14124	2248	1851	1522	1203	974	2184
山　东	86986	75181	28970	26505	33496	4611	3529	4575	4604	2700	4501
河　南	92986	77511	27651	24209	34741	5039	4728	5352	4778	3862	6835
湖　北	41993	36585	12937	11994	17053	2679	1907	2009	1630	1777	2001
湖　南	63390	54864	18550	17273	27691	3482	2749	2392	2402	2339	3785
广　东	77728	66695	22777	21384	29735	5325	2896	5962	2128	2941	5964
广　西	41655	35167	11266	10625	16884	2333	1824	2860	1483	1346	3659
海　南	6335	5237	1784	1699	2520	415	281	237	197	334	567
重　庆	29253	24726	8396	7759	12258	1399	1170	1503	969	1375	2183
四　川	69959	59456	20559	19389	28148	3712	3159	3877	2393	2561	5549
贵　州	29440	25536	7794	7268	11926	1213	1474	3129	1170	1143	1591
云　南	36791	32284	10359	9531	15091	1891	1569	3374	1720	806	1981
西　藏	42	26	7	4	5	1	2	11	2	4	10
陕　西	41204	35435	9942	9201	15771	2196	2400	5126	415	2624	2730
甘　肃	25602	22192	7508	6738	10420	1222	1272	1770	1321	680	1409
青　海	3837	3346	1018	926	1418	281	216	413	239	90	162
宁　夏	6537	5574	1945	1821	2440	496	327	366	384	187	392
新　疆	13023	10309	3687	3475	4469	646	534	973	710	665	1339

附表2-19 2020年公立中医医院人员性别、年龄、学历及职称构成（%）

分类	卫生技术人员							其他技术人员	管理人员
	合计	执业（助理）医师	执业医师	注册护士	药师（士）	技师（士）	其他		
总　计	100.0	100.0	100.0	100.0	100.0	100.0	100.0	100.0	100.0
按性别分									
男	27.6	54.2	54.5	2.3	33.5	39.6	39.2	38.5	43.4
女	72.4	45.8	45.5	97.7	66.5	60.4	60.8	61.5	56.6
按年龄分									
25岁以下	8.3	0.5	0.2	12.7	3.7	8.7	25.0	4.9	3.0
25～34岁	45.0	34.7	33.8	54.1	38.0	44.4	47.5	40.6	29.1
35～44岁	24.9	32.2	32.3	20.4	25.8	24.8	15.4	28.2	26.1
45～54岁	15.6	21.4	21.7	10.8	23.2	16.3	8.6	20.3	29.2
55～59岁	4.0	6.6	7.0	1.6	7.0	4.1	2.2	4.3	9.4
60岁及以上	2.2	4.7	5.0	0.4	2.5	1.6	1.2	1.7	3.2
按工作年限分									
5年以下	24.7	19.1	18.6	26.8	15.2	25.1	51.0	23.1	16.1
5～9年	25.4	21.0	20.8	30.3	22.5	24.2	20.7	24.6	17.3
10～19年	23.3	24.4	24.4	24.2	22.2	21.5	14.4	22.5	19.5
20～29年	15.8	20.4	20.5	12.2	21.7	17.7	7.9	17.1	23.0
30年及以上	10.7	15.1	15.8	6.5	18.5	11.6	5.9	12.7	24.2
按学历分									
研究生	6.8	16.9	18.5	0.1	3.8	1.8	4.2	2.8	5.0
大学本科	34.8	51.9	55.8	20.7	35.8	33.9	37.5	36.3	40.8
大专	38.3	22.6	18.5	50.7	33.2	44.5	40.1	37.3	32.9
中专	19.1	7.9	6.5	28.1	22.5	18.2	15.4	15.9	14.0
高中及以下	1.1	0.8	0.7	0.5	4.6	1.5	2.9	7.7	7.4
按专业技术资格分									
正高级	2.7	6.5	7.1	0.4	1.3	1.0	0.4	0.2	3.3
副高级	7.9	15.6	17.0	3.4	5.6	5.2	1.3	2.7	8.0
中级	21.5	29.4	31.8	17.5	23.6	19.4	5.7	13.8	15.9
师级/助理	31.8	35.6	35.8	29.5	35.8	32.7	21.9	23.5	15.3
士级	29.1	8.1	4.0	43.5	26.5	33.2	43.7	37.6	14.6
不详	7.1	4.8	4.3	5.7	7.1	8.6	27.0	22.3	42.9
按聘任技术职务分									
正高级	2.5	6.1	6.7	0.3	1.3	0.8	0.3	0.4	5.3
副高级	7.9	15.6	17.1	3.3	5.6	5.1	1.2	2.7	11.8
中级	21.9	30.0	32.4	17.7	24.2	20.2	5.6	13.5	24.0
师级/助理	31.8	35.3	35.1	30.1	35.4	32.3	20.7	26.0	25.8
士级	27.4	7.3	3.8	42.1	25.7	31.7	35.4	34.1	20.4
待聘	8.5	5.7	5.0	6.5	7.9	10.0	36.7	23.3	12.7

附录三　基层人力情况

附表3-1 全国基层医疗卫生机构人员数

	2015年	2016年	2017年	2018年	2019年	2020年
人员总数	3603162	3682561	3826234	3964744	4160571	4339745
卫生技术人员	2257701	2354430	2505174	2682983	2920999	3123955
#执业（助理）医师	1101934	1145408	1213607	1305108	1436619	1536381
注册护士	646607	695781	745948	827613	960374	1057420
药师（士）	134495	138060	142482	146827	152020	157001
技师（士）	88106	92884	99307	105590	113154	118515
乡村医生和卫生员	1031525	1000324	968611	907098	842302	795510
其他技术人员	80981	86635	97089	104501	111334	118788
管理人员	69452	73476	83004	91314	98157	104802
工勤技能人员	163503	167696	172356	178848	187779	196690

附表3-2 2020年基层医疗卫生机构人员数
（按城乡/经济类型/主办单位/管理类别分）

医疗机构分类	合计	卫生技术人员	执业（助理）医师	注册护士	药师（士）	技师（士）	乡村医生和卫生员	其他技术人员	管理人员	工勤技能人员
总　计	4339718	3123488	1536381	1057420	157001	118515	791927	118787	104763	196670
按城乡分										
城市	1332901	1166527	568258	462879	59204	33817	1243	37126	51165	76840
农村	3006844	1957428	968123	594541	97797	84698	794267	81662	53637	119850
按经济类型分										
公立	2874381	2001810	921030	636978	118102	101945	574655	95746	63198	138972
民营	1465364	1122145	615351	420442	38899	16570	220855	23042	41604	57718
按主办单位分										
政府办	2029092	1648926	678613	549577	109449	96076	105611	90509	57160	130454
社会办	1139439	525247	333885	153361	14900	10753	562572	10674	16097	28137
个人办	1171199	949770	523873	354480	32652	11686	134491	17604	31545	38099
按管理类别分										
非营利性	3262600	2202782	1036840	705713	125045	106157	736717	100494	71082	151525
营利性	1077137	921166	499537	351704	31956	12358	58793	18294	33719	45165

附表3-3 各类基层医疗卫生机构人员数

卫生机构分类	机构数（个）	人员数（人）	卫生技术人员	执业（助理）医师	注册护士	其他技术人员	管理人员	工勤技能人员
2015年								
合计	920770	3603162	2257701	1101934	646607	80981	69452	163503
社区卫生服务中心	8806	397301	335979	138516	116688	16698	15865	28759
社区卫生服务站	25515	107516	95179	43154	36705	3607	4925	3805
街道卫生院	524	9514	7889	3487	2319	498	442	685
乡镇卫生院	36817	1277697	1078532	440889	298881	57654	42202	99309
村卫生室	640536	1197160	165635	145567	20068			
门诊部	13282	159464	132913	66577	45565	2438	5753	18360
诊所（医务室）	195290	454510	441574	263744	126381	86	265	12585
2020年								
合计	970036	4339745	3123955	1536381	1057420	118788	104802	196690
社区卫生服务中心	9826	520534	444035	181752	169581	23671	19072	33756
社区卫生服务站	25539	127341	114369	52009	49993	3592	5385	3995
街道卫生院	539	16116	13766	5890	4650	776	540	1034
乡镇卫生院	35762	1481230	1267426	520116	408550	69517	42069	102218
村卫生室	608828	1048776	256849	224943	31906			
门诊部	29709	406441	335736	162470	140793	12241	23735	34634
诊所（医务室）	259833	739307	691774	389201	251947	8991	14001	21053

附表3-4 各类基层医疗卫生机构人员构成（%）

卫生机构分类	机构数（个）	人员数（人）	卫生技术人员	执业（助理）医师	注册护士	其他技术人员	管理人员	工勤技能人员
2015年								
合计	100.0	100.0	100.0	100.0	100.0	100.0	100.0	100.0
社区卫生服务中心	1.0	11.0	14.9	12.6	18.0	20.6	22.8	17.6
社区卫生服务站	2.8	3.0	4.2	3.9	5.7	4.5	7.1	2.3
街道卫生院	0.1	0.3	0.3	0.3	0.4	0.6	0.6	0.4
乡镇卫生院	4.0	35.5	47.8	40.0	46.2	71.2	60.8	60.7
村卫生室	69.6	33.2	7.3	13.2	3.1			
门诊部	1.4	4.4	5.9	6.0	7.0	3.0	8.3	11.2
诊所（医务室）	21.2	12.6	19.6	23.9	19.5	0.1	0.4	7.7
2020年								
合计	100.0	100.0	100.0	100.0	100.0	100.0	100.0	100.0
社区卫生服务中心	1.0	12.0	14.2	11.8	16.0	19.9	18.2	17.2
社区卫生服务站	2.6	2.9	3.7	3.4	4.7	3.0	5.1	2.0
街道卫生院	0.1	0.4	0.4	0.4	0.4	0.7	0.5	0.5
乡镇卫生院	3.7	34.1	40.6	33.9	38.6	58.5	40.1	52.0
村卫生室	62.8	24.2	8.2	14.6	3.0			
门诊部	3.1	9.4	10.7	10.6	13.3	10.3	22.6	17.6
诊所（医务室）	26.8	17.0	22.1	25.3	23.8	7.6	13.4	10.7

附表3-5 2020年各地区基层医疗卫生机构人员数

	合计	卫生技术人员	执业（助理）医师	注册护士	药师（士）	技师（士）	乡村医生和卫生员	其他技术人员	管理人员	工勤技能人员
总　计	4339745	3123955	1536381	1057420	157001	118515	795510	118788	104802	196690
东部地区	1825965	1381717	705619	465079	76847	47973	243797	54888	48624	96939
北　京	86400	68856	33570	23981	5181	2751	2661	3744	4913	6226
天　津	36689	27704	15140	7506	2154	1285	3535	1253	2163	2034
河　北	225307	148476	96724	33716	5110	3514	61822	5544	3088	6377
辽　宁	103145	73342	38126	25478	3108	2404	17919	2760	3665	5459
上　海	73182	58215	26696	23118	3526	2363	649	2301	2937	9080
江　苏	285750	224353	113718	78198	12413	8842	23201	9820	9209	19167
浙　江	196621	167264	85919	53479	11469	5734	6632	5551	5816	11358
福　建	123695	90457	42604	30913	6531	3797	19442	3884	2751	7161
山　东	356927	246915	126763	81415	12059	9013	83313	10917	6115	9667
广　东	307240	252080	116005	97169	14261	7531	21320	8137	7090	18613
海　南	31009	24055	10354	10106	1035	739	3303	977	877	1797
中部地区	1265076	865324	445596	287728	37985	34521	285707	34266	27818	51961
山　西	110820	70289	40177	21686	2611	1779	31423	2648	2328	4132
吉　林	86059	63364	32755	21708	2430	1598	13726	2589	2867	3513
黑龙江	81040	55995	29837	15578	2655	2040	16867	2269	2865	3044
安　徽	169973	127505	67370	44503	4796	5319	30870	3634	3258	4706
江　西	122870	78300	37335	25403	5042	4934	36054	2316	1510	4690
河　南	311634	189967	103219	55505	7653	8525	90405	8789	6223	16250
湖　北	178432	127520	58817	48025	5784	5033	32696	6367	4853	6996
湖　南	204248	152384	76086	55320	7014	5293	33666	5654	3914	8630
西部地区	1248704	876914	385166	304613	42169	36021	266006	29634	28360	47790
内蒙古	78094	56451	29513	16508	4090	1738	15587	2349	1635	2072
广　西	171149	125489	49414	45052	8508	5069	30121	4944	2155	8440
重　庆	102150	77610	37587	27860	3318	2594	14913	2345	2668	4614
四　川	285911	197626	93714	68652	9513	7382	57142	6178	8445	16520
贵　州	124823	82672	33717	28567	3096	4841	31348	3605	4123	3075
云　南	154144	107069	42932	43920	2590	3916	36466	4612	1771	4226
西　藏	20485	7093	3233	1556	252	126	12564	389	224	215
陕　西	130527	97134	39262	29375	5163	5540	25225	538	4267	3363
甘　肃	74988	52831	23282	18502	2259	1970	18088	1410	979	1680
青　海	20138	12024	5744	3479	614	463	6671	559	421	463
宁　夏	19915	15439	7101	5617	962	461	3143	487	271	575
新　疆	66380	45476	19667	15525	1804	1921	14738	2218	1401	2547

附表3-6　社区卫生服务中心人员性别、年龄及工作年限构成（%）

	卫生技术人员		执业（助理）医师		注册护士		管理人员	
	2015年	2020年	2015年	2020年	2015年	2020年	2015年	2020年
总　计	**100.0**	**100.0**	**100.0**	**100.0**	**100.0**	**100.0**	**100.0**	**100.0**
按性别分								
男	27.3	24.2	45.7	43.6	0.6	0.9	41.7	38.2
女	72.7	75.8	54.3	56.4	99.4	99.1	58.3	61.8
按年龄分								
25岁以下	5.6	6.5	0.2	0.9	9.2	10.6	2.0	2.9
25~34岁	33.1	32.3	22.4	21.1	38.3	42.2	23.6	23.3
35~44岁	32.1	29.4	38.7	32.8	30.7	27.2	32.5	30.4
45~54岁	19.4	20.7	23.0	27.1	18.7	15.8	30.5	30.6
55~59岁	4.8	4.7	6.7	6.6	2.3	2.7	7.7	8.1
60岁及以上	5.0	6.4	9.0	11.5	0.8	1.6	3.7	4.7
按工作年限分								
5年以下	17.2	19.9	8.8	14.4	19.3	23.6	11.3	14.9
5~9年	19.3	19.3	15.9	15.7	21.2	22.8	13.5	15.0
10~19年	25.8	25.7	28.0	24.7	26.4	27.1	23.1	24.5
20~29年	22.3	20.7	26.7	25.8	22.6	16.8	29.1	24.6
30年及以上	15.4	14.4	20.6	19.4	10.5	9.8	23.0	21.0

附表3-7　社区卫生服务中心人员学历及职称构成（%）

	卫生技术人员		执业（助理）医师		注册护士		管理人员	
	2015年	2020年	2015年	2020年	2015年	2020年	2015年	2020年
按学历分								
研究生	1.0	1.4	2.1	3.0	0.0	0.0	1.5	1.2
大学本科	25.0	26.4	37.7	37.3	12.5	15.6	31.4	30.1
大专	41.5	41.2	38.3	37.5	45.7	44.7	42.2	40.4
中专	29.0	29.4	19.1	20.8	40.1	39.0	17.3	21.4
高中及以下	3.5	1.6	2.9	1.4	1.7	0.7	7.6	6.9
按专业技术资格分								
正高级	0.6	0.8	1.3	1.6	0.1	0.2	1.0	0.8
副高级	3.7	5.2	7.5	9.3	1.5	2.4	5.6	4.8
中级	23.9	23.6	33.8	31.0	22.6	20.7	18.6	12.7
师级/助理	32.4	32.0	38.6	39.1	30.1	26.6	16.5	12.8
士级	26.8	29.3	11.9	12.4	36.6	43.4	16.5	16.2
不详	12.6	9.2	6.8	6.7	9.1	6.8	41.8	52.6
按聘任技术职务分								
正高级	0.5	0.7	1.1	1.4	0.1	0.1	1.6	1.5
副高级	3.8	5.3	7.7	9.6	1.4	2.4	8.2	8.7
中级	24.5	25.1	34.7	33.1	22.5	21.3	28.2	23.7
师级/助理	35.9	34.0	43.9	41.1	32.9	28.9	28.0	25.5
士级	27.1	28.3	11.1	11.2	39.1	43.0	23.5	26.7
待聘	8.3	6.5	1.5	3.5	4.0	4.2	10.6	13.9

附表3-8 各地区社区卫生服务中心（站）人员数

	人员总数		卫生技术人员		执业（助理）医师		注册护士		管理人员	
	2015年	2020年	2015年	2020年	2015年	2020年	2015年	2020年	2015年	2020年
总　计	504817	647875	431158	558404	181670	233761	153393	219574	20790	24457
东部地区	**286769**	**358527**	**244957**	**309471**	**105200**	**135902**	**82364**	**111680**	**10462**	**11738**
北　京	31428	40222	26193	33557	11631	14655	7716	10659	1307	1729
天　津	8134	10331	6735	8655	2858	4012	1986	2652	603	684
河　北	15977	19909	13836	17170	6731	8518	4971	6591	759	862
辽　宁	15824	19212	13304	16113	5497	6890	5502	6996	951	1039
上　海	34551	37454	28498	32247	12021	13703	10376	12163	1320	1310
江　苏	44305	58000	37589	50044	15934	22238	12209	17694	1575	1636
浙　江	38942	45984	33982	40454	14863	19016	9332	12234	951	1025
福　建	11630	15780	9959	13781	4135	5676	3570	5068	286	394
山　东	33778	46335	29534	40142	12153	16634	10270	15523	1115	1427
广　东	49304	61166	42837	53632	18496	23267	15307	20263	1439	1465
海　南	2896	4134	2490	3676	881	1293	1125	1837	156	167
中部地区	**122618**	**153664**	**104483**	**131893**	**44100**	**54619**	**40226**	**56760**	**5687**	**6638**
山　西	11856	14241	10244	12387	4766	5448	3982	5538	541	627
吉　林	8860	10702	7176	8547	2916	3356	2715	3697	520	608
黑龙江	15244	15379	12810	12563	4970	4929	4825	5140	884	933
安　徽	18300	23338	16211	21081	7146	9178	6243	9196	702	775
江　西	8814	9492	7607	8298	2992	3140	3076	3676	406	348
河　南	21939	30912	18211	26183	7912	11392	6806	10833	1145	1397
湖　北	22485	26173	19214	22392	7744	8699	7945	10041	953	1177
湖　南	15120	23427	13010	20442	5654	8477	4634	8639	536	773
西部地区	**95430**	**135684**	**81718**	**117040**	**32370**	**43240**	**30803**	**51134**	**4641**	**6081**
内蒙古	11909	14790	10474	12609	4622	5093	3766	5439	489	629
广　西	7034	10516	6188	9214	2507	3509	2409	3902	190	295
重　庆	10574	15897	8780	13446	3313	5296	3140	5524	521	698
四　川	19654	27164	16330	22914	6547	8598	6218	10201	1110	1273
贵　州	7644	15199	6340	13075	2431	4547	2590	5539	476	935
云　南	6621	12070	5783	10788	2301	3973	2242	5083	246	325
西　藏	206	303	170	244	78	131	27	61		7
陕　西	11487	13882	9719	11836	3339	3863	3362	4818	939	1117
甘　肃	7800	9918	7024	9008	2906	3154	2858	4466	209	297
青　海	2206	2967	1937	2589	738	939	708	1131	79	100
宁　夏	1337	3230	1229	2959	430	902	497	1427	22	40
新　疆	8958	9748	7744	8358	3158	3235	2986	3543	360	365

附表3-9　社区卫生服务中心人员地区及年龄构成（%）

	按城乡分				按东中西部分					
	城市		农村		东部		中部		西部	
	2015年	2020年	2015年	2020年	2015年	2020年	2015年	2020年	2015年	2020年
卫生技术人员	**100.0**	**100.0**	**100.0**	**100.0**	**100.0**	**100.0**	**100.0**	**100.0**	**100.0**	**100.0**
25岁以下	5.6	6.4	5.8	7.1	5.7	6.3	4.4	4.5	7.0	9.4
25～34岁	32.8	33.0	28.0	29.7	34.3	32.1	24.6	27.7	31.9	37.4
35～44岁	29.8	29.8	34.6	28.1	31.0	31.6	32.6	27.6	28.5	25.2
45～54岁	18.7	19.7	20.6	24.3	16.6	19.8	25.1	25.8	19.7	18.2
55～59岁	5.3	4.5	4.9	5.2	5.1	4.1	5.6	6.7	4.9	4.3
60岁及以上	7.9	6.6	6.1	5.6	7.2	6.2	7.7	7.7	8.0	5.6
执业（助理）医师	**100.0**	**100.0**	**100.0**	**100.0**	**100.0**	**100.0**	**100.0**	**100.0**	**100.0**	**100.0**
25岁以下	0.2	0.8	0.2	1.1	0.2	1.1	0.1	0.4	0.1	0.9
25～34岁	21.4	22.2	15.9	17.4	23.8	23.7	13.0	13.1	16.6	22.0
35～44岁	35.3	33.3	40.8	31.1	37.4	34.3	36.3	30.5	34.0	30.5
45～54岁	21.7	25.5	26.0	33.0	19.4	25.2	29.1	32.3	25.9	27.5
55～59岁	6.9	6.3	6.9	7.5	6.7	5.4	7.2	9.3	7.3	7.3
60岁及以上	14.4	11.9	10.2	9.9	12.4	10.3	14.4	14.3	16.2	11.9
注册护士	**100.0**	**100.0**	**100.0**	**100.0**	**100.0**	**100.0**	**100.0**	**100.0**	**100.0**	**100.0**
25岁以下	9.6	10.2	10.9	12.1	9.6	9.6	8.9	8.2	12.1	15.3
25～34岁	39.6	42.2	37.6	42.1	41.4	39.6	33.4	42.0	39.9	48.3
35～44岁	28.2	27.5	31.6	25.8	29.4	30.8	29.7	24.6	26.2	21.4
45～54岁	17.7	15.7	16.6	16.3	15.6	15.9	22.5	19.5	16.8	11.8
55～59岁	3.1	2.7	2.1	2.5	2.6	2.5	3.6	3.9	3.1	2.0
60岁及以上	1.8	1.7	1.1	1.2	1.4	1.6	1.9	1.9	2.0	1.2
管理人员	**100.0**	**100.0**	**100.0**	**100.0**	**100.0**	**100.0**	**100.0**	**100.0**	**100.0**	**100.0**
25岁以下	2.1	2.8	2.4	3.1	1.9	2.5	2.3	2.0	2.6	4.3
25～34岁	22.7	22.9	23.2	24.4	25.0	24.2	18.8	19.1	22.1	25.7
35～44岁	32.2	31.1	34.5	28.0	32.2	31.8	33.0	28.0	33.8	30.2
45～54岁	29.9	30.0	29.6	32.6	27.9	29.2	33.7	35.2	29.8	28.6
55～59岁	8.0	8.1	6.2	8.3	8.1	7.6	7.9	10.1	6.0	7.1
60岁及以上	5.1	5.1	4.1	3.6	4.9	4.7	4.4	5.6	5.7	4.0

附表3-10 社区卫生服务中心人员地区及学历构成（%）

	按城乡分				按东中西部分					
	城市		农村		东部		中部		西部	
	2015年	2020年	2015年	2020年	2015年	2020年	2015年	2020年	2015年	2020年
卫生技术人员	**100.0**	**100.0**	**100.0**	**100.0**	**100.0**	**100.0**	**100.0**	**100.0**	**100.0**	**100.0**
研究生	1.1	1.7	0.1	0.2	1.2	2.0	0.5	0.6	0.5	0.5
大学本科	25.0	29.0	13.6	17.4	26.3	33.5	16.6	16.9	17.0	17.2
大专	40.8	40.6	42.0	43.5	38.7	36.4	43.6	47.5	45.8	47.8
中专	30.0	27.4	39.2	36.5	29.8	26.6	37.0	33.5	33.3	32.9
高中及以下	3.1	1.3	5.1	2.5	4.0	1.6	2.4	1.5	3.3	1.6
执业（助理）医师	**100.0**	**100.0**	**100.0**	**100.0**	**100.0**	**100.0**	**100.0**	**100.0**	**100.0**	**100.0**
研究生	2.3	3.7	0.2	0.0	2.3	4.1	1.0	1.3	1.1	1.2
大学本科	38.1	41.2	20.2	11.6	38.5	43.8	26.6	25.8	28.2	29.3
大专	38.4	35.8	44.4	44.2	36.4	33.2	45.0	44.7	45.2	43.1
中专	18.8	18.1	30.8	43.3	19.7	17.4	25.8	27.0	22.3	24.6
高中及以下	2.4	1.2	4.2	0.9	3.1	1.4	1.5	1.1	3.2	1.8
注册护士	**100.0**	**100.0**	**100.0**	**100.0**	**100.0**	**100.0**	**100.0**	**100.0**	**100.0**	**100.0**
研究生	0.0	0.0	0.0	0.0	0.0	0.0	0.0	0.0	0.0	0.0
大学本科	11.5	16.7	7.2	11.6	13.3	22.3	7.9	9.2	6.1	7.3
大专	44.4	44.8	42.0	44.2	43.1	39.2	43.9	51.2	46.2	50.4
中专	42.5	37.8	48.9	43.3	42.1	37.9	46.5	38.7	45.3	41.6
高中及以下	1.6	0.6	1.9	0.9	1.4	0.6	1.6	0.8	2.4	0.8
管理人员	**100.0**	**100.0**	**100.0**	**100.0**	**100.0**	**100.0**	**100.0**	**100.0**	**100.0**	**100.0**
研究生	1.7	1.6	0.3	0.1	1.5	1.6	1.1	1.1	1.4	0.8
大学本科	31.0	33.2	17.2	19.6	33.6	37.4	20.1	22.5	23.6	24.1
大专	41.2	39.3	46.1	44.2	38.5	35.1	46.0	45.4	47.5	45.4
中专	18.8	20.0	25.9	26.1	17.8	19.6	24.8	23.1	21.0	22.9
高中及以下	7.4	6.0	10.5	9.9	8.7	6.4	8.0	7.8	6.4	6.8

附表3-11 社区卫生服务中心人员地区及技术职称（聘）别构成（％）

	按城乡分				按东中西部分					
	城市		农村		东部		中部		西部	
	2015年	2020年	2015年	2020年	2015年	2020年	2015年	2020年	2015年	2020年
卫生技术人员	**100.0**	**100.0**	**100.0**	**100.0**	**100.0**	**100.0**	**100.0**	**100.0**	**100.0**	**100.0**
主任级	0.6	0.7	0.2	0.5	0.5	0.8	0.8	0.7	0.4	0.4
副主任级	4.3	5.5	2.6	4.5	3.5	5.8	5.0	4.9	3.9	4.4
主治（管）级	25.1	26.6	19.9	19.8	23.6	28.3	27.8	23.9	20.2	17.6
师级	34.9	34.2	34.7	33.5	36.1	34.6	33.0	34.3	33.4	32.3
士级	27.7	26.9	32.1	33.6	27.3	23.4	28.5	32.1	33.5	37.9
待聘	7.3	6.1	10.5	8.1	9.1	7.2	5.0	4.1	8.6	7.4
执业（助理）医师	**100.0**	**100.0**	**100.0**	**100.0**	**100.0**	**100.0**	**100.0**	**100.0**	**100.0**	**100.0**
主任级	1.4	1.5	0.5	1.1	1.0	1.5	1.7	1.5	1.1	1.1
副主任级	8.8	10.1	5.1	7.7	7.2	10.1	9.6	8.8	8.7	8.9
主治（管）级	36.0	35.0	29.5	26.0	34.2	35.1	37.4	31.8	32.1	27.7
师级	43.2	40.2	47.2	44.3	44.1	38.5	41.4	44.5	47.6	45.6
士级	9.0	9.7	15.1	16.7	11.4	10.9	8.8	11.0	8.8	12.6
待聘	1.5	3.3	2.6	4.3	2.0	3.8	1.1	2.3	1.7	4.0
注册护士	**100.0**	**100.0**	**100.0**	**100.0**	**100.0**	**100.0**	**100.0**	**100.0**	**100.0**	**100.0**
主任级	0.1	0.1	0.0	0.1	0.0	0.2	0.1	0.2	0.0	0.1
副主任级	1.3	2.3	1.1	2.6	1.0	2.7	2.2	2.1	0.9	1.9
主治（管）级	20.9	22.3	18.5	17.9	20.3	26.3	24.3	18.9	15.4	12.8
师级	30.2	29.5	29.2	26.7	33.0	32.1	26.5	26.1	26.0	24.6
士级	44.1	42.1	44.5	46.6	41.8	34.5	43.6	49.4	52.2	55.5
待聘	3.4	3.7	6.6	6.1	3.9	4.2	3.4	3.3	5.5	5.0
管理人员	**100.0**	**100.0**	**100.0**	**100.0**	**100.0**	**100.0**	**100.0**	**100.0**	**100.0**	**100.0**
主任级	1.8	1.7	0.9	0.7	1.4	1.6	2.3	1.8	1.3	1.1
副主任级	8.3	9.5	5.2	6.0	7.4	8.8	8.0	8.6	8.0	8.8
主治（管）级	28.1	24.9	23.0	19.2	27.3	24.1	29.3	25.8	24.0	20.6
师级	27.2	25.5	29.4	25.4	28.0	26.5	25.8	25.0	29.0	23.9
士级	22.7	24.7	29.3	34.4	23.2	23.3	25.8	30.2	24.0	30.6
待聘	11.9	13.7	12.2	14.2	12.8	15.8	8.8	8.6	13.7	15.1

附表3-12 乡镇卫生院人员性别、年龄及工作年限构成（%）

	卫生技术人员		执业（助理）医师		注册护士		管理人员	
	2015年	2020年	2015年	2020年	2015年	2020年	2015年	2020年
总　计	**100.0**	**100.0**	**100.0**	**100.0**	**100.0**	**100.0**	**100.0**	**100.0**
按性别分								
男	40.2	35.0	62.5	57.0	1.6	1.6	61.9	57.6
女	59.8	65.0	37.5	43.0	98.4	98.4	38.1	42.4
按年龄分								
25岁以下	7.1	8.8	0.2	1.6	13.1	13.8	2.2	2.9
25～34岁	32.1	34.1	19.0	24.5	40.5	45.5	21.5	22.4
35～44岁	35.3	28.0	44.6	33.3	31.9	24.7	37.4	30.3
45～54岁	18.3	22.0	24.6	30.0	13.2	14.1	28.7	32.4
55～59岁	3.8	4.3	5.6	6.1	1.0	1.6	6.4	8.6
60岁及以上	3.4	2.8	5.9	4.6	0.3	0.4	3.7	3.5
按工作年限分								
5年以下	21.2	23.9	7.9	16.5	28.3	28.4	11.5	13.6
5～9年	17.7	20.1	13.5	16.2	21.0	26.0	12.5	13.8
10～19年	26.3	20.4	30.4	21.4	25.5	20.9	25.4	20.7
20～29年	22.8	23.8	30.4	30.2	19.7	18.4	31.3	31.1
30年及以上	12.0	11.8	17.8	15.7	5.5	6.2	19.3	20.9

附表3-13 乡镇卫生院人员学历及职称构成（%）

	卫生技术人员		执业（助理）医师		注册护士		管理人员	
	2015年	2020年	2015年	2020年	2015年	2020年	2015年	2020年
按学历分								
研究生	0.1	0.1	0.1	0.2	0.0	0.0	0.1	0.1
大学本科	8.6	14.1	12.9	18.8	4.7	9.7	12.0	17.2
大专	39.4	42.8	42.8	44.9	37.6	41.7	41.5	40.5
中专	46.9	40.4	40.0	34.3	55.6	47.6	33.4	31.7
高中及以下	5.0	2.5	4.2	1.9	2.1	0.9	12.9	10.5
按专业技术资格分								
正高级	0.1	0.2	0.2	0.5	0.0	0.1	0.2	0.2
副高级	1.2	3.0	2.8	5.3	0.5	2.1	1.6	2.2
中级	13.4	13.6	21.7	17.9	14.0	14.4	11.4	9.1
师级/助理	30.4	30.9	46.1	42.0	25.6	26.5	20.8	16.0
士级	41.9	42.2	23.9	28.0	50.4	49.9	28.0	27.4
不详	13.1	10.0	5.3	6.3	9.3	7.0	37.9	45.1
按聘任技术职务分								
正高级	0.0	0.2	0.1	0.5	0.0	0.1	0.2	0.3
副高级	1.2	3.1	2.7	5.4	0.5	2.1	2.3	3.6
中级	13.6	14.5	22.3	19.1	13.7	14.9	17.3	15.7
师级/助理	32.8	32.7	50.9	44.7	27.0	28.0	31.0	27.0
士级	40.0	39.2	21.9	25.1	50.4	47.7	38.2	41.1
待聘	12.3	10.3	2.1	5.3	8.3	7.2	11.0	12.3

附表3-14 各地区乡镇卫生院人员数

	人员总数		卫生技术人员		执业（助理）医师		注册护士		管理人员	
	2015年	2020年	2015年	2020年	2015年	2020年	2015年	2020年	2015年	2020年
总　计	1277697	1481230	1078532	1267426	440889	520116	298881	408550	42202	42069
东部地区	449903	509078	380971	434748	164852	191694	105630	138826	12705	12044
北　京										
天　津	5003	5790	4316	4991	2276	2590	898	1162	306	260
河　北	55819	59129	45892	49594	25139	28115	7162	10350	1561	1286
辽　宁	24773	24024	18599	18100	8582	8688	5018	5459	1546	1434
上　海										
江　苏	74704	104393	62733	90001	28207	41901	19980	31280	2375	2304
浙　江	50111	55310	43757	49020	19045	22575	10810	13781	1081	1103
福　建	33857	40775	28284	34469	9636	12352	9818	11866	701	682
山　东	112076	109644	98858	95100	39772	39946	27544	30241	2553	2483
广　东	83179	97576	70389	83432	29487	31918	21460	30799	2139	2100
海　南	10381	12437	8143	10041	2708	3609	2940	3888	443	392
中部地区	428595	472072	357587	398036	157662	174307	98416	129942	14420	14645
山　西	23564	26368	19977	21359	9983	10855	4586	5544	653	1035
吉　林	24160	23331	18958	18149	8391	8433	5039	5544	1528	1649
黑龙江	23524	22770	19649	18808	8287	8600	3733	3898	1229	1329
安　徽	48790	62777	42560	56577	19952	27284	11692	18771	1392	1303
江　西	45388	51925	39355	45605	14679	17155	12607	15558	625	715
河　南	103709	111495	81202	87888	35809	39215	19309	24204	3875	3762
湖　北	76848	79319	65980	68176	26981	27718	23003	25696	2460	2513
湖　南	82612	94087	69906	81474	33580	35047	18447	30727	2658	2339
西部地区	399199	500080	339974	434642	118375	154115	94835	139782	15077	15380
内蒙古	20701	22769	17848	19797	8888	9847	3803	4744	733	636
广　西	68517	84062	58007	71801	16714	21844	18102	24646	1073	1069
重　庆	32171	36408	26413	31025	10554	12747	7423	10389	1271	1349
四　川	100033	115163	81239	96516	32487	36861	23332	33113	5556	5243
贵　州	38975	54521	33526	47617	11130	16672	8830	15019	2339	2547
云　南	35572	61520	31166	54320	10341	18340	8857	19190	590	676
西　藏	3861	5762	3430	5141	1099	1958	376	1006	59	155
陕　西	38649	50711	34118	46101	8813	11717	7977	12372	2268	2450
甘　肃	27927	31630	25310	28943	8350	11206	8074	9986	491	512
青　海	4824	6068	4410	5573	1707	2319	1058	1367	111	130
宁　夏	4503	6040	4076	5481	1891	2496	877	1400	71	95
新　疆	23466	25426	20431	22327	6401	8108	6126	6550	515	518

附表3-15　乡镇卫生院人员分地区年龄构成（％）

	东部		中部		西部	
	2015年	2020年	2015年	2020年	2015年	2020年
卫生技术人员	100.0	100.0	100.0	100.0	100.0	100.0
25岁以下	6.5	8.3	5.0	4.9	10.1	12.9
25-34岁	30.1	31.1	26.0	28.2	40.7	42.3
35-44岁	37.5	30.3	39.0	29.6	29.0	24.1
45-54岁	17.4	22.0	22.8	28.4	14.7	16.2
55-59岁	4.3	4.4	3.9	5.6	3.0	3.0
60岁及以上	4.2	3.9	3.4	3.2	2.5	1.4
执业（助理）医师	100.0	100.0	100.0	100.0	100.0	100.0
25岁以下	0.3	1.8	0.2	0.8	0.2	2.2
25-34岁	20.2	22.4	16.8	18.9	20.3	32.8
35-44岁	46.2	34.7	44.8	33.3	42.0	31.5
45-54岁	21.2	29.3	27.4	35.0	25.8	25.7
55-59岁	5.5	5.8	5.2	7.1	6.4	5.3
60岁及以上	6.6	6.0	5.6	4.9	5.4	2.5
注册护士	100.0	100.0	100.0	100.0	100.0	100.0
25岁以下	12.9	13.9	10.8	8.8	15.7	18.2
25-34岁	38.0	42.5	35.3	42.5	48.8	51.1
35-44岁	34.6	27.5	35.4	26.2	25.0	20.5
45-54岁	12.9	13.9	17.1	19.8	9.6	9.3
55-59岁	1.3	1.7	1.1	2.2	0.6	0.8
60岁及以上	0.4	0.6	0.3	0.4	0.2	0.2
管理人员	100.0	100.0	100.0	100.0	100.0	100.0
25岁以下	2.6	3.1	1.4	1.4	2.8	4.3
25-34岁	22.5	22.7	16.8	16.7	26.2	28.6
35-44岁	36.6	30.9	37.4	29.4	38.3	30.8
45-54岁	26.5	30.5	33.0	37.2	25.8	28.7
55-59岁	7.5	8.5	6.9	10.8	4.5	6.1
60岁及以上	4.2	4.3	4.4	4.5	2.4	1.6

附表3-16　乡镇卫生院人员分地区学历构成（%）

	东部		中部		西部	
	2015年	2020年	2015年	2020年	2015年	2020年
卫生技术人员	**100**	**100**	**100**	**100**	**100**	**100**
研究生	0.1	0.1	0	0.1	0	0
大学本科	12.5	22.1	5.2	7.7	7.7	11.8
大专	36.6	38.4	35.9	41.8	46.3	48.3
中专	45	36.5	53.9	47.4	41.9	38.1
高中及以下	5.9	2.8	4.9	3	4.1	1.8
执业（助理）医师	**100**	**100**	**100**	**100**	**100**	**100**
研究生	0.1	0.3	0.1	0.1	0.1	0.1
大学本科	18.5	27.1	7.9	11.2	11.2	16.5
大专	40.9	41.5	41.5	44.6	47.4	49.4
中专	35.9	29.1	47.2	42.2	36.4	32.3
高中及以下	4.5	2.1	3.3	1.9	5	1.7
注册护士	**100**	**100**	**100**	**100**	**100**	**100**
研究生	0	0	0	0	0	0
大学本科	6.7	18.1	3.1	4.5	4	5.9
大专	33.9	35.7	34.2	43.2	45.4	46.6
中专	56.8	45.1	60.6	51.2	49	46.9
高中及以下	2.6	1.1	2.1	1.1	1.5	0.6
管理人员	**100**	**100**	**100**	**100**	**100**	**100**
研究生	0.2	0.2	0.1	0.1	0.1	0.1
大学本科	15.5	25	7.8	10.9	13.5	17.4
大专	39.2	35.7	38	39.1	48.3	46.3
中专	30.5	28	40.3	38.1	28.2	27.8
高中及以下	14.6	11.1	13.8	11.8	9.9	8.4

附表3-17 乡镇卫生院人员分地区技术职务（聘）构成（％）

	东部		中部		西部	
	2015年	2020年	2015年	2020年	2015年	2020年
卫生技术人员	**100.0**	**100.0**	**100.0**	**100.0**	**100.0**	**100.0**
主任级	0.1	0.5	0.0	0.1	0.0	0.1
副主任级	1.5	4.7	1.2	2.1	0.8	2.6
主治（管）级	16.4	18.7	14.9	15.1	9.2	9.8
师级	35.0	33.0	35.4	35.5	27.7	29.7
士级	35.2	33.8	40.4	40.2	44.9	43.6
待聘	11.8	9.3	8.0	7.0	17.3	14.2
执业（助理）医师	**100.0**	**100.0**	**100.0**	**100.0**	**100.0**	**100.0**
主任级	0.2	0.9	0.1	0.2	0.1	0.2
副主任级	3.1	7.4	2.6	3.8	2.3	4.8
主治（管）级	24.7	22.8	22.0	19.2	18.9	14.5
师级	48.8	40.8	50.9	48.0	54.2	45.9
士级	20.7	23.3	22.7	25.1	22.5	27.2
待聘	2.5	4.8	1.7	3.7	2.0	7.4
注册护士	**100.0**	**100.0**	**100.0**	**100.0**	**100.0**	**100.0**
主任级	0.0	0.2	0.0	0.0	0.0	0.0
副主任级	0.7	3.3	0.4	1.0	0.3	2.0
主治（管）级	15.7	19.0	15.9	15.4	9.2	10.3
师级	29.2	29.1	28.4	28.6	23.0	26.3
士级	45.6	41.4	49.7	49.3	56.7	52.5
待聘	8.7	7.1	5.6	5.6	10.8	8.8
管理人员	**100.0**	**100.0**	**100.0**	**100.0**	**100.0**	**100.0**
主任级	0.2	0.4	0.2	0.2	0.1	0.3
副主任级	2.5	3.5	1.8	2.9	2.7	4.5
主治（管）级	18.0	16.9	18.3	16.9	15.3	13.2
师级	32.0	29.0	31.5	28.9	29.5	23.1
士级	34.7	36.0	40.2	43.0	39.7	43.9
待聘	12.6	14.2	8.0	8.1	12.6	15.0

附表3-18　各地区村卫生室人员数

	人员总数		执业（助理）医师		注册护士		乡村医生和卫生员		平均每村卫生室人员数		平均每千农村人口村卫生室人员数	
	2015年	2020年	2015年	2020年	2015年	2020年	2015年	2020年	2015年	2020年	2015年	2020年
总　　计	1447712	1442311	309923	465214	106264	185170	1031525	791927	2.26	2.37	1.5	1.55
东部地区	504081	496141	137296	187537	40777	66620	384881	241984	2.33	2.37	1.57	1.66
北　京	4820	3967	950	1032	432	274	3438	2661	1.74	1.60	6.7	0.00
天　津	7000	6876	1441	2434	409	907	5150	3535	2.87	3.13	3.78	0.00
河　北	115578	115532	28569	46874	4647	7977	82362	60681	1.91	1.92	1.9	2.16
辽　宁	32516	32213	5304	9682	2613	4633	24599	17898	1.64	1.83	1.41	1.32
上　海	5132	3786	3644	2159	603	978	885	649	4.04	3.24	7.63	0.00
江　苏	67069	73143	25323	35792	7131	14198	34615	23153	4.36	4.87	1.33	1.66
浙　江	24927	29337	12600	15549	4157	7160	8170	6628	2.1	2.60	0.77	0.97
福　建	36041	34625	6699	10665	2420	4563	26922	19397	1.9	2.02	1.38	1.30
山　东	165847	143704	36403	44071	12932	16389	116512	83244	2.91	2.68	1.8	2.17
广　东	41558	44614	4701	16790	745	6989	36112	20835	1.94	1.72	1.03	0.98
海　南	62466	8344	11662	2489	4688	2552	46116	3303	2.03	3.02	1.56	1.26
中部地区	545101	538638	110275	179658	41361	74777	369327	284203	2.45	2.59	1.56	1.56
山　西	51541	51108	10035	14799	2972	4894	38534	31415	1.83	1.91	2.05	2.03
吉　林	23909	21819	4740	6419	1680	2603	17489	12797	2.34	2.26	1.32	1.45
黑龙江	32618	30330	7082	10683	1720	2780	23816	16867	2.85	2.92	1.4	1.41
安　徽	68578	66765	17442	26097	5222	9892	45914	30776	4.48	4.25	1.39	1.35
江　西	160254	60536	21047	16782	10472	7769	128735	35985	2.98	2.21	2.35	1.57
河　南	65359	161075	16102	52109	8361	18765	40896	90201	2.64	2.83	1.53	1.70
湖　北	74783	66237	20956	20496	5895	13058	47932	32683	1.67	2.86	1.27	1.61
湖　南	43921	80768	12871	32273	5039	15016	26011	33479	1.62	2.12	0.87	1.35
西部地区	398530	407532	62352	98019	24126	43773	277317	265740	1.98	2.13	1.31	1.43
内蒙古	26970	29437	6342	10159	2350	3763	18278	15515	1.98	2.26	1.53	1.76
广　西	6823	38937	1846	6883	1584	1971	3393	30083	2.54	2.02	1.03	0.99
重　庆	31130	22792	6885	6551	1951	1329	22294	14912	2.76	2.32	1.76	1.26
四　川	90382	95430	18495	28398	1462	9939	70425	57093	1.62	1.76	1.38	1.61
贵　州	42549	40060	4341	6215	2211	2528	35997	31317	2.04	1.99	1.11	1.04
云　南	42150	49038	4003	7575	2398	4998	35749	36465	3.16	3.61	1.05	1.21
西　藏	11866	14195	319	1087	113	544	11434	12564	2.22	2.69	4.15	6.28
陕　西	42462	38482	6444	10182	2845	3078	33173	25222	1.65	1.67	1.63	1.64
甘　肃	32060	35604	6290	10307	4406	7263	21364	18034	1.91	2.17	1.66	1.81
青　海	9953	10492	2187	2662	744	1163	7022	6667	2.22	2.35	2.08	2.49
宁　夏	5196	6432	1078	1994	486	1297	3632	3141	2.12	2.96	1.41	1.80
新　疆	22254	26633	4122	6006	3576	5900	14556	14727	2.13	2.68	1.12	1.36

附表3-19　各地区乡村医生学历及构成

	大专及以上学历		中专学历及中专水平		高中及以下	
	2015年	2020年	2015年	2020年	2015年	2020年
总　计	57.93	10.95	32.70	74.73	9.36	14.31
东部地区	62.91	16.90	28.49	69.38	8.60	13.72
北　京	59.27	5.79	23.21	46.99	17.52	47.22
天　津	71.03	10.95	19.67	65.77	9.30	23.28
河　北	67.23	5.35	26.84	81.73	5.93	12.91
辽　宁	65.30	11.55	30.96	81.13	3.74	7.32
上　海	39.68	14.47	41.78	62.72	18.55	22.81
江　苏	14.97	75.11	61.94	11.18	23.09	13.71
浙　江	38.19	6.95	36.25	49.25	25.57	43.81
福　建	44.95	3.49	40.74	75.37	14.30	21.14
山　东	73.10	7.45	21.23	83.31	5.67	9.25
广　东	76.09	7.24	17.02	79.32	6.88	13.45
海　南	74.58	11.65	22.98	83.74	2.44	4.62
中部地区	57.20	6.96	36.42	77.46	6.37	15.58
山　西	55.06	12.69	31.36	69.98	13.58	17.34
吉　林	51.24	18.03	47.35	77.77	1.41	4.21
黑龙江	87.70	7.65	11.35	82.24	0.95	10.11
安　徽	51.48	4.66	42.33	83.22	6.19	12.13
江　西	50.20	7.22	45.16	78.61	4.64	14.17
河　南	64.09	5.89	33.17	84.51	2.75	9.60
湖　北	41.30	4.31	47.63	66.92	11.07	28.77
湖　南	53.78	8.71	33.84	74.87	12.39	16.42
西部地区	52.28	8.29	33.49	77.62	14.23	14.10
内蒙古	64.73	9.96	29.31	72.63	5.96	17.40
广　西	51.05	3.37	41.07	83.57	7.87	13.06
重　庆	50.09	4.87	35.55	70.40	14.36	24.73
四　川	62.09	40.56	12.71	57.66	25.20	1.79
贵　州	74.42	11.58	21.61	82.27	3.98	6.14
云　南	62.57	14.45	23.52	72.01	13.91	13.54
西　藏	8.62	1.50	12.10	14.99	79.29	83.52
陕　西	22.01	17.06	71.81	74.86	6.18	8.08
甘　肃	28.84	12.11	62.14	79.03	9.01	8.85
青　海	63.00	19.68	21.80	67.21	15.20	13.11
宁　夏	50.89	41.34	33.24	41.48	15.87	17.18
新　疆	55.18	14.27	24.86	73.71	19.97	12.02

附录四　公共卫生人力情况

附表4-1 全国专业公共卫生机构人员数

	2015年	2016年	2017年	2018年	2019年	2020年
卫生人员	**876848**	**870652**	**872208**	**882671**	**896554**	**924944**
卫生技术人员	639189	646425	661616	678258	699957	717229
#执业（助理）医师	230880	229484	232113	236586	242188	251828
注册护士	178255	189435	204048	216635	235220	248395
卫生监督员	65077	65025	64992	64136	61412	60916
其他技术人员	60127	57315	56201	56505	55633	58210
管理人员	84375	77235	69106	64978	60101	58424
工勤技能人员	93157	89677	85285	82930	80863	81081

注：本表卫生人员和卫生技术人员总计中包括1万名公务员中取得卫生监督员证书的人员。

附表4-2　2020年专业公共卫生机构人员数
（按城乡/经济类型/主办单位分）

医疗机构分类	卫生人员	卫生技术人员	执业（助理）医师	注册护士	药师（士）	技师（士）	其他技术人员	管理人员	工勤技能人员
总　计	**924944**	**727229**	**251828**	**248395**	**23519**	**71906**	**58210**	**58424**	**81081**
按城乡分									
城市	481550	379640	133145	137683	11850	40580	31486	30266	40158
农村	433394	337589	118683	110712	11669	31326	26724	28158	40923
按经济类型分									
公立	905972	710610	250150	244747	23369	71160	57580	57717	80065
民营	8972	6619	1678	3648	150	746	630	707	1016
按主办单位分									
政府办	888692	698892	245356	240802	23048	69988	55875	55854	78071
社会办	23551	16255	5775	6550	404	1779	2213	2409	2674
个人办	2701	2082	697	1043	67	139	122	161	336

注：本表卫生人员和卫生技术人员总计中包括1万名公务员中取得卫生监督员证书的人员。

附表4-3　各类专业公共卫生机构人员数

卫生机构分类	机构数（个）	卫生人员（人）	卫生技术人员	执业（助理）医师	注册护士	其他技术人员	管理人员	工勤技能人员
2015								
合计	**31927**	**876848**	**639189**	**230880**	**178255**	**60127**	**84375**	**93157**
疾病预防控制中心	3478	190930	141698	70709	13798	14413	14240	20579
专科疾病防治院所（站）	1234	50496	38672	16188	11988	3287	3360	5177
健康教育所（站、中心）	166	2140	968	481	130	603	395	174
妇幼保健院（所、站）	3078	351257	291361	105832	124414	15987	15898	28011
急救中心（站）	345	14969	7759	3398	3276	992	1305	4913
采供血机构	548	32966	23498	3571	11105	2967	2288	4213
卫生监督所（中心）	2986	80710	67942			2029	5737	5002
计划生育技术服务机构	20092	153380	67291	30701	13544	19849	41152	25088
2020								
合计	**14492**	**924944**	**727229**	**251828**	**248395**	**58210**	**58424**	**81081**
疾病预防控制中心	3384	194425	145229	71736	15916	16802	13891	18503
专科疾病防治院所（站）	1048	49596	38045	14861	13864	3652	3327	4572
健康教育所（站、中心）	174	2324	970	426	167	571	545	238
妇幼保健院（所、站）	3052	514734	428809	152076	196000	25410	22655	37860
急救中心（站）	484	21324	11672	5114	4932	1676	1540	6436
采供血机构	606	39129	28529	3854	15150	3516	2322	4762
卫生监督所（中心）	2934	78783	64378			2345	7123	4937
计划生育技术服务机构	2810	24629	9597	3761	2366	4238	7021	3773

注：本表卫生人员和卫生技术人员总计中包括10000名公务员中取得卫生监督员证书的人员。

附表4-4　各类专业公共卫生机构人员构成（％）

卫生机构分类	机构数（个）	人员数（人）	卫生技术人员	执业（助理）医师	注册护士	其他技术人员	管理人员	工勤技能人员
2015								
合计	**100.0**	**100.0**	**100.0**	**100.0**	**100.0**	**100.0**	**100.0**	**100.0**
疾病预防控制中心	10.9	21.8	22.2	30.6	7.7	24.0	16.9	22.1
专科疾病防治院所（站）	3.9	5.8	6.1	7.0	6.7	5.5	4.0	5.6
健康教育所（站、中心）	0.5	0.2	0.2	0.2	0.1	1.0	0.5	0.2
妇幼保健院（所、站）	9.6	40.1	45.6	45.8	69.8	26.6	18.8	30.1
急救中心（站）	1.1	1.7	1.2	1.5	1.8	1.6	1.5	5.3
采供血机构	1.7	3.8	3.7	1.5	6.2	4.9	2.7	4.5
卫生监督所（中心）	9.4	9.2	10.6	0.0	0.0	3.4	6.8	5.4
计划生育技术服务机构	62.9	17.5	10.5	13.3	7.6	33.0	48.8	26.9
2020								
合计	**100.0**	**100.0**	**100.0**	**100.0**	**100.0**	**100.0**	**100.0**	**100.0**
疾病预防控制中心	23.4	21.0	20.0	28.5	6.4	28.9	23.8	22.8
专科疾病防治院所（站）	7.2	5.4	5.2	5.9	5.6	6.3	5.7	5.6
健康教育所（站、中心）	1.2	0.3	0.1	0.2	0.1	1.0	0.9	0.3
妇幼保健院（所、站）	21.1	55.7	59.0	60.4	78.9	43.7	38.8	46.7
急救中心（站）	3.3	2.3	1.6	2.0	2.0	2.9	2.6	7.9
采供血机构	4.2	4.2	3.9	1.5	6.1	6.0	4.0	5.9
卫生监督所（中心）	20.2	8.5	8.9	0.0	0.0	4.0	12.2	6.1
计划生育技术服务机构	19.4	2.7	1.3	1.5	1.0	7.3	12.0	4.7

附表4-5　2020年各地区专业公共卫生机构人员数

	卫生人员	卫生技术人员	执业（助理）医师	注册护士	药师（士）	技师（士）	其他技术人员	管理人员	工勤技能人员
总　计	924944	727229	251828	248395	23519	71906	58210	58424	81081
东部地区	355077	278204	103231	94498	9722	26892	25907	19321	31645
北　京	15974	12656	4716	3727	354	1232	906	815	1597
天　津	6485	4900	2171	908	112	623	652	614	319
河　北	43397	32590	11970	10002	871	2910	4170	2117	4520
辽　宁	15039	10876	4819	2388	233	1457	1134	1798	1231
上　海	13627	9285	3652	2166	136	978	919	768	2655
江　苏	37831	28908	11994	8013	797	2876	3399	2265	3259
浙　江	36589	30574	11843	10393	1088	3034	2129	1113	2773
福　建	23649	18670	6910	6096	704	2230	1649	1065	2265
山　东	69543	55054	19703	20710	1950	4723	6444	3940	4105
广　东	85406	68882	23318	27879	3274	6181	3924	4354	8246
海　南	7537	5809	2135	2216	203	648	581	472	675
中部地区	281233	218310	75012	76874	6821	21549	17761	19140	26022
山　西	22138	16807	5493	4611	454	1666	1449	1863	2019
吉　林	16084	11544	4563	2990	309	1227	1357	1924	1259
黑龙江	20832	15549	5388	3879	434	1742	1399	2000	1884
安　徽	23323	19148	7246	5646	495	2312	1411	1312	1452
江　西	34315	28424	9700	11397	1234	2898	1416	1632	2843
河　南	73960	52403	16520	19048	1608	4722	5868	5501	10188
湖　北	41428	34210	11546	13695	1047	3225	2635	2257	2326
湖　南	49153	40225	14556	15608	1240	3757	2226	2651	4051
西部地区	278634	220715	73585	77023	6976	23465	14542	19963	23414
内蒙古	20055	16140	6102	4170	471	1784	1389	1393	1133
广　西	50808	38951	12354	15924	1603	3822	3102	3581	5174
重　庆	15179	11989	3949	4532	354	1309	749	1061	1380
四　川	50785	40266	13290	14880	1197	4868	2887	2980	4652
贵　州	24459	20217	6933	7392	607	2114	969	1869	1404
云　南	35430	29493	10244	10332	758	2991	1907	1275	2755
西　藏	1882	1563	893	216	46	146	80	94	145
陕　西	35575	28089	7279	9559	1036	2740	633	3601	3252
甘　肃	20581	15008	5054	5143	383	1188	1163	2431	1979
青　海	3769	2984	1121	692	74	456	290	227	268
宁　夏	5643	4682	1845	1445	162	457	320	303	338
新　疆	14468	11333	4521	2738	285	1590	1053	1148	934

注：本表卫生人员和卫生技术人员总计中包括1万名公务员中取得卫生监督员证书的人员。

附表4-6 各地区疾病预防控制中心人员数

	人员总数		卫生技术人员		执业（助理）医师		管理人员	
	2015年	2020年	2015年	2020年	2015年	2020年	2015年	2020年
总　计	190930	194425	141698	145229	70709	71736	14240	13891
东部地区	67575	68329	50796	51426	26009	27291	4801	4449
北　京	3876	3685	3073	3092	1199	1438	268	222
天　津	1760	2127	1282	1604	754	919	177	213
河　北	8557	8462	5803	5698	2476	2443	574	569
辽　宁	7674	5648	5650	3966	2935	2039	936	755
上　海	3051	2963	2211	2241	1264	1338	270	135
江　苏	8116	10185	6297	7854	3745	4930	474	448
浙　江	5624	5936	4419	4768	2456	2863	290	245
福　建	4542	5330	3642	4031	2099	2147	180	254
山　东	11887	11485	9250	8842	4363	4299	808	861
广　东	10852	10874	8045	8119	4135	4283	680	624
海　南	1636	1634	1124	1211	583	592	144	123
中部地区	61723	59908	43245	42297	20696	19707	4847	4725
山　西	5047	4822	3508	3379	1979	1604	515	557
吉　林	4938	4496	3703	3279	1872	1589	485	520
黑龙江	6142	5814	4423	4250	1858	1768	575	558
安　徽	4966	5131	3886	4126	2009	2216	291	290
江　西	5193	5527	3997	4463	1899	2116	291	286
河　南	17342	16603	10293	9523	4673	4118	1524	1454
湖　北	8516	7992	6717	6310	3090	2891	485	421
湖　南	9579	9523	6718	6967	3316	3405	681	639
西部地区	61632	66188	47657	51506	24004	24738	4592	4717
内蒙古	5589	5796	4515	4561	2437	2336	383	407
广　西	7510	7940	5735	6252	2740	3099	422	363
重　庆	2751	2976	1973	2189	1005	1117	274	289
四　川	11593	13453	8515	9999	4302	4544	923	961
贵　州	5060	5433	4098	4354	2255	2258	514	570
云　南	8225	9495	6664	7743	3713	3899	334	303
西　藏	1166	1332	921	1111	494	748	58	65
陕　西	6184	6828	4704	5249	1506	1794	688	754
甘　肃	4893	4471	3598	3306	1911	1570	482	456
青　海	1378	1531	1078	1228	560	570	57	64
宁　夏	1077	1127	890	941	524	556	50	42
新　疆	6206	5806	4966	4573	2557	2247	407	443

附表4-7 疾病预防控制中心人员性别、年龄及工作年限构成（%）

	卫生技术人员		执业（助理）医师		管理人员	
	2015年	2020年	2015年	2020年	2015年	2020年
总　计	**100.0**	**100.0**	**100.0**	**100.0**	**100.0**	**100.0**
按性别分						
男	45.5	41.8	55.7	51.3	55.6	53.9
女	54.5	58.2	44.3	48.7	44.4	46.1
按年龄分						
25岁以下	1.3	1.7	0.1	0.3	0.9	1.0
25~34岁	22.7	20.6	15.5	16.5	19.1	14.5
35~44岁	32.3	28.9	31.6	26.2	27.8	27.7
45~54岁	32.2	31.8	37.0	35.0	37.3	34.8
55~59岁	7.8	12.8	10.2	16.2	10.9	15.9
60岁及以上	3.7	4.3	5.6	5.8	4.0	6.0
按工作年限分						
5年以下	9.2	9.1	5.1	6.7	5.8	5.3
5~9年	11.1	12.1	9.0	10.7	9.6	7.6
10~19年	23.0	21.3	20.6	19.4	19.4	20.5
20~29年	31.1	28.2	34.0	28.9	31.6	28.4
30年及以上	25.6	29.2	31.4	34.3	33.6	38.3

附表4-8 疾病预防控制中心人员学历及职称构成（%）

	卫生技术人员		执业（助理）医师		管理人员	
	2015年	2020年	2015年	2020年	2015年	2020年
按学历分						
研究生	5.2	7.1	5.7	8.9	3.0	4.2
大学本科	30.8	42.5	34.6	47.4	34.4	42.7
大专	36.6	32.9	34.5	28.9	41.6	37.3
中专	24.2	15.9	22.5	13.5	14.1	10.8
高中及以下	3.2	1.6	2.7	1.3	6.9	4.9
按专业技术资格分						
正高级	2.4	3.4	3.6	5.0	2.4	2.2
副高级	8.3	11.0	11.6	15.3	7.2	5.7
中级	31.8	29.2	38.8	34.4	18.6	13.7
师级/助理	31.9	30.9	34.2	32.8	15.2	12.8
士级	14.8	15.8	6.8	7.3	11.0	11.2
不详	10.7	9.7	5.0	5.3	45.5	54.3
按聘任技术职务分						
正高级	2.2	3.2	3.3	4.7	3.6	4.6
副高级	8.2	11.1	11.4	15.3	11.3	10.5
中级	33.2	31.3	40.2	36.8	31.0	26.3
师级/助理	34.2	31.8	36.8	33.3	26.3	25.2
士级	15.2	15.6	6.7	6.9	17.1	20.1
待聘	6.9	7.0	1.6	3.0	10.7	13.2

附表4-9 疾病预防控制中心人员地区及年龄别构成（％）

	按城乡分				按东中西部分					
	城市		农村		东部		中部		西部	
	2015年	2020年	2015年	2020年	2015年	2020年	2015年	2020年	2015年	2020年
卫生技术人员	**100.0**	**100.0**	**100.0**	**100.0**	**100.0**	**100.0**	**100.0**	**100.0**	**100.0**	**100.0**
25岁以下	1.1	2.3	1.4	2.8	1.3	2.8	0.9	1.4	1.6	3.3
25～34岁	26.5	25.1	19.7	20.3	25.8	23.5	18.0	16.6	23.7	26.5
35～44岁	29.9	30.3	34.1	27.2	31.6	30.4	33.1	28.2	32.2	27.4
45～54岁	31.3	27.9	32.9	33.9	29.6	28.7	35.3	35.5	32.2	29.8
55～59岁	7.6	11.7	8.1	11.7	7.8	11.0	8.6	13.8	7.2	10.7
60岁及以上	3.6	2.8	3.8	4.1	3.9	3.7	4.1	4.5	3.1	2.4
执业（助理）医师	**100.0**	**100.0**	**100.0**	**100.0**	**100.0**	**100.0**	**100.0**	**100.0**	**100.0**	**100.0**
25岁以下	0.1	0.5	0.1	0.5	0.1	0.7	0.1	0.2	0.1	0.4
25～34岁	21.7	24.2	10.3	14.2	20.4	22.3	11.0	12.3	13.7	21.0
35～44岁	30.7	29.4	32.3	23.2	31.2	29.0	31.0	23.5	32.4	25.6
45～54岁	33.6	29.2	39.8	39.8	32.7	30.4	40.4	38.9	38.9	35.6
55～59岁	8.8	13.3	11.4	16.2	9.6	12.6	11.1	18.7	10.2	14.2
60岁及以上	5.1	3.3	6.1	6.1	5.9	5.0	6.3	6.4	4.7	3.2
管理人员	**100.0**	**100.0**	**100.0**	**100.0**	**100.0**	**100.0**	**100.0**	**100.0**	**100.0**	**100.0**
25岁以下	0.7	1.6	1.1	1.9	0.8	2.5	1.2	1.2	0.8	1.4
25～34岁	19.6	16.8	18.6	15.3	21.2	17.7	18.0	15.7	18.1	14.8
35～44岁	27.0	28.3	28.6	28.0	27.1	28.1	27.6	26.6	28.7	30.1
45～54岁	36.4	33.7	38.0	35.6	34.6	32.3	37.6	34.8	39.8	37.0
55～59岁	11.9	14.6	10.1	14.3	12.3	13.9	11.1	15.5	9.3	13.8
60岁及以上	4.4	5.0	3.6	4.9	4.1	5.5	4.4	6.2	3.4	2.9

附表4-10 疾病预防控制中心人员地区及学历别构成（%）

	按城乡分				按东中西部分					
	城市		农村		东部		中部		西部	
	2015年	2020年	2015年	2020年	2015年	2020年	2015年	2020年	2015年	2020年
卫生技术人员	100.0	100.0	100.0	100.0	100.0	100.0	100.0	100.0	100.0	100.0
研究生	11.0	13.5	0.6	0.8	8.9	11.7	2.7	3.5	3.4	4.9
大学本科	43.9	49.5	20.5	27.8	38.2	47.0	24.2	28.7	28.8	37.0
大专	28.6	23.4	42.9	40.0	29.1	23.6	39.4	37.4	42.2	36.2
中专	14.6	12.5	31.7	28.3	20.3	15.9	30.1	27.4	23.0	20.2
高中及以下	1.9	1.2	4.3	3.0	3.5	1.8	3.7	3.0	2.6	1.8
执业（助理）医师	100.0	100.0	100.0	100.0	100.0	100.0	100.0	100.0	100.0	100.0
研究生	11.7	15.5	0.6	0.9	9.0	13.2	3.4	4.4	3.8	5.9
大学本科	48.1	54.1	23.2	32.6	42.2	52.1	28.9	34.6	30.7	40.6
大专	25.3	18.8	42.3	37.5	26.8	19.4	38.5	35.3	39.9	32.2
中专	13.3	10.6	30.3	26.4	18.9	13.7	26.9	23.8	23.0	19.6
高中及以下	1.6	1.0	3.5	2.5	3.1	1.6	2.3	1.9	2.5	1.7

附表4-11 疾病预防控制中心人员地区及技术职称（聘）职称别构成（%）

	按城乡分				按东中西部分					
	城市		农村		东部		中部		西部	
	2015年	2020年	2015年	2020年	2015年	2020年	2015年	2020年	2015年	2020年
卫生技术人员	100.0	100.0	100.0	100.0	100.0	100.0	100.0	100.0	100.0	100.0
主任级	4.2	5.1	0.6	1.4	3.2	4.9	2.0	2.2	1.3	2.3
副主任级	11.9	14.1	5.3	8.6	9.6	13.0	7.3	8.7	7.5	11.5
主治（管）级	35.3	33.4	31.6	28.6	34.6	34.2	35.1	32.5	30.0	26.4
师级	32.2	30.3	35.9	33.2	33.5	29.4	32.5	31.9	36.7	34.0
士级	9.1	9.2	20.0	21.6	11.7	10.7	17.7	19.6	16.7	17.3
待聘	7.4	7.9	6.6	6.6	7.4	7.7	5.4	5.1	7.9	8.4
执业（助理）医师	100.0	100.0	100.0	100.0	100.0	100.0	100.0	100.0	100.0	100.0
主任级	5.8	6.7	1.1	2.5	4.2	6.3	3.5	3.7	2.0	3.6
副主任级	14.8	17.4	8.6	13.0	12.5	16.3	10.8	12.4	10.7	16.1
主治（管）级	39.1	36.0	41.1	35.3	39.8	37.9	42.8	38.8	38.4	30.9
师级	33.6	30.7	39.6	35.9	35.4	29.5	34.1	34.1	40.8	36.7
士级	4.4	4.4	8.7	10.5	6.0	5.6	7.6	8.3	6.7	8.6
待聘	2.3	4.9	1.0	2.8	2.0	4.4	1.3	2.7	1.4	4.1

附表4-12　各地区专科疾病防治院（所、站）人员数

	人员总数		卫生技术人员		执业（助理）医师		注册护士		管理人员	
	2015年	2020年	2015年	2020年	2015年	2020年	2015年	2020年	2015年	2020年
总　　计	50496	49596	38672	38045	16188	14861	11988	13864	3360	3327
东部地区	24399	24455	18814	18816	7790	7300	5927	6882	1567	1395
北　京	872	1063	550	697	201	243	235	303	73	90
天　津	1084	877	845	721	276	244	333	324	104	85
河　北	1177	400	929	299	371	136	448	109	99	30
辽　宁	2932	1630	2154	1219	967	554	607	396	294	158
上　海	1384	1400	1107	1134	564	547	374	404	73	87
江　苏	1503	1540	1117	1145	504	498	333	426	108	80
浙　江	505	458	398	382	148	143	146	137	43	27
福　建	1103	1162	824	912	372	331	180	318	47	46
山　东	4801	5988	3973	4685	1551	1621	1246	1937	206	315
广　东	8289	9542	6418	7346	2628	2848	1875	2461	440	457
海　南	749	395	499	276	208	135	150	67	80	20
中部地区	20209	17999	15372	13740	6465	5662	4744	4770	1347	1302
山　西	389	637	273	477	156	216	55	167	46	52
吉　林	1626	1465	1146	1019	565	484	291	268	190	190
黑龙江	4084	2460	3131	1878	1114	668	1070	650	277	228
安　徽	2030	1987	1459	1534	655	717	353	451	159	135
江　西	3058	3226	2414	2576	1019	1012	777	912	121	145
河　南	1605	1551	1085	1065	420	361	263	318	119	112
湖　北	3297	2689	2611	2104	1024	889	967	733	199	172
湖　南	4120	3984	3253	3087	1512	1315	968	1271	236	268
西部地区	5888	7142	4486	5489	1933	1899	1317	2212	446	630
内蒙古	1127	777	908	658	460	310	161	152	78	34
广　西	1285	1205	965	921	363	329	310	330	65	53
重　庆	380	307	262	208	131	101	59	39	50	51
四　川	1023	629	775	385	354	183	270	111	58	39
贵　州	381	106	287	90	129	47	102	23	26	9
云　南	812	1007	656	833	298	375	171	277	24	26
西　藏	—	—	—	—	—	—	—	—	—	—
陕　西	677	2532	503	1965	127	444	217	1080	89	339
甘　肃	74	416	55	361	36	80	9	181	9	11
青　海	36	39	28	30	11	11	9	10	3	5
宁　夏	—	—	—	—	—	—	—	—	—	—
新　疆	93	124	47	38	24	19	9	9	44	63

附表4-13 专科疾病防治院（所、站）人员性别、年龄及工作年限构成（%）

	卫生技术人员		执业（助理）医师		注册护士		管理人员	
	2015年	2020年	2015年	2020年	2015年	2020年	2015年	2020年
总　计	100.0	100.0	100.0	100.0	100.0	100.0	100.0	100.0
按性别分								
男	38.5	32.6	60.2	53.9	2.6	3.8	55.9	51.4
女	61.5	67.4	39.8	46.1	97.4	96.2	44.1	48.6
按年龄分								
25岁以下	3.5	5.5	0.1	0.4	7.8	9.9	1.2	2.1
25~34岁	24.1	28.6	14.0	19.3	29.8	38.1	15.1	19.9
35~44岁	32.5	26.9	33.6	28.8	33.6	25.3	27.7	25.8
45~54岁	28.8	26.4	35.1	32.3	24.9	21.1	38.9	32.6
55~59岁	7.1	8.7	9.6	12.3	3.1	4.7	11.7	14.8
60岁及以上	4.0	4.0	7.5	6.9	0.8	0.9	5.5	4.8
按工作年限分								
5年以下	11.8	15.7	4.4	10.0	16.7	20.2	6.4	11.3
5~9年	12.5	16.1	9.2	11.4	14.3	21.6	7.6	11.4
10~19年	23.3	21.0	23.1	21.2	25.0	21.7	17.2	17.6
20~29年	28.6	25.4	32.2	29.5	28.4	21.7	32.7	27.1
30年及以上	23.9	21.8	31.1	27.8	15.5	14.7	36.1	32.6

附表4-14 专科疾病防治院（所、站）人员学历及职称构成（%）

	卫生技术人员		执业（助理）医师		注册护士		管理人员	
	2015年	2020年	2015年	2020年	2015年	2020年	2015年	2020年
按学历分								
研究生	2.7	4.5	5.2	9.3	0.1	0.1	2.5	4.0
大学本科	24.4	27.3	33.6	38.8	12.9	15.7	29.3	33.5
大专	37.2	37.2	35.1	30.8	42.2	45.2	38.4	35.3
中专	31.7	28.8	23.3	19.6	42.5	38.0	19.3	18.2
高中及以下	4.0	2.2	2.8	1.4	2.3	1.0	10.6	9.0
按专业技术资格分								
正高级	1.3	2.0	2.7	4.2	0.2	0.3	2.2	2.6
副高级	6.3	7.8	12.0	14.0	2.6	3.7	7.6	8.3
中级	28.4	25.6	37.9	31.8	28.1	23.8	19.7	17.2
师级/助理	33.4	32.2	36.8	36.5	29.5	28.6	17.0	14.3
士级	22.5	25.8	7.6	9.3	32.5	39.1	13.5	13.4
不详	8.2	6.6	2.9	4.2	7.1	4.4	40.0	44.3
按聘任技术职务分								
正高级	1.1	1.9	2.5	4.0	0.2	0.3	3.8	4.3
副高级	6.1	7.7	11.7	13.7	2.2	3.6	10.1	12.5
中级	28.9	26.2	38.6	32.9	28.2	23.7	29.6	27.6
师级/助理	35.2	32.9	39.1	37.1	31.7	29.7	27.1	24.4
士级	22.3	24.8	7.1	8.6	33.5	38.1	19.5	19.9
待聘	6.3	6.55	1.0	3.6	4.2	4.6	10.0	11.3

附表4-15　专科疾病防治院（所、站）人员地区及年龄别构成（％）

| | 按城乡分 | | | | 按东中西部分 | | | | | |
| | 城市 | | 农村 | | 东部 | | 中部 | | 西部 | |
	2015年	2020年	2015年	2020年	2015年	2020年	2015年	2020年	2015年	2020年
卫生技术人员	**100.0**	**100.0**	**100.0**	**100.0**	**100.0**	**100.0**	**100.0**	**100.0**	**100.0**	**100.0**
25岁以下	3.9	5.7	3.1	5.2	4.0	6.2	2.2	3.3	5.5	7.8
25～34岁	29.9	32.9	17.4	22.4	28.0	29.3	18.0	21.9	26.1	41.0
35～44岁	30.4	28.4	34.9	24.8	32.7	29.2	33.8	25.2	27.5	22.8
45～54岁	25.9	22.9	32.1	31.4	24.9	24.0	34.0	32.8	29.4	20.1
55～59岁	6.4	7.5	7.9	10.4	6.1	7.0	8.4	12.4	7.2	6.2
60岁及以上	3.5	2.8	4.5	5.9	4.2	4.3	3.6	4.4	4.3	2.2
执业（助理）医师	**100.0**	**100.0**	**100.0**	**100.0**	**100.0**	**100.0**	**100.0**	**100.0**	**100.0**	**100.0**
25岁以下	0.1	0.4	0.1	0.5	0.2	0.6	0.0	0.2	0.0	0.3
25～34岁	19.9	23.7	7.4	13.2	17.9	21.0	9.3	13.8	11.2	27.1
35～44岁	33.7	32.2	33.6	24.0	34.5	30.8	33.7	25.3	29.7	29.4
45～54岁	31.6	27.8	39.2	38.5	30.6	29.8	40.3	37.9	39.7	27.8
55～59岁	8.3	10.9	11.1	14.2	8.4	9.8	10.7	16.7	11.6	11.2
60岁及以上	6.4	5.1	8.7	9.6	8.4	8.0	6.0	6.2	7.8	4.2

附表4-16　专科疾病防治院（所、站）人员地区及学历别构成（％）

| | 按城乡分 | | | | 按东中西部分 | | | | | |
| | 城市 | | 农村 | | 东部 | | 中部 | | 西部 | |
	2015年	2020年	2015年	2020年	2015年	2020年	2015年	2020年	2015年	2020年
卫生技术人员	**100.0**	**100.0**	**100.0**	**100.0**	**100.0**	**100.0**	**100.0**	**100.0**	**100.0**	**100.0**
研究生	4.9	7.3	0.2	0.4	4.3	6.4	1.1	1.3	1.4	4.8
大学本科	34.1	35.4	13.0	15.7	28.2	31.3	19.4	21.6	23.3	25.9
大专	36.2	35.5	38.4	39.6	35.2	33.6	37.8	39.8	44.3	44.2
中专	22.3	20.7	42.5	40.5	28.8	27.0	37.3	34.2	26.7	23.2
高中及以下	2.4	1.1	5.8	3.9	3.6	1.7	4.4	3.1	4.3	1.9
执业（助理）医师	**100.0**	**100.0**	**100.0**	**100.0**	**100.0**	**100.0**	**100.0**	**100.0**	**100.0**	**100.0**
研究生	9.4	15.4	0.4	0.8	7.9	13.3	2.2	2.4	2.0	10.6
大学本科	47.6	50.3	17.8	22.8	38.0	43.4	28.9	31.2	28.7	39.9
大专	28.3	23.5	42.8	41.2	31.5	25.7	38.7	38.9	39.7	31.1
中专	12.9	10.0	35.2	33.0	19.9	16.5	28.1	25.9	24.1	16.1
高中及以下	1.9	0.8	3.9	2.3	2.7	1.1	2.1	1.6	5.4	2.2

附表4-17 专科疾病防治院（所、站）人员地区及技术职称（聘）别构成（%）

	按城乡分				按东中西部分					
	城市		农村		东部		中部		西部	
	2015年	2020年	2015年	2020年	2015年	2020年	2015年	2020年	2015年	2020年
卫生技术人员	100.0	100.0	100.0	100.0	100.0	100.0	100.0	100.0	100.0	100.0
主任级	1.9	2.8	0.2	0.6	1.2	2.1	1.2	1.8	0.8	1.4
副主任级	8.4	9.4	3.5	5.2	6.1	8.5	6.1	6.4	6.1	7.6
主治（管）级	29.9	26.7	27.8	25.4	28.0	26.4	31.3	27.6	25.4	21.9
师级	33.6	32.1	37.0	34.2	35.3	31.9	34.8	35.2	35.5	31.5
士级	19.6	22.1	25.4	28.8	21.9	23.4	22.3	25.0	24.0	29.7
待聘	6.6	7.0	6.1	5.7	7.5	7.7	4.1	4.0	8.2	7.8
执业（助理）医师	100.0	100.0	100.0	100.0	100.0	100.0	100.0	100.0	100.0	100.0
主任级	4.2	5.9	0.6	1.4	2.4	4.4	2.9	3.5	1.5	3.7
副主任级	15.6	16.6	7.3	9.6	11.8	15.1	12.0	11.3	10.5	13.8
主治（管）级	38.2	32.6	39.0	33.4	37.6	32.8	40.8	34.2	36.4	30.3
师级	36.1	34.4	42.6	40.9	39.5	35.4	37.1	39.2	43.3	38.9
士级	4.7	6.2	9.9	12.0	7.3	8.2	6.6	9.5	7.5	8.2
待聘	1.3	4.3	0.6	2.6	1.3	4.1	0.6	2.3	0.8	5.0

附表4-18 各地区妇幼保健院（所、站）人员数

	人员总数		卫生技术人员		执业（助理）医师		注册护士		管理人员	
	2015年	2020年	2015年	2020年	2015年	2020年	2015年	2020年	2015年	2020年
总　计	351257	514734	291361	428809	105832	152076	124414	196000	15898	22655
东部地区	141683	199832	117797	166828	42884	61983	49763	74317	5568	7354
北　京	6229	6965	5135	5865	1992	2465	2220	2456	248	289
天　津	1388	1326	1120	968	547	546	310	194	146	152
河　北	19321	26963	15499	21588	6785	8962	5369	8538	755	888
辽　宁	4629	4234	3621	3275	1914	1653	941	1031	481	458
上　海	3170	2969	2695	2541	1039	973	1280	1178	121	141
江　苏	11843	16305	9673	13493	3777	5696	4092	5632	670	517
浙　江	16380	24422	14090	21133	5041	8128	6126	9442	323	492
福　建	9114	13449	7667	11317	2676	4180	3431	4958	253	413
山　东	27769	42934	23191	35948	8181	13007	10235	16745	953	1637
广　东	38973	55945	32821	47215	10284	15213	14675	22572	1451	2186
海　南	2867	4320	2285	3485	648	1160	1084	1571	167	181
中部地区	110323	153751	91521	127851	34284	46398	39916	59626	5189	7346
山　西	7713	10866	6189	8335	2782	3351	2259	3417	429	800
吉　林	5554	6396	4413	4816	2090	2175	1385	1823	551	690
黑龙江	7264	7826	5918	6067	2588	2514	1958	2334	498	648
安　徽	7302	11730	6145	10011	2305	4026	2557	4170	400	600
江　西	13794	21437	11858	18484	3874	6301	5643	8812	422	701
河　南	27930	40390	22318	32631	7754	11013	10141	15641	1230	1789
湖　北	19887	25138	17121	21742	5916	7416	8368	10879	623	951
湖　南	20879	29968	17559	25765	6975	9602	7605	12550	1036	1167
西部地区	99251	161151	82043	134130	28664	43695	34735	62057	5141	7955
内蒙古	6656	9818	5569	8076	2547	3268	1899	3280	336	562
广　西	23505	32647	19380	27318	5613	8327	9141	13364	669	906
重　庆	6793	10117	5404	8164	1688	2621	2574	4091	448	598
四　川	20071	29966	16425	24717	5422	8034	7708	11998	1057	1432
贵　州	6828	15747	5905	13348	2664	4407	1996	6283	424	988
云　南	9359	20935	7818	17892	3037	5538	3079	8418	331	685
西　藏	520	467	447	383	203	130	105	125	29	18
陕　西	12394	20487	10230	16900	2870	4701	4169	7247	1103	1637
甘　肃	5757	10102	4718	8383	2057	3022	1900	3893	323	494
青　海	934	1509	778	1223	354	507	242	407	46	87
宁　夏	2208	3586	1823	3047	760	1216	617	1214	121	169
新　疆	4226	5770	3546	4679	1449	1924	1305	1737	254	379

附表4-19 妇幼保健院（所、站）人员性别、年龄及工作年限构成（%）

	卫生技术人员		执业（助理）医师		注册护士		管理人员	
	2015年	2020年	2015年	2020年	2015年	2020年	2015年	2020年
总 计	**100.0**	**100.0**	**100.0**	**100.0**	**100.0**	**100.0**	**100.0**	**100.0**
按性别分								
男	15.6	14.8	26.2	26.5	0.8	1.1	40.9	39.8
女	84.4	85.2	73.8	73.5	99.2	98.9	59.1	60.2
按年龄分								
25岁以下	8.1	7.8	0.1	0.5	13.3	11.8	2.1	2.6
25~34岁	39.0	40.4	22.4	26.9	47.0	50.2	22.5	24.9
35~44岁	29.4	27.5	39.3	33.7	24.4	23.7	30.2	29.3
45~54岁	18.9	18.3	29.3	27.8	13.6	11.8	34.6	31.1
55~59岁	2.8	4.3	4.9	7.5	1.3	2.0	7.5	9.4
60岁及以上	1.8	1.7	4.0	3.5	0.4	0.4	3.0	2.7
按工作年限分								
5年以下	21.8	21.9	7.0	14.0	26.8	24.9	10.7	13.2
5~9年	19.8	22.3	14.4	16.1	23.9	27.4	11.6	13.2
10~19年	24.9	24.5	28.4	24.2	24.7	26.0	20.0	20.9
20~29年	21.4	19.7	30.7	27.7	17.0	14.4	31.0	27.2
30年及以上	12.0	11.7	19.4	18.0	7.6	7.3	26.7	25.4

附表4-20 妇幼保健院（所、站）人员学历及职称构成（%）

	卫生技术人员		执业（助理）医师		注册护士		管理人员	
	2015年	2020年	2015年	2020年	2015年	2020年	2015年	2020年
按学历分								
研究生	2.4	3.2	5.1	7.3	0.1	0.1	2.7	3.0
大学本科	27.5	31.0	43.1	46.7	13.0	18.0	33.4	37.3
大专	42.8	42.1	35.4	31.0	50.5	50.9	41.6	37.0
中专	26.2	23.2	15.9	14.7	35.8	30.8	15.1	16.3
高中及以下	1.0	0.6	0.6	0.4	0.7	0.3	7.3	6.3
按专业技术资格分								
正高级	1.2	1.8	3.1	4.2	0.1	0.3	2.4	1.9
副高级	6.0	7.9	13.5	15.6	2.2	3.6	8.4	6.6
中级	23.2	22.6	37.2	31.6	18.1	18.5	18.6	12.9
师级/助理	29.4	31.2	36.4	34.7	25.2	29.0	16.4	12.5
士级	30.3	29.6	6.1	9.0	46.7	43.4	14.4	13.7
不详	9.9	6.9	3.7	4.9	7.7	5.2	39.7	52.3
按聘任技术职务分								
正高级	1.1	1.7	2.9	4.0	0.1	0.3	3.5	3.4
副高级	5.9	7.8	13.3	15.4	2.1	3.4	11.6	11.3
中级	23.3	23.0	37.4	32.5	17.8	18.3	27.7	24.2
师级/助理	30.9	31.7	39.2	35.4	26.4	29.9	26.1	23.7
士级	29.0	28.0	5.8	8.0	46.0	42.0	20.1	22.1
待聘	9.9	7.8	1.5	4.6	7.6	6.1	11.0	15.3

附表4-21 妇幼保健院（所、站）人员地区及年龄别构成（％）

| | 按城乡分 | | | | 按东中西部分 | | | | | |
| | 城市 | | 农村 | | 东部 | | 中部 | | 西部 | |
	2015年	2020年	2015年	2020年	2015年	2020年	2015年	2020年	2015年	2020年
卫生技术人员	**100.0**	**100.0**	**100.0**	**100.0**	**100.0**	**100.0**	**100.0**	**100.0**	**100.0**	**100.0**
25岁以下	8.0	7.2	8.2	7.1	8.5	7.8	6.5	5.3	9.3	9.9
25～34岁	43.9	44.0	34.2	29.7	40.6	40.2	36.8	37.2	39.0	43.5
35～44岁	26.0	28.0	32.8	28.1	29.5	29.0	30.5	28.9	28.0	24.4
45～54岁	17.5	15.3	20.2	24.3	16.6	17.2	21.3	21.2	19.5	17.2
55～59岁	2.8	4.1	2.8	5.2	2.8	3.9	3.1	5.4	2.5	3.8
60岁及以上	1.8	1.5	1.8	5.6	2.0	1.9	1.8	1.9	1.7	1.2
执业（助理）医师	**100.0**	**100.0**	**100.0**	**100.0**	**100.0**	**100.0**	**100.0**	**100.0**	**100.0**	**100.0**
25岁以下	0.0	0.3	0.1	1.1	0.1	0.5	0.1	0.3	0.1	0.7
25～34岁	27.3	31.8	17.9	17.4	25.6	29.0	19.9	21.2	20.5	29.1
35～44岁	36.6	34.8	41.8	31.1	39.9	34.6	39.0	34.8	38.8	31.6
45～54岁	27.1	22.9	31.4	33.0	25.2	25.4	32.0	30.9	32.5	28.5
55～59岁	4.8	7.1	5.0	7.5	4.8	6.5	5.2	9.0	4.7	7.4
60岁及以上	4.2	3.1	3.8	9.9	4.5	4.0	3.8	3.9	3.5	2.7
注册护士	**100.0**	**100.0**	**100.0**	**100.0**	**100.0**	**100.0**	**100.0**	**100.0**	**100.0**	**100.0**
25岁以下	12.4	10.9	14.4	12.1	13.5	12.4	11.4	8.4	15.1	14.0
25～34岁	50.9	51.8	42.5	42.1	47.6	48.7	46.8	49.2	46.2	52.8
35～44岁	21.4	24.2	27.8	25.8	24.7	25.2	24.9	25.0	23.4	20.9
45～54岁	13.5	10.6	13.8	16.3	12.6	11.4	15.0	14.1	13.7	10.4
55～59岁	1.5	2.1	1.1	2.5	1.3	1.9	1.4	2.8	1.2	1.6
60岁及以上	0.4	0.4	0.3	1.2	0.4	0.4	0.4	0.6	0.4	0.3

附表4-22 妇幼保健院（所、站）人员地区及学历别构成（%）

| | 按城乡分 | | | | 按东中西部分 | | | | | |
| | 城市 | | 农村 | | 东部 | | 中部 | | 西部 | |
	2015年	2020年	2015年	2020年	2015年	2020年	2015年	2020年	2015年	2020年
卫生技术人员	**100.0**	**100.0**	**100.0**	**100.0**	**100.0**	**100.0**	**100.0**	**100.0**	**100.0**	**100.0**
研究生	4.6	5.8	0.3	0.2	3.3	4.8	2.2	2.3	1.4	1.9
大学本科	36.3	40.3	18.9	17.4	33.2	37.6	23.4	25.3	23.7	27.7
大专	39.5	37.3	46.0	43.5	36.8	35.2	46.3	47.4	47.7	46.0
中专	19.0	16.3	33.4	36.5	25.7	21.9	26.9	24.2	26.2	23.9
高中及以下	0.6	0.3	1.5	2.5	0.9	0.5	1.2	0.7	1.0	0.5
执业（助理）医师	**100.0**	**100.0**	**100.0**	**100.0**	**100.0**	**100.0**	**100.0**	**100.0**	**100.0**	**100.0**
研究生	10.0	13.3	0.5	0.4	6.8	10.6	4.7	5.2	2.8	4.5
大学本科	58.1	59.1	29.3	23.3	51.0	52.9	36.7	39.2	38.1	44.8
大专	23.8	19.5	45.9	43.5	28.0	24.0	39.1	38.0	42.4	34.3
中专	7.8	7.8	23.3	30.6	13.7	12.2	18.6	17.1	16.3	16.1
高中及以下	0.3	0.2	0.9	2.2	0.5	0.3	0.8	0.5	0.5	0.4
注册护士	**100.0**	**100.0**	**100.0**	**100.0**	**100.0**	**100.0**	**100.0**	**100.0**	**100.0**	**100.0**
研究生	0.1	0.2	0.0	0.0	0.1	0.1	0.0	0.1	0.1	0.1
大学本科	17.4	24.6	8.0	11.6	16.8	23.9	12.0	14.5	8.7	13.8
大专	53.6	51.6	46.9	44.2	45.8	45.0	53.5	55.4	53.9	54.1
中专	28.4	23.5	44.1	43.3	36.8	30.7	33.6	29.6	36.5	31.8
高中及以下	0.5	0.2	1.0	0.9	0.6	0.3	0.8	0.4	0.8	0.3

附表4-23　妇幼保健院（所、站）人员地区及技术职称（聘）别构成（％）

| | 按城乡分 | | | | 按东中西部分 | | | | | |
| | 城市 | | 农村 | | 东部 | | 中部 | | 西部 | |
	2015年	2020年	2015年	2020年	2015年	2020年	2015年	2020年	2015年	2020年
卫生技术人员	100.0	100.0	100.0	100.0	100.0	100.0	100.0	100.0	100.0	100.0
主任级	1.8	2.4	0.4	0.5	1.4	2.5	1.0	1.3	0.6	1.1
副主任级	7.7	8.8	4.2	4.5	6.9	8.7	5.6	6.3	4.9	7.9
主治（管）级	22.7	23.8	23.8	19.8	22.9	25.3	25.3	23.4	21.6	19.7
师级	30.4	32.7	31.4	33.5	31.4	32.6	29.8	31.5	31.3	30.8
士级	26.8	24.1	31.1	33.6	25.8	22.8	30.9	31.3	31.3	31.7
待聘	10.7	8.2	9.2	8.1	11.5	8.1	7.3	6.2	10.4	8.8
执业（助理）医师	100.0	100.0	100.0	100.0	100.0	100.0	100.0	100.0	100.0	100.0
主任级	5.0	5.7	0.9	1.1	3.8	5.5	2.7	3.1	1.6	2.7
副主任级	17.6	17.6	9.3	7.7	15.3	16.4	12.0	12.8	11.8	16.5
主治（管）级	35.2	32.3	39.5	26.0	35.5	33.0	39.5	34.1	38.0	30.4
师级	36.9	34.3	41.2	44.3	38.4	34.1	37.8	37.1	42.0	35.5
士级	3.3	4.7	8.1	16.7	5.3	6.7	6.6	9.0	5.6	8.9
待聘	2.0	5.4	0.9	4.3	1.7	4.2	1.5	3.9	1.1	5.9
注册护士	100.0	100.0	100.0	100.0	100.0	100.0	100.0	100.0	100.0	100.0
主任级	0.2	0.4	0.0	0.1	0.2	0.5	0.1	0.2	0.0	0.2
副主任级	2.6	3.6	1.5	2.6	2.4	3.7	2.3	2.7	1.4	3.6
主治（管）级	17.9	19.3	17.7	17.9	18.2	21.5	19.4	17.7	15.6	15.0
师级	26.8	31.7	26.0	26.7	28.0	32.0	24.1	28.0	26.6	29.0
士级	44.4	38.6	47.7	46.6	42.2	35.3	48.1	46.5	49.0	46.3
待聘	8.1	6.4	7.1	6.1	9.0	7.0	6.1	4.9	7.4	6.0

附表4-24　各地区卫生监督所（中心）人员数

	卫生人员		卫生技术人员		内：卫生监督员		其他技术人员		管理人员	
	2015年	2020年	2015年	2020年	2015年	2020年	2015年	2020年	2015年	2020年
总　计	80710	78783	67942	64378	65077	60916	2029	2345	5737	7123
东部地区	25396	23364	21078	18897	19867	17422	818	969	1864	2139
北　京	1276	1219	1189	1176	1146	1168	22	2	18	11
天　津	783	843	698	730	682	699	3	50	46	48
河　北	4394	4388	3276	3117	2839	2635	265	303	389	444
辽　宁	2598	1275	2154	981	2029	929	75	33	236	199
上　海	1172	1348	1046	1235	1019	1129	28	7	68	87
江　苏	3641	3640	3247	3241	3111	3041	92	112	174	167
浙　江	2778	2705	2404	2421	2347	2358	110	67	128	155
福　建	1736	1679	1374	1312	1259	1156	59	68	141	186
山　东	6393	3342	4683	2523	4368	2233	264	189	650	434
广　东	2122	2925	1749	2161	1649	2074	129	138	141	408
海　南	1933	0	1565	0	1515	0	27	0	152	0
中部地区	25066	26598	20008	20318	18858	18934	885	1002	2196	3119
山　西	4029	3928	3203	3242	3005	3160	109	80	408	339
吉　林	1435	1637	1152	1259	1071	1109	49	105	163	202
黑龙江	2884	2444	2492	1989	2368	1844	105	51	180	325
安　徽	2381	2413	2012	2036	1913	1914	54	65	195	164
江　西	3248	2061	2712	1502	2626	1369	80	64	263	304
河　南	2997	7479	2256	5075	2052	4648	229	490	297	956
湖　北	3014	3038	2645	2288	2566	2076	48	80	151	461
湖　南	3441	3598	2729	2927	2579	2814	81	67	349	368
西部地区	20248	18821	16856	15163	16352	14560	326	374	1677	1865
内蒙古	2798	2451	2393	2038	2273	1877	39	77	288	278
广　西	329	2281	249	1842	230	1758	3	128	52	184
重　庆	1054	1033	1001	911	985	863	13	56	25	52
四　川	3030	2695	2647	2280	2613	2231	20	21	121	166
贵　州	1652	1632	1393	1317	1382	1286	7	11	112	182
云　南	1981	1803	1567	1455	1554	1442	12	12	227	168
西　藏	27	0	21	0	21	0	0	0	3	0
陕　西	2881	3167	2208	2308	2101	2179	49	31	329	446
甘　肃	1920	1823	1542	1432	1516	1383	14	17	202	191
青　海	555	402	434	326	405	320	24	3	60	50
宁　夏	521	462	459	390	441	371	14	11	14	28
新　疆	1707	1072	1442	864	1412	850	5	7	155	120

注：本表卫生人员和卫生技术人员总计中包括1万名公务员中取得卫生监督员证书的人员。

附表4-25 卫生监督所（中心）人员性别、年龄及工作年限构成（%）

	卫生技术人员		内：卫生监督员		其他技术人员		管理人员	
	2015年	2020年	2015年	2020年	2015年	2020年	2015年	2020年
总 计	**100.0**	**100.0**	**100.0**	**100.0**	**100.0**	**100.0**	**100.0**	**100.0**
按性别分								
男	59.1	57.7	60.0	57.9	48.9	49.9	62.7	64.6
女	40.9	42.3	40.0	42.1	51.1	50.1	37.3	35.4
按年龄分								
25岁以下	0.7	0.5	0.7	0.5	2.2	1.6	1.0	0.6
25~34岁	20.0	17.1	20.1	19.0	31.6	26.8	21.1	14.7
35~44岁	33.0	28.9	33.6	30.0	32.6	31.8	29.9	27.6
45~54岁	35.6	33.8	35.6	33.9	25.9	27.4	36.9	37.2
55~59岁	7.8	13.5	7.4	12.6	5.7	8.6	7.9	14.9
60岁及以上	2.9	6.3	2.6	4.1	2.0	3.7	3.2	5.0
按工作年限分								
5年以下	6.1	5.4	6.2	6.0	13.3	8.5	8.0	4.6
5~9年	9.5	9.2	9.4	10.3	14.1	14.7	10.5	8.5
10~19年	22.5	20.1	22.6	20.9	24.8	25.1	20.3	18.0
20~29年	34.7	30.5	35.2	31.2	28.9	27.8	32.5	32.3
30年及以上	27.2	34.8	26.5	31.6	19.0	23.9	28.7	36.7

附表4-26 卫生监督所（中心）人员学历及职称构成（%）

	卫生技术人员		内：卫生监督员		其他技术人员		管理人员	
	2015年	2020年	2015年	2020年	2015年	2020年	2015年	2020年
按学历分								
研究生	2.2	2.9	2.1	3.0	1.4	1.9	3.5	3.6
大学本科	36.5	42.4	37.7	44.8	30.4	37.5	44.4	48.4
大专	39.7	35.6	39.4	34.8	39.7	37.5	38.3	34.2
中专	16.9	14.4	15.9	12.7	17.4	14.0	10.6	10.0
高中及以下	4.7	4.7	4.9	4.6	11.1	9.1	3.2	3.9
按专业技术资格分								
正高级	1.0	1.1	0.9	0.9	0.1	0.2	1.5	1.3
副高级	4.1	3.4	4.1	3.1	1.4	1.1	5.7	4.3
中级	22.8	15.8	22.4	14.3	14.8	9.8	17.8	11.5
助理/师级	23.7	17.9	22.8	16.0	21.2	13.4	13.9	10.0
员/士	11.3	7.6	10.4	7.2	23.8	14.6	9.4	6.1
不详	37.1	54.2	39.3	58.5	38.7	60.9	51.6	66.8
按聘任技术职务分								
正高级	0.9	0.8	1.0	0.8	0.0	0.1	2.4	1.7
副高级	5.3	4.4	5.6	4.2	1.4	1.7	10.0	7.0
中级	32.2	23.0	33.4	22.0	17.1	15.2	33.0	22.2
助理/师级	33.9	23.9	34.5	22.8	28.0	20.5	26.5	17.1
员/士	15.9	11.2	15.9	11.4	26.0	17.7	16.9	10.5
待聘	11.8	36.7	9.6	38.8	27.4	44.8	11.2	41.5

附表4-27 卫生监督所（中心）人员地区及年龄别构成（%）

| | 按城乡分 | | | | 按东中西部分 | | | | | |
| | 城市 | | 农村 | | 东部 | | 中部 | | 西部 | |
	2015年	2020年	2015年	2020年	2015年	2020年	2015年	2020年	2015年	2020年
卫生技术人员	100.0	100.0	100.0	100.0	100.0	100.0	100.0	100.0	100.0	100.0
25岁以下	0.7	0.5	0.8	0.4	0.8	0.7	0.7	0.3	0.7	0.4
25~34岁	21.7	17.7	18.4	16.5	23.6	19.8	16.5	13.5	19.0	18.4
35~44岁	31.5	29.4	34.4	28.5	32.3	31.0	34.2	28.6	32.6	26.8
45~54岁	34.7	31.5	36.5	35.9	32.3	30.4	37.6	36.6	37.8	34.2
55~59岁	8.3	13.7	7.3	13.3	7.9	11.5	8.0	14.4	7.3	14.7
60岁及以上	3.1	7.1	2.7	5.5	3.1	6.6	3.0	6.5	2.5	5.5
卫生监督员	100.0	100.0	100.0	100.0	100.0	100.0	100.0	100.0	100.0	100.0
25岁以下	0.6	0.5	0.8	0.4	0.7	0.7	0.6	0.3	0.8	0.5
25~34岁	21.3	19.4	19.0	18.5	23.0	21.5	17.0	15.1	20.0	20.9
35~44岁	31.8	30.1	35.3	29.9	32.4	31.9	35.1	30.3	33.5	27.5
45~54岁	35.4	31.8	35.7	35.9	33.3	30.9	37.1	36.6	36.8	33.8
55~59岁	7.9	13.2	6.9	12.0	7.7	11.1	7.6	13.2	6.6	13.5
60岁及以上	3.0	5.0	2.3	3.3	2.9	4.0	2.7	4.5	2.3	3.8

附表4-28 卫生监督所（中心）人员地区及学历别构成（%）

| | 按城乡分 | | | | 按东中西部分 | | | | | |
| | 城市 | | 农村 | | 东部 | | 中部 | | 西部 | |
	2015年	2020年	2015年	2020年	2015年	2020年	2015年	2020年	2015年	2020年
卫生技术人员	100.0	100.0	100.0	100.0	100.0	100.0	100.0	100.0	100.0	100.0
研究生	4.1	5.5	0.5	0.6	3.8	5.4	1.1	1.4	1.4	1.9
大学本科	50.5	55.5	23.9	30.2	47.1	54.9	24.6	30.2	35.8	43.2
大专	31.9	26.6	46.6	44.0	31.5	25.1	43.9	42.5	45.6	39.3
中专	11.0	9.8	22.2	18.6	14.1	11.5	23.1	18.8	13.8	12.0
高中及以下	2.4	2.7	6.8	6.6	3.6	3.0	7.4	7.0	3.4	3.7
卫生监督员	100.0	100.0	100.0	100.0	100.0	100.0	100.0	100.0	100.0	100.0
研究生	3.9	5.5	0.4	0.6	3.6	5.8	1.2	1.5	1.2	1.9
大学本科	51.4	57.7	25.1	32.2	49.4	58.6	25.3	31.9	37.1	45.7
大专	31.9	25.6	46.3	43.8	30.9	23.6	43.9	42.2	45.0	38.0
中专	10.2	8.6	21.1	16.7	12.4	9.5	21.9	17.0	13.3	10.9
高中及以下	2.5	2.5	7.1	6.7	3.5	2.5	7.7	7.4	3.4	3.5

附录五　医学教育

附表5-1 全国普通高等学校医学专业招生及毕业人数

	2015年	2016年	2017年	2018年	2019年	2020年
招生数	7984249	8122494	8389517	8767897	10065529	10770310
#医学专业	706088	772408	808558	855229	1005775	1122565
所占比例（%）	8.8	9.5	9.6	9.8	10.0	10.4
招生增长（%）	**1.9**	**1.7**	**3.3**	**4.5**	**14.8**	**7.0**
#医学专业	5.8	9.4	4.7	5.8	17.6	11.6
毕业人数	7321808	7569429	7905343	8137455	8224964	8687782
#医学专业	626861	671910	745914	790668	829093	878262
所占比例（%）	8.6	8.9	9.4	9.7	10.1	10.1
毕业人数增长（%）	**19.3**	**3.4**	**4.4**	**2.9**	**1.1**	**5.6**
#医学专业	29.6	7.2	11.0	6.0	4.9	5.9

附表5-2 全国普通高等学校各层次医学专业招生数及构成

	2015年	2016年	2017年	2018年	2019年	2020年
招生数	706088	772408	808558	855229	1005775	1122565
博士	9600	10321	11191	14044	15775	17948
硕士	65056	68322	74595	81128	85572	112792
本科	247158	270173	274537	286219	293119	312504
大专	384274	423592	448235	473838	611309	679321
构成（%）	**100.0**	**100.0**	**100.0**	**100.0**	**100.0**	**100.0**
博士	1.4	1.3	1.4	1.6	1.6	1.6
硕士	9.2	8.8	9.2	9.5	8.5	10
本科	35	35	34	33.5	29.1	27.8
大专	54.4	54.8	55.4	55.4	60.8	60.5
增长（%）	**5.8**	**9.4**	**4.7**	**5.8**	**17.6**	**11.6**
博士	13.5	7.5	8.4	25.5	12.3	13.8
硕士	23.4	5	9.2	8.8	5.5	31.8
本科	2.7	9.3	1.6	4.3	2.4	6.6
大专	5.2	10.2	5.8	5.7	29	11.1

附表5-3 全国普通高等学校各层次医学专业毕业人数及构成

	2015年	2016年	2017年	2018年	2019年	2020年
毕业人数	626861	671910	745914	790668	829093	878262
博士	8586	9093	9437	9699	9668	10634
硕士	53391	56087	56776	61009	64703	69771
本科	223917	234751	261636	262507	266070	288359
大专	340967	371979	418065	457453	488652	509498
构成（%）	**100.0**	**100.0**	**100.0**	**100.0**	**100.0**	**100.0**
博士	1.4	1.4	1.3	1.2	1.2	1.2
硕士	8.5	8.3	7.6	7.7	7.8	7.9
本科	35.7	34.9	35.1	33.2	32.1	32.8
大专	54.4	55.4	56	57.9	58.9	58
增长（%）	**29.4**	**7.2**	**11**	**6**	**4.9**	**5.9**
博士	24.7	5.9	3.8	2.8	−0.3	10
硕士	41.1	5	1.2	7.5	6.1	7.8
本科	37.9	4.8	11.5	0.3	1.4	8.4
大专	23	9.1	12.4	9.4	6.8	4.3

注：①本表数据由教育部提供，总计数与表7-4不完全一致；②招生数不含成人本专科生。

附表5-4 普通高等学校各类医学专业招生数及构成

	合计		博士		硕士		本科		大专	
	2015年	2020年	2015年	2020年	2015年	2020年	2015年	2020年	2015年	2020年
招生数	**706088**	**1122565**	**9600**	**17948**	**65056**	**112792**	**247158**	**312504**	**384274**	**679321**
基础医学	4176	8371	997	1736	2685	4917	494	1718	—	—
临床医学	209026	285623	5432	9892	42701	55300	84270	97502	76623	122929
医学技术	96925	138262	3	41	7	670	26331	41772	70584	95779
口腔医学	10537	13558	280	509	2168	3310	8089	9739	—	—
公共卫生	12892	26830	374	851	2649	7443	9869	13097	—	5439
中医学	35201	47712	942	1849	2969	15468	31290	30395	—	—
药学	87525	134386	1521	1777	10181	15025	38801	34827	37022	82757
护理学	246435	363874	43	120	1658	4428	46803	59160	197931	300166
其他	3371	103949	8	1173	38	6231	1211	24294	2114	72251
构成（%）	**100.0**	**100.0**	**100.0**	**100.0**	**100.0**	**100.0**	**100.0**	**100.0**	—	—
基础医学	0.6	0.7	10.4	9.7	4.1	4.4	0.2	0.5	—	—
临床医学	29.6	25.4	56.6	55.1	65.6	49.0	34.1	31.2	—	—
医学技术	13.7	12.3	0.0	0.2	0.0	0.6	10.7	13.4	—	—
口腔医学	1.5	1.2	2.9	2.8	3.3	2.9	3.3	3.1	—	—
公共卫生	1.8	2.4	3.9	4.7	4.1	6.6	4.0	4.2	—	—
中医学	5.0	4.3	9.8	10.3	4.6	13.7	12.7	9.7	—	—
药学	12.4	12.0	15.8	9.9	15.6	13.3	15.7	11.1	—	—
护理学	34.9	32.4	0.4	0.7	2.5	3.9	18.9	18.9	—	—
其他	0.5	9.3	0.1	6.5	0.1	5.5	0.5	7.8	—	—

附表5-5　普通高等学校各类医学专业毕业人数及构成

	合计		博士		硕士		本科		大专	
	2015年	2020年	2015年	2020年	2015年	2020年	2015年	2020年	2015年	2020年
毕业人数	**626861**	**878262**	**8586**	**10634**	**53391**	**69771**	**223917**	**288359**	**340967**	**509498**
基础医学	3299	4392	721	1052	2302	2854	276	486	—	—
临床医学	199629	225331	5217	5962	35043	36453	90964	94152	68405	88764
医学技术	63622	101662	17	6	0	32	14038	35778	49567	65846
口腔医学	8531	11992	281	318	1716	2253	6534	9421	—	—
公共卫生	9474	15270	277	472	1984	3330	7213	9226	—	2242
中医学	34265	36584	911	938	3034	10790	30320	24856	—	—
药学	71462	93668	1142	1167	8375	8490	33967	32391	27978	51620
护理学	234000	330471	20	47	905	2142	39504	60432	193571	267850
其他	2579	58892	0	672	32	3427	1101	21617	1446	33176
构成（％）	**100.0**	**100.0**	**100.0**	**100.0**	**100.0**	**100.0**	**100.0**	**100.0**	**100.0**	**100.0**
基础医学	0.5	0.5	8.4	9.9	4.3	4.1	0.1	0.2	—	—
临床医学	31.8	25.7	60.8	56.1	65.6	52.2	40.6	32.7	—	—
医学技术	10.1	11.6	0.2	0.1	0.0	0.0	6.3	12.4	—	—
口腔医学	1.4	1.4	3.3	3.0	3.2	3.2	2.9	3.3	—	—
公共卫生	1.5	1.7	3.2	4.4	3.7	4.8	3.2	3.2	—	—
中医学	5.5	4.2	10.6	8.8	5.7	15.5	13.5	8.6	—	—
药学	11.4	10.7	13.3	11.0	15.7	12.2	15.2	11.2	—	—
护理学	37.3	37.6	0.2	0.4	1.7	3.1	17.6	21.0	—	—
其他	0.4	6.7	0.0	6.3	0.1	4.9	0.5	7.5	—	—

附表5-6 中等职业学校医学专业招生及毕业人数

	2015年	2016年	2017年	2018年	2019年	2020年
中专招生数	**3246214**	**3147092**	**3031256**	**2881839**	**3052358**	**3262226**
＃医学专业	414322	403283	375640	346132	349600	381695
所占比例（%）	12.8	12.8	12.4	12.0	11.5	11.7
招生增长（%）	**−2.8**	**−3.1**	**−3.7**	**−4.9**	**5.9**	**6.9**
＃医学专业	−15.1	−2.7	−6.9	−7.9	1.0	9.2
中专毕业人数	**3172560**	**2986864**	**2774058**	**2696837**	**2681499**	**2592577**
＃医学专业	421711	404121	383987	372227	362991	336335
所占比例（%）	13.3	13.5	13.8	13.8	13.5	13.0
毕业人数增长（%）	**6.1**	**−5.9**	**−7.1**	**−2.8**	**−0.6**	**−3.3**
＃医学专业	−6.7	−4.2	−5.0	−3.1	−2.5	−7.3

注：中等职业学校包括普通中专和成人中专，不含职业高中和技工学校学生。

附录六　医疗服务效率

附表6-1　医疗卫生机构诊疗人次数及入院人数

	2015年	2016年	2017年	2018年	2019年	2020年
总诊疗人次（万人次）	**769342.5**	**793170.0**	**818311.0**	**830801.7**	**871987.3**	**774105.0**
医院	308364.1	326955.9	343892.1	357737.5	384240.5	332287.9
基层医疗卫生机构	434192.7	436663.3	442891.6	440632.0	453087.1	411614.4
专业公共卫生机构	26391.6	29300.1	31239.6	32153.7	34470.6	30052.5
其他机构	394.2	250.7	287.7	278.5	189.2	150.0
入院人数（万人）	**21053**	**22728**	**24436**	**25453**	**26596**	**23013**
医院	16087	17528	18915	20017	21183	18352
基层医疗卫生机构	4036	4165	4450	4376	4295	3707
专业公共卫生机构	887	991	1030	1029	1091	931
其他机构	43	45	41	32	27	22

附表6-2　不同等级医院诊疗人次数及入院人数

	2015年	2016年	2017年	2018年	2019年	2020年
诊疗人次（万人次）	**308364.1**	**326955.9**	**343892.1**	**357737.5**	**384240.5**	**332287.9**
其中：三级医院	149764.6	162784.8	172642.5	185478.7	205701.2	179824.5
二级医院	117233.1	121666.5	126785.1	128493.4	134342.5	115606.8
一级医院	20567.9	21790.9	22217.3	22464.4	22965.2	20225.9
医院中：公立医院	271243.6	284771.6	295201.5	305123.7	32723.3	279193.7
入院人数（万人）	**16087**	**17528**	**18915**	**20017**	**21183**	**23013**
其中：三级医院	6829	7686	8396	9292	10483	9373
二级医院	7121	7570	8006	8177	8380	6965
一级医院	965	1039	1169	1210	1151	1117
医院中：公立医院	13721	14750	15595	16351	17487	14835

附表6-3 医院服务效率

	2015年	2016年	2017年	2018年	2019年	2020年
医师日均担负诊疗人次	**7.3**	**7.3**	**7.1**	**7.0**	**7.1**	**5.9**
其中：三级医院	8.1	8.1	7.9	7.8	7.9	6.3
二级医院	7.0	6.9	6.8	6.7	6.8	5.8
一级医院	6.1	6.1	5.7	5.5	5.5	4.5
医院中：公立医院	7.6	7.6	7.6	7.5	7.7	6.3
医师日均担负住院床日	**2.6**	**2.6**	**2.6**	**2.5**	**2.5**	**2.1**
其中：三级医院	2.7	2.7	2.6	2.6	2.5	2.1
二级医院	2.6	2.7	2.7	2.7	2.6	2.3
一级医院	1.9	1.9	1.9	1.9	1.9	1.8
医院中：公立医院	2.6	2.7	2.6	2.6	2.6	2.2
病床使用率（%）	**85.4**	**85.3**	**85.0**	**84.2**	**83.6**	**72.3**
其中：三级医院	98.8	98.8	94.1	97.5	97.5	81.3
二级医院	84.1	84.2	82.8	83.0	81.6	70.7
一级医院	58.8	58.0	52.7	56.9	54.7	52.1
医院中：公立医院	90.4	91.0	91.3	91.1	91.2	77.4

附表6-4 基层医疗卫生机构医疗服务量

	2010	2015年	2016年	2017年	2018年	2019年	2020年
诊疗人次（万人次）	361155.6	434192.7	436663.3	442891.6	440632.0	453087.1	411614.4
#社区卫生服务中心（站）	48451.6	70645.0	71888.9	76725.6	79909.4	85916.4	75472.1
#政府办	36466.6	49707.7	50499.1	53895.5	56335.5	60219.7	53564.2
乡镇卫生院	87420.1	105464.3	108233.0	111075.6	111595.8	117453.6	109616.3
#政府办	86208.6	104610.6	107467.5	110164.0	110649.2	116443.7	108398.4
村卫生室	165702.3	189406.9	185263.6	178932.5	167207.0	160461.7	142753.8
入院人数（万人）	3949.9	4036.6	4164.8	4450.0	4375.1	4295.1	3707.5
#社区卫生服务中心（站）	261.6	322.1	328.7	365.4	354.0	349.9	299.3
#政府办	194.6	246.1	255.4	280.4	277.7	281.5	240.5
乡镇卫生院	3630.4	3676.1	3799.9	4047.2	3985.1	3909.4	3383.3
#政府办	3595.4	3647.0	3772.7	4015.9	3951.9	3879.2	3338.0

附表6-5　基层医疗卫生机构服务效率

	2010	2015年	2016年	2017年	2018年	2019年	2020年
医师日均担负诊疗人次							
#社区卫生服务中心	13.6	16.3	15.9	15.7	15.5	15.9	8.3
#政府办	14.4	16.6	16.2	16.7	16.6	16.9	14.2
乡镇卫生院	8.2	9.6	9.5	9.6	9.3	9.4	8.5
#政府办	8.2	9.6	9.5	9.6	9.3	9.4	8.5
医师日均担负住院床日							
#社区卫生服务中心	0.7	0.7	0.7	0.5	0.5	0.5	0.6
#政府办	0.7	0.6	0.6	0.6	0.6	0.6	0.5
乡镇卫生院	1.3	1.6	1.6	1.6	1.6	1.5	1.3
#政府办	1.3	1.6	1.6	1.6	1.6	1.5	1.3
病床使用率（%）							
#社区卫生服务中心	56.1	54.7	54.6	54.4	51.4	49.2	42.5
#政府办	56.6	54.7	55.1	55.3	53.2	51.2	43.5
乡镇卫生院	59.0	59.9	60.6	61.3	59.6	57.5	50.4
#政府办	59.2	60.0	60.7	81.4	59.7	57.6	50.4

附录七　医务人员情况

附表7-1 医务人员近5年内职称晋升情况（%）

	医院		社区卫生服务中心		乡镇卫生院	
	晋升	未晋升	晋升	未晋升	晋升	未晋升
合　计	48.4	51.6	37.5	62.5	38.6	61.4
年龄						
均值（岁）	37.1	36.8	37.8	38.8	37.8	36.8
≤35	46.7	51.4	40.7	38.5	42.6	47.7
35~45	38.8	25.6	38.6	30.1	35.6	27.3
>45	14.5	23.0	20.7	31.4	21.8	25.0
工作年数						
均值（年）	14.5	14.0	15.7	16.9	15.7	14.6
≤10	43.3	50.5	25.6	31.0	30.0	40.5
10~20	35.0	19.6	47.6	29.8	40.2	28.7
>20	21.6	29.9	26.8	39.2	29.8	30.8
学历						
博士	2.9	2.1	0.0	0.0	0.1	0.0
硕士	15.3	14.3	2.1	1.4	0.2	0.3
本科	68.0	59.6	64.5	44.3	52.1	28.8
大专	12.8	19.8	29.2	41.4	36.7	48.8
中专/中技	1.0	3.9	4.1	12.0	10.7	20.6
高中/技工学校	0.0	0.3	0.1	0.9	0.1	1.2
初中及以下	0.0	0.0	0.0	0.1	0.1	0.3

附表7-2 医务人员对社会认可情况（%）

	临床医疗	护理	公共卫生	医技	药剂
社会认可自我评价					
高	7.2	7.5	8.4	10.5	8.6
中	85.6	86.9	88.2	82.1	86.0
低	7.2	5.7	3.4	7.4	5.4
社会认可变化评价					
尊重程度					
提高	38.5	47.0	47.7	45.1	49.3
无变化	35.3	30.9	33.9	31.7	32.3
降低	26.3	22.2	18.4	23.2	18.4
社会地位					
提高	28.2	36.3	35.3	35.4	36.8
无变化	40.7	37.9	43.1	38.4	39.0
降低	31.1	25.7	21.6	26.2	24.2
医患关系					
提高	34.6	44.3	43.4	41.6	43.1
无变化	33.8	30.0	34.3	31.4	29.6
降低	31.6	25.8	22.3	27.0	27.4

附表7-3　各类医疗卫生机构医务人员平均每周工作时长（%）

	≤40小时	40～56小时	＞56小时	均值（小时）
医院	34.4	39.5	26.1	50.4
社区卫生服务中心	57.6	35.2	7.2	44.0
乡镇卫生院	26.9	44.4	28.7	53.6

附表7-4　不同职务医务人员平均每周工作时长（%）

	≤40小时	40～56小时	＞56小时	均值（小时）
正高级	35.5	44.2	20.3	48.1
副高级	33.6	44.3	22.1	49.3
中级	37.8	38.0	24.2	49.9
初（师）级	35.0	38.5	26.5	51.2
士级	41.7	42.2	16.2	47.9
待聘	36.3	42.3	21.5	48.8

附表7-5　医务人员工作投入情况（%）

	医院		社区卫生服务中心		乡镇卫生院	
	2013	2018年	2013	2018年	2013	2018年
低	10.6	4.3	11.3	7.0	11.0	5.4
中	48.5	36.2	49.4	39.0	48.6	36.2
高	40.9	59.5	39.3	54.0	40.4	58.3

附表7-6　医务人员工作压力情况（%）

	医院		社区卫生服务中心		乡镇卫生院	
	2013	2018年	2013	2018年	2013	2018年
低	4.4	8.0	9.7	11.4	7.5	8.1
中	41.2	45.6	52.7	55.2	48.2	51.2
高	54.4	46.4	37.6	33.5	44.3	40.7

附录八 卫生健康人力配置情况

附表8-1　城市和农村地区每千人口卫生技术人员

	2015年	2016年	2017年	2018年	2019年	2020年
卫生技术人员	**5.84**	**6.12**	**6.47**	**6.83**	**7.26**	**7.57**
城市	10.21	10.42	10.87	10.91	11.10	11.46
农村	3.90	4.08	4.28	4.63	4.96	5.18
执业（助理）医师	**2.22**	**2.31**	**2.44**	**2.59**	**2.77**	**2.90**
城市	3.72	3.79	3.97	4.01	4.10	4.25
农村	1.55	1.61	1.68	1.82	1.96	2.06
注册护士	**2.37**	**2.54**	**2.74**	**2.94**	**3.18**	**3.34**
城市	4.58	4.75	5.01	5.08	5.22	5.40
农村	1.39	1.50	1.62	1.80	1.99	2.10

注：本表人口数系常住人口数。

附表8-2　东、中、西部地区每千人口卫生技术人员

	2015年	2016年	2017年	2018年	2019年	2020年
卫生技术人员	**5.84**	**6.12**	**6.47**	**6.83**	**7.26**	**7.57**
东部	6.19	6.47	6.83	7.23	7.59	7.67
中部	5.43	5.67	5.94	6.22	6.60	7.26
西部	5.74	6.10	6.52	6.87	7.37	7.74
执业（助理）医师	**2.22**	**2.31**	**2.44**	**2.59**	**2.77**	**2.90**
东部	2.40	2.51	2.66	2.84	3.02	3.06
中部	2.11	2.19	2.30	2.41	2.54	2.82
西部	2.06	2.15	2.27	2.40	2.59	2.73
注册护士	**2.37**	**2.54**	**2.74**	**2.94**	**3.18**	**3.34**
东部	2.52	2.70	2.89	3.10	3.28	3.33
中部	2.22	2.37	2.52	2.69	2.94	3.26
西部	2.30	2.50	2.76	2.98	3.26	3.45

注：本表人口数系常住人口数。

附表8-3 各地区每千人口卫生技术人员数

地区	卫生技术人员		执业（助理）医师		注册护士	
	2015年	2020年	2015年	2020年	2015年	2020年
总　计	5.83	7.57	2.21	2.90	2.36	3.34
东部地区	71.31	7.67	27.36	3.06	29.43	3.33
北　京	10.38	12.61	3.93	4.92	4.36	5.39
天　津	5.87	8.22	2.32	3.55	2.19	3.08
河　北	5.02	6.96	2.25	3.21	1.79	2.70
辽　宁	6.03	7.42	2.39	2.96	2.53	3.35
上　海	7.04	8.62	2.61	3.15	3.12	3.91
江　苏	6.11	7.85	2.37	3.16	2.56	3.47
浙　江	7.32	8.49	2.85	3.37	2.89	3.61
福　建	5.55	6.70	2.03	2.54	2.36	2.95
山　东	6.28	8.01	2.41	3.24	2.58	3.50
广　东	5.70	6.58	2.11	2.43	2.34	2.97
海　南	6.01	7.38	2.09	2.69	2.71	3.49
中部地区	43.69	7.26	17.14	2.82	17.69	3.26
山　西	5.84	7.69	2.46	3.12	2.27	3.33
吉　林	5.77	8.81	2.44	3.53	2.21	3.96
黑龙江	5.65	7.61	2.17	3.02	2.12	3.21
安　徽	4.57	6.75	1.75	2.69	1.94	3.08
江　西	4.62	6.33	1.68	2.32	1.96	2.86
河　南	5.48	7.11	2.10	2.78	2.17	3.06
湖　北	6.29	7.42	2.32	2.77	2.82	3.46
湖　南	5.47	7.49	2.22	2.86	2.20	3.54
西部地区	69.10	7.74	25.25	2.73	26.50	3.45
内蒙古	6.46	8.41	2.56	3.35	2.44	3.47
广　西	5.73	7.42	1.91	2.50	2.36	3.34
重　庆	5.53	7.42	2.02	2.77	2.32	3.41
四　川	5.76	7.56	2.21	2.80	2.32	3.42
贵　州	5.31	7.46	1.80	2.53	2.15	3.41
云　南	4.81	7.76	1.68	2.60	1.97	3.67
西　藏	4.43	6.23	1.92	2.59	0.98	1.88
陕　西	7.00	9.20	2.10	2.88	2.75	3.93
甘　肃	4.98	7.24	1.91	2.54	1.84	3.25
青　海	6.02	8.26	2.34	3.09	2.24	3.32
宁　夏	6.21	8.14	2.37	3.09	2.42	3.61
新　疆	6.86	7.39	2.43	2.68	2.71	3.12

附表8-4　各地区医务人员配置比例

	医师与护士之比（护士/医师）		医师与床位之比（床/医师）		护士与床位之比（床/护士）	
	2015年	2020年	2015年	2020年	2015年	2020年
总　　计	**1.07**	**1.15**	**2.31**	**2.23**	**2.16**	**1.93**
东部地区	**1.05**	**1.09**	**2.02**	**1.88**	**1.92**	**1.73**
北　京	1.11	1.09	1.31	1.18	1.18	1.08
天　津	0.94	0.87	1.78	1.39	1.88	1.60
河　北	0.80	0.84	2.05	1.84	2.58	2.19
辽　宁	1.06	1.13	2.55	2.49	2.41	2.20
上　海	1.20	1.24	1.95	1.94	1.63	1.57
江　苏	1.08	1.10	2.19	2.00	2.03	1.82
浙　江	1.01	1.07	1.72	1.66	1.70	1.55
福　建	1.16	1.16	2.22	2.05	1.91	1.77
山　东	1.07	1.08	2.19	1.97	2.04	1.82
广　东	1.11	1.22	1.91	1.85	1.71	1.51
海　南	1.30	1.30	2.04	2.15	1.57	1.66
中部地区	**1.05**	**1.16**	**2.46**	**2.48**	**2.34**	**2.15**
山　西	0.92	1.07	2.03	2.06	2.20	1.92
吉　林	0.90	1.12	2.15	2.03	2.38	1.81
黑龙江	0.98	1.06	2.57	2.64	2.63	2.48
安　徽	1.11	1.15	2.48	2.48	2.24	2.17
江　西	1.17	1.23	2.58	2.73	2.21	2.21
河　南	1.03	1.10	2.47	2.41	2.38	2.19
湖　北	1.21	1.25	2.52	2.58	2.08	2.06
湖　南	0.99	1.24	2.63	2.74	2.66	2.21
西部地区	**1.12**	**1.26**	**2.65**	**2.55**	**2.37**	**2.02**
内蒙古	0.95	1.04	2.08	2.01	2.19	1.94
广　西	1.24	1.33	2.34	2.35	1.89	1.76
重　庆	1.15	1.23	2.90	2.66	2.52	2.15
四　川	1.05	1.22	2.69	2.77	2.56	2.27
贵　州	1.20	1.35	3.10	2.83	2.58	2.10
云　南	1.17	1.41	2.99	2.65	2.55	1.88
西　藏	0.51	0.72	2.26	1.97	4.39	2.72
陕　西	1.31	1.37	2.67	2.39	2.03	1.75
甘　肃	0.96	1.28	2.57	2.71	2.67	2.11
青　海	0.96	1.08	2.50	2.26	2.62	2.10
宁　夏	1.02	1.17	2.13	1.86	2.10	1.59
新　疆	1.11	1.17	2.62	2.62	2.35	2.25

附表8-5 各地区医院医务人员配置比例

	医师与护士之比		医师与床位之比		护士与床位之比	
	2015年	2020年	2015年	2020年	2015年	2020年
总　计	**1.42**	**1.48**	**3.15**	**3.12**	**2.21**	**2.10**
东部地区	**1.38**	**1.40**	**2.82**	**2.74**	**2.04**	**1.96**
北　京	1.34	1.31	1.84	1.73	1.37	1.32
天　津	1.16	1.08	2.28	1.95	1.97	1.80
河　北	1.14	1.20	2.72	2.66	2.39	2.21
辽　宁	1.33	1.39	3.35	3.27	2.51	2.35
上　海	1.50	1.50	2.68	2.83	1.79	1.88
江　苏	1.51	1.47	3.22	3.01	2.14	2.04
浙　江	1.39	1.41	2.78	2.66	2.00	1.88
福　建	1.53	1.53	3.08	3.05	2.01	1.99
山　东	1.38	1.39	2.85	2.75	2.06	1.98
广　东	1.43	1.50	2.78	2.77	1.94	1.85
海　南	1.55	1.56	2.83	3.18	1.83	2.04
中部地区	**1.43**	**1.52**	**3.31**	**3.40**	**2.32**	**2.24**
山　西	1.25	1.43	2.71	2.89	2.16	2.02
吉　林	1.17	1.49	3.04	3.14	2.59	2.11
黑龙江	1.25	1.36	3.34	3.55	2.67	2.60
安　徽	1.56	1.54	3.42	3.57	2.19	2.32
江　西	1.57	1.60	3.35	3.61	2.14	2.25
河　南	1.43	1.47	3.31	3.23	2.32	2.20
湖　北	1.58	1.55	3.38	3.32	2.14	2.14
湖　南	1.47	1.65	3.71	3.80	2.52	2.30
西部地区	**1.50**	**1.60**	**3.57**	**3.49**	**2.39**	**2.18**
内蒙古	1.36	1.40	3.04	2.91	2.23	2.08
广　西	1.64	1.67	3.15	3.18	1.92	1.90
重　庆	1.64	1.63	3.91	3.74	2.38	2.29
四　川	1.51	1.59	3.71	3.82	2.45	2.40
贵　州	1.55	1.68	4.01	3.77	2.58	2.24
云　南	1.54	1.72	3.96	3.67	2.56	2.13
西　藏	0.67	0.95	2.75	2.69	4.08	2.83
陕　西	1.66	1.73	3.45	3.28	2.08	1.89
甘　肃	1.16	1.64	3.65	3.78	3.13	2.30
青　海	1.23	1.37	3.30	3.12	2.69	2.28
宁　夏	1.29	1.43	2.98	2.69	2.31	1.89
新　疆	1.37	1.39	3.38	3.22	2.47	2.32

附表8-6 各地区社区卫生服务中心医务人员配置比例

	医师与护士之比		医师与床位之比		护士与床位之比	
	2015年	2020年	2015年	2020年	2015年	2020年
总　计	**0.84**	**0.94**	**0.98**	**0.96**	**1.16**	**1.03**
东部地区	**0.78**	**0.82**	**0.82**	**0.74**	**1.05**	**0.90**
北　京	0.66	0.73	0.38	0.35	0.57	0.48
天　津	0.69	0.66	0.98	0.52	1.41	0.79
河　北	0.74	0.77	0.83	0.75	1.12	0.96
辽　宁	1.00	1.02	0.98	0.88	0.98	0.86
上　海	0.86	0.89	1.42	1.14	1.65	1.28
江　苏	0.77	0.80	1.19	1.07	1.56	1.35
浙　江	0.63	0.64	0.50	0.53	0.79	0.82
福　建	0.86	0.89	0.77	0.76	0.90	0.86
山　东	0.85	0.93	1.03	1.00	1.22	1.07
广　东	0.83	0.87	0.44	0.37	0.53	0.43
海　南	1.28	1.42	0.82	1.05	0.64	0.74
中部地区	**0.91**	**1.04**	**1.25**	**1.30**	**1.36**	**1.25**
山　西	0.84	1.02	0.66	0.65	0.78	0.64
吉　林	0.93	1.10	0.99	0.91	1.06	0.82
黑龙江	0.97	1.04	1.23	1.27	1.27	1.22
安　徽	0.87	1.00	1.03	1.06	1.18	1.06
江　西	1.03	1.17	0.96	0.99	0.93	0.85
河　南	0.86	0.95	1.29	1.26	1.50	1.33
湖　北	1.03	1.15	1.72	1.81	1.68	1.57
湖　南	0.82	1.02	1.59	1.79	1.94	1.75
西部地区	**0.95**	**1.18**	**1.15**	**1.26**	**1.21**	**1.07**
内蒙古	0.81	1.07	0.76	0.99	0.94	0.93
广　西	0.96	1.11	0.56	0.90	0.58	0.81
重　庆	0.95	1.04	2.37	2.12	2.50	2.03
四　川	0.95	1.19	1.37	1.51	1.45	1.27
贵　州	1.07	1.22	1.20	1.32	1.13	1.08
云　南	0.97	1.28	1.56	1.36	1.61	1.07
西　藏	0.35	0.47	0.78	0.82	2.26	1.77
陕　西	1.01	1.25	0.96	0.99	0.96	0.80
甘　肃	0.98	1.42	0.84	1.03	0.86	0.73
青　海	0.96	1.20	0.77	0.60	0.80	0.50
宁　夏	1.16	1.58	0.22	0.35	0.19	0.22
新　疆	0.95	1.10	0.82	0.81	0.87	0.74

附表8-7 各地区乡镇卫生院医务人员配置比例

	医师与护士之比		医师与床位之比		护士与床位之比	
	2015年	2020年	2015年	2020年	2015年	2020年
总　计	**0.68**	**0.79**	**2.71**	**2.67**	**4.00**	**3.40**
东部地区	**0.64**	**0.72**	**2.18**	**2.11**	**3.40**	**2.91**
北　京	—	—	—	—	—	—
天　津	0.39	0.45	1.82	1.46	4.60	3.26
河　北	0.28	0.37	2.58	2.49	9.07	6.76
辽　宁	0.58	0.63	3.45	3.57	5.89	5.68
上　海	—	—	—	—	—	—
江　苏	0.71	0.75	2.00	1.83	2.82	2.46
浙　江	0.57	0.61	0.82	0.90	1.45	1.47
福　建	1.02	0.96	3.14	2.67	3.08	2.78
山　东	0.69	0.76	2.48	2.43	3.58	3.21
广　东	0.73	0.96	1.85	2.01	2.54	2.09
海　南	1.09	1.08	2.03	2.14	1.87	1.98
中部地区	**0.62**	**0.75**	**2.70**	**2.92**	**4.32**	**3.91**
山　西	0.46	0.51	2.92	2.81	6.36	5.51
吉　林	0.60	0.66	2.09	1.93	3.47	2.94
黑龙江	0.45	0.45	2.67	2.76	5.93	6.08
安　徽	0.59	0.69	2.55	2.54	4.36	3.69
江　西	0.86	0.91	3.12	3.41	3.64	3.76
河　南	0.54	0.62	2.73	3.12	5.07	5.05
湖　北	0.85	0.93	2.55	2.90	3.00	3.13
湖　南	0.55	0.88	2.76	3.06	5.02	3.49
西部地区	**0.80**	**0.91**	**3.48**	**3.10**	**4.34**	**3.42**
内蒙古	0.43	0.48	2.19	2.18	5.12	4.53
广　西	1.08	1.13	3.55	3.34	3.28	2.96
重　庆	0.70	0.82	3.73	3.43	5.30	4.20
四　川	0.72	0.90	3.67	3.66	5.10	4.08
贵　州	0.79	0.90	3.45	2.68	4.35	2.97
云　南	0.86	1.05	4.29	2.99	5.01	2.86
西　藏	0.34	0.51	3.03	1.89	8.85	3.68
陕　西	0.91	1.06	3.58	3.05	3.96	2.89
甘　肃	0.97	0.89	2.88	2.55	2.97	2.86
青　海	0.62	0.59	2.47	2.04	3.98	3.45
宁　夏	0.46	0.56	1.49	1.47	3.22	2.61
新　疆	0.96	0.81	3.99	3.63	4.17	4.49

附表8-8　中国和主要OECD国家卫生人力资源配置及健康情况比较

	人口数（百万人）	预期寿命（岁）	婴儿死亡率（‰）	每千人口医师数	每千人口护士数	医护比	医师占劳动人口占比（%）
中　国	1415.0	77.3	5.4	2.9	3.3	1.2	1.5
澳大利亚	25.0	83.0	3.3	3.8	12.2	3.2	13.3
加拿大	37.1	82.1	4.4	2.8	10.0	3.6	11.4
法　国	66.9	82.9	3.8	3.4	11.1	3.3	13.8
德　国	82.9	81.4	3.2	4.4	14.0	3.2	13.4
希　腊	10.7	81.7	3.7	5.5	3.3	0.6	5.8
意大利	60.4	83.6	2.4	4.1	6.7	1.7	8.1
日　本	126.4	84.4	1.9	2.5	11.8	4.7	12.5
墨西哥	125.3	75.1	13.1	2.4	2.9	1.2	3.0
荷　兰	17.2	82.2	3.6	3.7	10.7	2.9	15.3
新西兰	4.9	82.1	4.2	3.4	10.6	3.1	10.5
挪　威	5.3	83.0	2.0	5.1	18.1	3.5	20.5
波　兰	38.4	78.0	3.8	2.4	5.1	2.1	6.0
葡萄牙	10.3	81.8	2.8	—	7.1	—	7.5
韩　国	51.6	83.3	2.7	2.5	7.9	3.2	8.1
西班牙	46.7	83.9	2.6	4.4	5.9	1.3	8.4
瑞　典	10.2	83.2	2.1	4.3	10.9	2.5	15.7
瑞　士	8.5	84.0	3.3	4.4	18.0	4.1	14.2
土耳其	81.4	78.6	9.0	2.0	2.4	1.2	5.5
英　国	66.4	81.3	3.7	3.0	8.5	2.8	12.4
美　国	327.2	78.9	5.7	2.6	12.0	4.5	13.6

注：中国数据来源于2020年卫生统计年报，其他国家数据主要来源于OECD官网，取2017—2020年可获得的最新数据，注意各国统计口径略有不同。